实用尿液有形成分分析技术

第2版

主　编　张时民

编　者（按姓氏笔画排序）

马骏龙　中国人民解放军总医院
王　庚　北京协和医院
王剑飚　上海交通大学医学院附属瑞金医院
孔　虹　中国医科大学附属盛京医院
付　亮　南方医科大学第五附属医院
任　丽　北大医疗潞安医院
杜　娟　北京协和医院
李丽娜　北京市第一中西医结合医院
张　磊　西安交通大学第二附属医院
张时民　北京协和医院
金　晶　北京协和医院
郝英英　北京协和医院
贾　茹　吉林省梅河口市中心医院
唐玉凤　中国中医科学院西苑医院
普呈伟　北京大学第一医院
曾强武　贵州中医药大学第一附属医院

参编人员（按姓氏笔画排序）

丁建文　王玉林　方佩明　朱昕力　刘　爽
刘广华　李　覃　张　玥　张　建　武展红
段小霞　姜文波　常淑琴　傅学凯

人民卫生出版社

图书在版编目（CIP）数据

实用尿液有形成分分析技术 / 张时民主编 . —2 版
. —北京：人民卫生出版社，2020
ISBN 978-7-117-28651-0

Ⅰ.①实… Ⅱ.①张… Ⅲ.①尿液检验 Ⅳ.
①R446.12

中国版本图书馆 CIP 数据核字（2019）第 133909 号

人卫智网	www.ipmph.com	医学教育、学术、考试、健康，购书智慧智能综合服务平台
人卫官网	www.pmph.com	人卫官方资讯发布平台

版权所有，侵权必究！

实用尿液有形成分分析技术
第 2 版

主　　编：张时民
出版发行：人民卫生出版社（中继线 010-59780011）
地　　址：北京市朝阳区潘家园南里 19 号
邮　　编：100021
E - mail：pmph @ pmph.com
购书热线：010-59787592　010-59787584　010-65264830
印　　刷：中农印务有限公司
经　　销：新华书店
开　　本：787×1092　1/16　印张：16　插页：56
字　　数：389 千字
版　　次：2008 年 9 月第 1 版　2020 年 2 月第 2 版
　　　　　2020 年 2 月第 2 版第 1 次印刷（总第 2 次印刷）
标准书号：ISBN 978-7-117-28651-0
定　　价：108.00 元

打击盗版举报电话：010-59787491　E-mail：WQ @ pmph.com
质量问题联系电话：010-59787234　E-mail：zhiliang @ pmph.com

主编简介

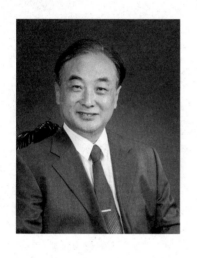

张时民

北京协和医学院临床检验诊断学系血液体液教研室组长,北京协和医院检验科副主任技师,从事临床检验工作40年,承担北京协和医学院八年制本科生实验诊断学教学工作25年、成教学院临床血液体液检验教学及研究生医学摄影课程教学工作多年。

社会兼职:曾任第七届、第八届中华医学会检验分会血液体液学组委员,现任第十届临床血液体液学组委员;中国医学装备协会检验医学分会第二届委员和临床检验装备学组学术顾问;中华医学会教育技术分会第九届摄影学组常务委员;中国卫生摄影协会医学摄影教育与研究分会常务组副组长;北京市临床检验中心临床血细胞检验诊断专家委员会首席专家;北京市临床检验中心第一届医学实验室质量体系建设专家委员会委员;北京医院协会医院文化传播专业委员会常务委员。兼任《中华检验医学杂志》《实用检验医师杂志》《北京医学》《临床检验杂志》《国际检验医学杂志》《中国医刊》等多本专业杂志的编委、特约编委和编审专家,中国合格评定国家认可委员会评审专家等。

著作与文章:撰写论著、述评、综述等各类专业文章60余篇,SCI文章2篇。主编《血象——外周血细胞图谱》(2016年)、《实用尿液有形成分图鉴》(2014年)、《实用尿液分析技术与临床》(2013年)、《实用尿液有形成分分析技术》(2008年)等专著与教材13部,副主编《临床检验诊断学图谱》(2012年)等专著10部。参与编专著、教材、科普书、词典等20余部。

多次应邀参加中华医学会检验医学分会、中国医师协会检验医师分会、中国医院协会全国临床实验室管理学会的学术会议及各省市检验医学学会的学术会议,进行学术报告及讲座百余次,在临床基础检验各个方面及形态学检验上有较高的学术水平。

序

我国改革开放已经 40 年了,临床检验的发展和自动化在 40 多年的时间里进展迅速,在各级医院中先进的检测仪器和实验方法大大提高了医院检验科的工作效率,使得检测结果的准确性和精密度明显提高,为临床诊断提供了许多新的参数和诊断指标,也为检验医学学术水平和整体技术水平的提高起到了重要的推动作用,这是检验医学发展的主流和必然。

血细胞分析仪和尿液干化学分析仪作为最基础的检验设备,应用范围广泛,促进了检验方法的标准化和结果的可比性,而且在一定程度上明显提高了检验的精密度和准确性。然而由于检验设备和试剂的多样化,其品质和质量良莠不齐,也由于方法学的局限性和各种干扰因素的存在,尿液干化学检查并不能满足临床检验的全部需求,自动化带来的负面效应也显而易见。在血尿常规检验工作中,由于自动化设备的使用,使得检验人员逐渐淡化对显微镜检查的依赖,在形态学检查上过分依靠自动化仪器手段,过分相信和依赖仪器的分析结果,忽略了经典的显微镜形态学技术的作用,导致发出错误报告或者漏检,造成不良后果,这是非常错误的做法。因此尿液有形成分检查目前仍然是不可忽略的检查项目,作者在此时推出这本专著,对改善和提高尿液有形成分检查水平,无疑是有积极意义的。

中华医学会检验医学分会曾经就三分类血细胞分析仪的筛选标准制定了筛选原则,2005 年国际血液学复检专家小组又制定并提出了自动血细胞计数和白细胞分类计数的复检标准,中华医学会检验医学分会全国血液学复检专家小组也对该文件进行了详细地解读,其目的都是为了在实施自动化过程中,不遗漏自动化分析所不能全部解决的形态学检查问题。中华医学会检验分会也曾经对尿沉渣检查制定了标准化建议,目的在于规范显微镜检查的操作标准和提高检查质量。在尿液干化学检验迅速发展的时代,1996 年全国临床检验专家小组曾经根据临床工作中的大量实践经验,制定过尿液干化学过筛标准的推荐意见:尿液干化学结果满足下列任何一项时均需要进行显微镜检查:尿液外观明显异常;干化学结果中白细胞、红细胞、蛋白、亚硝酸盐任何一项出现阳性结果;肾脏或泌尿科患者;临床医生要求检验。

张时民主任技师多年来坚持临床检验一线工作,又注重基础理论的学习,结合临床患者信息,进行病例总结,走出了一条实践 - 理论 - 临床 - 著书 - 授课宣讲的路子,是我国医学检验工匠精神的典范。我与张时民主任技师有 30 多年的交往,并有多次合作,深知他是一个脚踏实地的人,是一个敬业、专注和认真的人,专业知识面广泛。临床基础检验是一个不大容易出成果的专业,但是作者仍然在尿液分析、尿液有形成分分析、血细胞分析、质量控制等方面做了很多相关的研究和探索,取得了一定的成绩。作者编写的这部《实用尿液有形成分分析技术》正是集结了他多年工作经验、学习心得、最新国内外研究成果,精心撰写的一部尿液分析专著,它涵盖了尿液有形成分检查的许多方面,从尿液有形成分的发展史到基础理论,从质量控制到检查方法,从形态特点到临床意义,从传统检查手段到当今的自动化分析技术,进行了详细地总结和介绍。作者还亲自拍摄并精选了近 600 幅尿液有形成分的图片,为从事尿液检验的专业工作者提供了良好的借鉴和帮助。在不断强调形态学检验技术、当然也包括尿液有形成分检验技术的今天,相信作者的这一著作一定会为繁荣和发展形态学检验技术、提高国内尿液有形成分检查的技术水准有明显地促进作用。我同时期待全国检验界同行在检验技术不断发展的大前提下,继续重视和提高形态学检验的技术水平、标准化、规范化,使国内检验界在临床基础检验方面,在保持经典的形态学检验的基础上,不断进取,锐意创新,有更辉煌的发展空间。

中华医学会检验医学分会主任委员

2018 年 12 月

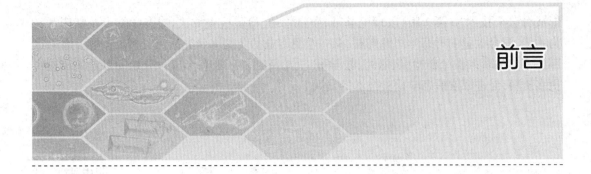

前言

　　2008年本人倾10余年的积累与总结,精心编著了《实用尿液有形成分分析技术》一书。此书出版后获得广大临床检验工作者的欢迎,该书从理论到技术,再到临床应用,更具特色的是书中配有大量彩色图谱,也是作者多年积累和拍摄的尿液形态学资料,因此广受欢迎。由于图书封面封底采用了黄色为主色调,因此也被大家称为"黄皮书"。该书早已售罄,作者也曾多次在各种场合被问及、被要求推出新的版本,满足临床工作、研究与教学的需求。

　　在过去的十年里,有关尿液分析的内容已经有了大量的更新与进展。本书在第一章着重介绍尿液有形成分检验技术的进展,对世界上曾经在此领域有过卓越贡献的国内外专家进行了补充和介绍。在尿液分析的质量管理、标准化部分都有了更新的要求,颁布了相关的行业标准。特别是自动化仪器的进展与应用,也有了突飞猛进的发展以及大量的应用实践,由此而出现的问题以及解决问题的方法、专家共识与指南也已经提出,尤其是在实验室管理方面,对质量的要求、对仪器性能评价要求、实验室ISO15189质量管理的要求及应用也都逐渐提上日程。因此本书在再版中对质量管理这一章节也进行了细致地修改与补充。

　　由于自动化仪器进展非常迅速,在本版编写中,将原有章节中的尿液分析自动化的内容进行了更新,收录了国内外比较著名且在国内应用比较广泛、有一定代表性的最新型分析仪器,对他们的分析原理、特点、性能参数进行解读,同时加入了一些病例资料以利于读者理解。

　　在本书的图谱部分,依然按照原有的格式进行编排,但是进行了更新并增加了大量图片,特别是一些少见罕见的尿液中的有形成分、以前未发现和未能识别的成分、各种变异的成分,采用组合图、高清图等方式,以更完美的彩色图谱奉献给大家,以飨读者。

　　本书在编写过程中,除了大量的形态学图片来自作者本人的积累以外,还有一些图片由兄弟医院检验同行提供,更有一些图片来自新浪微博好友。作者本人的实名微博"协和检验_张时民",经常会收到检验同行在工作中发现的一些形态学图像资料,向我求助。多年的微博解释和回复,也使我收集到一些少见的形态学图像资料。由于许多新浪微博网友并没有留下真实姓名与单位,也无法征求他们的意见,但是我非常感谢大家提供了这些尿液有形成分图像,本书选择了一些有代表性、特殊的形态及少见的形态用于新版图谱中。在此向各位原创者表示深切的感谢!

　　作者在2014年还主编了《实用尿液有形成分图鉴》一书,以图为主。这部《实用尿液有形成分分析技术》(第 2 版)以理论基础、质量管理、检验检查方法、形态学特点及临床意义为主线,配合大量的形态学图像资料,从一个更专业的角度来研究尿液分析的问题。希望这部图书给从事尿液分析检验、研究、教学等工作,特别是尿液有形成分分析的专业人员提供更多资料,促进尿液形态学检验技术的发展。

张时民

2018 年 12 月

目录

第一章

尿液有形成分检查技术发展史

尿液有形成分（urine formed elements）是尿液中一切以固体形态出现的物质的总称，人们一般习惯将其称作尿沉渣（urine sediment）。尿沉渣的概念特指尿液经过浓缩、离心、自然沉淀等物理技术手段处理之后，所呈现出来的尿液中有形成分。实际上尿液中的有形成分是自然存在的，无需通过浓缩、离心、沉淀等技术手段也可以证实其存在，因此用"尿沉渣"的概念表达不够确切，而使用"尿液有形成分"这一方式表达更为准确和恰当，目前国内外专业书籍和文章中已经在广泛应用。

第一节 发 展 历 史

一、肉眼观察时代

尿液检查的历史由来已久，可能是人类最早涉及的医学检验技术，是最古老的医学检验方法之一。从旧石器时代开始，大约是在 10 000 年之前，人们就通过肉眼观察从机体排出的尿液以了解机体内发生的事情。有文字记录出现之前就已经出现了表示尿液的特殊符号（图 1-1），人们很早就了解到尿液颜色、黏稠度变化和尿量的变化可能与疾病有关，当时认为尿液混浊、发臭和泌尿系统疾病有关系。古埃及人和巴比伦时代（约公元前 1894—前 1595 年），人们曾经用文字描述了尿液的外观、尿量、颜色，以及有关尿液物理外观变化与人患疾病的联系，古印度医生通过观察"蜜尿"能招引蚂蚁这一现象，认为这类患者患痈病，而现代医学证实痈和糖尿病有密切关系，糖尿病是一种可累及全身任何组织和器官的内分泌代谢疾病。疮痈是糖尿病并发症之一，糖尿病患者血糖控制不好较易患痈。痈是多个相邻的毛囊及其所属皮脂腺或汗腺的急性化脓性感染，或由多个疖融合而成。致病菌为金黄色葡萄球菌，糖尿病患者皮肤易发生金黄色葡萄球菌引发的化脓性感染，临床常表现为疖、痈、毛囊炎等。古希腊和古罗马的医学文章中已经出现了关于尿液的一些描述。

古代希腊人认为体液检查在预防疾病方面具有价值，古希腊名

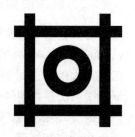

图 1-1 表示尿液的特殊符号

古代用以表示尿液的标记，认为尿液是自然界的基本物质之一

1

医希波克拉底提倡用分析方法和感官判断作为疾病诊断的工具,这个理论影响很大,因此他被誉为"医学之父"。希波克拉底提出了著名的"体液学说",其关于体液病理的学说认为所有疾病均可导致体液紊乱。为获得明确疾病的描述,希波克拉底提倡的诊断程序中包括化验患者的尿液,听肺部呼吸,观察皮肤颜色和其他外在的表现。希波克拉底描述的尿液标本表面出现泡沫的特性与肾脏疾病和慢性病有关,他还认为几种尿液标本以及血和脓出现在尿中会导致疾病;他还注意到发热时儿童和成人尿液颜色的变化,尿液气味的改变,并在他的著作中指出了尿液检查对健康人和患者的重要性。但是最初的血尿(hematuria)的概念,或者称为尿中出现血,是希腊的鲁弗斯(Rufus,110—180年)在公元150年时提出的,他将血尿归于肾脏功能的衰竭导致过滤血液的功能丧失。由此可见当时的医学家已经解释了尿液的来源和排泄,并发现尿液外观改变和尿中成分的变化,对疾病诊断的价值非常明显。

公元1100年波斯名医依斯梅尔(Ismail Al Jurjani)总结了他对尿液的研究,并描述了7种针对尿液的观察内容,即颜色、黏稠度、尿量、透明度、沉淀物、臭味和泡沫,这与我们目前所提到的尿液理学检查内容非常接近。这些尿液的改变都是通过医生的眼睛来观察的,如果尿中有颜色改变、混浊度加大和沉淀物出现,就会被视作尿液异常,而这些混浊和沉淀物的出现,以及颜色的改变,用现代检验医学的观点来看,应该与尿液中出现了有形成分有密切关系。因此观察尿液外观的改变,可以作为对尿液中有形成分进行研究的最原始方法。

拜占廷帝国后期的13世纪到14世纪期间,一位叫做约翰尼斯的医官,担任拜占廷帝国的尿检官员,他经常使用玻璃瓶收集朝廷官员的尿液,观察尿液的外观、沉淀物和混悬物,用于健康检查和疾病诊断。他写过关于糖尿病的论文,也是首先使用标有刻度的玻璃容器进行检验的医生。整个中世纪,由于对尿液的化学成分了解甚少,又没有可借助的放大设备,尿液检查的技术进展不大,以肉眼观察为主。用肉眼观察尿液外观变化被称为观尿术(uroscopy),中世纪有过许多关于验尿的论述。因此人们总将正在观察尿瓶的人当作医生,同时医生也用画个尿瓶的方式表达自己是医生或将尿瓶图案作为诊所的标志。

中医也认为观察尿液外观的变化,可以了解肺、脾、肾、小肠等脏腑的功能和疾病的性质。这一点在《黄帝内经》《望诊遵经》和《伤寒论》中都有详细的论述。

二、显微镜检查时代

意大利著名天文科学家伽利略首次将显微镜应用于科学研究,荷兰人列文胡克(Antony van Leeuwenhoek,1632—1723年)通过磨制透镜对原始的显微镜进行改造,制造了最早的、最高放大倍率达到270倍的显微镜,并成为透镜制造商和显微镜学家。1679年列文胡克用显微镜首次观察到尿酸钠的棒状结晶,但他并不知道这种结晶的化学成分;他是最早识别出细菌的人,是微生物学的开拓者,并于1683年在杂志上公布了其绘制的细菌图,被称为最早的生物学家和细菌学家;他还和他的学生于1677年首次通过显微镜观察到精子,他一生制造和存有248台各种类型的显微镜。英国人罗伯特·霍克(Robert Hooke,1635—1703年)是一位医生,他制造了具有三个镜头的带有镜台和光源的复式显微镜,采用烛光照明。这种早期显微镜的结构已经和现代显微镜非常接近。1665年他用简略的复式显微镜观察软木塞切片,看到许多蜂窝状的小格子,称这些小格子为"cell",并出版了有手绘显微镜插图的书籍——《微物图解》(Micrographia)，该书可以说是利用显微镜观察微小物质的最早图谱，他也看到过在后来被证实为尿结晶的尿沉淀物，这本书对以后显微镜的发展和应用影响很大。在此以后显微镜的用途越来越广泛，推动了医学技术的发展，特别是临床检验技术的发展，使人们进入了微观世界，并于 1661 年首次用显微镜观察到青蛙肺脏的毛细血管，支持了血液循环的理论，1673 年首次观察到青蛙的红细胞。早期许多有关检验的内容也多借助显微镜来实现。

将尿液中的"颗粒"进行观察大约起始于 17 世纪。第一个使用显微镜检查尿液的人可能是法国的天文学家德·皮瑞斯(Nicolas-Claude Fabri de Peiresc，1580—1637 年)，1630 年他用显微镜了解尿中出现的结石，在显微镜下他首次观察到了流沙样结石尿中出现的菱形结晶，并认为引起排尿刺激和疼痛的可能原因就是尿液中这些带锐角的结晶。与他同时期的另外一些研究者，对尿液的研究也都限于结晶体，这可能与当时所使用的显微镜的局限性有关。例如列文胡克和丹麦医师乔治·汗(Georg Hann，1674—1699 年)也在一本书中和杂志中描述了结晶体。而罗伯特·霍克在《微物图解》中第一次绘制了结晶的图形，并详细描述了这些结晶的形态："通过显微镜观察，这些结晶是一群小的物体，有些是透明的，有些不透明；有些为白色，有些是黄色、红色、棕色或微黑色；部分看来是平的，如同板条，另外一些像镀有金属的石块；……"限于当时所用显微镜的放大能力和功能，这些对尿中结晶最早的描述还不能反映真实情况，但已经非常接近实际了。英国人亨利·贝克(Henry Baker，1698—1774 年)和德国人雷德穆勒(Ledermuller，1719—1769 年)出版的关于显微镜的书籍中均提及了对尿液的观察，如雷德穆勒在一篇题为《一滴尿》的文章里认为由于个体饮食的不同，其尿中结晶的形态也不同，同时也认为同一个体不同时间段尿液中的结晶形态也不同。

规范的尿液检验始于 18 世纪到 19 世纪期间尿液的显微镜检查出现和基本化学检查出现的阶段。18 世纪荷兰的植物学家和化学家荷曼·博哈唯(Herman Boerhaave，1668—1738 年)用显微镜观察尿液，判断患者是否有结石病，因此被公认为诊断尿路结石病的先驱；他还比较早地描述了尿中血细胞的出现。意大利解剖学家卡利兹(Galeazzi，1686—1775 年)在检查一位患有黑尿、多汗、黑肤色的患者(疑为黑尿酸症)时，显微镜下发现尿中出现的"非常细小的球体"是一种针尖样盐类结晶(acicular saline crystals)的混合体。19 世纪初期法国的瑞耶(Pierre Rayer，1793—1867 年)和维格拉(Eugene Napoleon Vigia，1813—1872 年)可能是首次将尿液显微镜检查结果作为尿液常规检测的医生，他们的研究结果在 1830 年的《肾脏疾病论文》杂志上发表，描述了尿液中的一些有形成分，如上皮细胞、黏液球、脓细胞、血细胞、精子和脂肪等，并将这些发现应用到对肾脏疾病的诊断中。他们还首先报道了管型，并根据形态特点将其命名为圆柱体(cylinder)。

法国医师阿尔弗莱德·杜捏(Alfred Donne，1808—1878 年)1831 年起开始用显微镜研究体液，在 1845 年出版的图谱中第一次展示了显微镜下体液中(包括尿液)的有形成分图片；他还尝试为医生和公众教授显微镜检查的课程，并最早拍摄了尿液中的细胞和结晶的显微镜照片(图 1-2)。1842 年的西蒙(Franz Simon，1827—1886 年)和亨勒(Jacob Henle，1809—1885 年)、1854 年的伯德(Golding Bird，1814—1854 年)都记载了用显微镜观察尿液并发现尿中有形成分出现的经历，如细胞和管型的形态。其中西蒙在 1842 年出版了《动物化学》一书，其中有关尿液分析章节描述了管型，并发现了"无定形""颗粒"和"细胞"管型出现与白蛋白尿之间的关系，他写到"他们由无定形的物质组成，就像凝结的白蛋白……他们来源于包围乳头管的上皮细胞";亨勒则利用德国制造的显微镜在肾脏组织切片中辨认出了管型,而他与在尿液中发现的管型完全一样,并假设是由凝结的纤维蛋白凝集而成;伯德是英国最著名的显微镜检查学家,他也一直在研究尿液有形成分,他在 *Urinary Deposits* 专著中对尿结晶和尿液有形成分出现和存在的意义做了最早的综合性描述,例如他对尿液和肾结石的化学成分做了大量的研究,1842 年他首先阐述了草酸尿(oxaluria)是导致一种特殊的结石形成的首要条件,他还描述了尿中新鲜红细胞形态和陈旧的红细胞形态。蓝博医生(Vilem Dusan Lambl,1824—1895 年)发现了尿液中的肿瘤细胞,在 1856 年发表了他通过研究建立的尿液中癌细胞的检查技术,因此被认为是尿液细胞学检查的发明者。英国医生和显微镜镜检学者,也是伦敦大学国王学院的比勒教授(Lionet.S.Beale,1828—1906 年)于 1869 年提出不同类型的管型可出现在不同的肾脏疾病中,如上皮细胞管型和血细胞管型会出现在急性肾炎中、颗粒管型见于慢性肾炎、脂肪管型出现在肾脂肪病变肾病中,图 1-3 为比勒教授绘制的尿结晶图和脂肪尿以及管型尿中发现的大量管型的手绘图。1875 年管型的分类标准逐渐趋于完善,并认为管型的形成是在肾小管内。

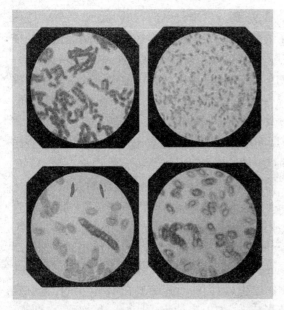

图 1-2　杜捏拍摄的显微镜下尿液中的细胞和结晶图片

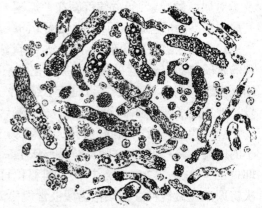

图 1-3　比勒教授绘制的管型

1890 年阿贝(Ernst Abbe,1840—1905 年)在尿显微镜检查中引入复消色差显微镜技术(abbe condenser microscope),并采用了浓缩尿液和提高显微镜观察倍数的办法。1898 年雷德(Hermann Rieder,1858—1932 年)出版了一本很有价值的关于临床尿液显微镜检查的书籍,书中有 36 幅彩色图谱,这也是尿液检验的第一本彩色图谱,书中确切地描述了每一种尿液有形成分以及泌尿道主要疾病的图像,是 19 世纪尿液研究的总结。

1891 年俄罗斯医师罗曼诺夫斯基(Dmitri Leonidovich Romannowsky,1861—1921 年)发明了多色的美蓝染料染色法(Methylene blue staining),瑞典坤叟医师(Percy Dedgeon Quensel,1881—1966 年)则在 1918 年首次使用这种染料对尿液有形成分进行直接染色,并且通过这种染色技术识别出泌尿道的多种肿瘤细胞,开创了泌尿道脱落细胞学的检查法。随后美国病理医师莱特(James Homer Wright,1869—1928年)修改了罗曼诺夫斯基的染色方法,使其更加容易区分血细胞,被广泛用于血液及骨髓细胞染色上,当然也可用于体液细胞形态染色和鉴别,这种染色剂命名为"Wright stain",就是我们目前所说的瑞特染色液。德国人古斯塔夫·吉姆萨(Gustav Giemsa,1867—1948年)在1910年介绍了他的染色方法,优化了细胞核的染色效果,这个染色方法最后以他的名字命名,并且被一直使用到今天,甚至还被用到自动化图像分析的设备上。19世纪后半期,上述研究结果,使尿液显微镜检查在全世界医院中广泛使用,成为尿液检验的标准方法。特别是在1850年,手动离心机的引入,使得实验室制备尿液有形成分标本更加方便,从而解决了制备尿液沉淀的问题,1900年以后机械电动离心机的使用进一步提高了尿液有形成分标本的制备速度。

20世纪以后各种检测技术和检验工具的进步,促使尿液检查技术快速发展。

弗兰克·孟克(Fritz Munk,1879—1945年)于1911年首次使用偏振光显微镜对尿液有形成分进行检验,在退行性实质性肾炎患者中检验出脂肪类成分,证实了尿液中有脂肪沉积,并展示了美丽的、现在大家都熟悉的脂肪管型,以及独特的"Maltese"结构,他的发现使人们认识到"类脂性肾病"的存在。苏格兰人托马斯·艾迪斯(Thomas Addis,1881—1949年)从1920年起就从事并最终确立了尿液有形成分的定量计数原则,也就是我们所说的艾迪氏计数(Addis count),而这个方法一直沿用至今;他将尿液研究推进到一个新的高度,他检验过各种肾病患者的尿液,并发现了尿液检验结果与患者疾病预后之间的关系。艾迪斯还首先描述了宽大的肾衰管型,首次提出不论任何原因患有尿毒症的患者,尿中都可以检验到"肾衰管型"。1944年奥利佛(Olive)用显微镜观察肾单位时,证实尿管型是在远曲肾小管和集合管的管腔中所见的圆管状形态(图1-4)。

1950年俄罗斯的塔姆(Igor Tamm,1895—1971年)和美国病理学家霍斯福尔(Frank Lappin Horsfall,1906—1971年)经研究发现管型主要由蛋白质组成,这种蛋白是一种由肾小管髓襻升支分泌的特殊蛋白,且在血清中不存在,将其命名为Tamm-Horsfall(T-H)糖蛋白。斯特恩海莫(Sternheimer)和马尔宾(Malbin)建立了著名的Sternheimer-Malbin染色法,我们简称为SM染色法,可简单方便地鉴别尿中细胞等有形成分,目前被证明是一种良好的、广泛应用的尿中有形成分的染色方法。

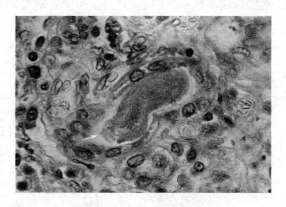

图1-4　肾小管内的管型

1941年马勃尔(Marple)描述了尿液中细菌的有无及数量的确定。1945年希腊医师帕潘尼可劳(Georgios Nikolaou Papannicolaou,1883—1962年)发明了一种用于细胞染色的巴氏染液,这种染色液在临床病理和细胞学领域使用,一直沿用至今;他建立尿脱落细胞学检查方法,并认为其对发现泌尿道和生殖道疾病、特别是对发现泌尿生殖道恶性肿瘤有重要意义。

1960年起,各种特殊功能的显微镜逐渐应用到尿液的检查中,如应用荧光标记抗体技术研究尿管型中的 T-H 糖蛋白结构、使用相差显微镜检查尿液有形成分。布劳迪(Brody)和罗伯特·卡克(Robert Kark)在建立尿液的相差显微镜检查法方面做出了重要贡献。1970 年透射电子显微镜应用于鉴别肾淀粉样变患者尿中出现的淀粉纤维。1977 年电子扫描式显微镜首先应用于尿液有形成分的研究,早期用来观察尿中管型的表面结构。1980 年费尔蕾(F.K.Fairley)和他领导的小组在尿红细胞形态检验上有重大发现,通过对红细胞形态的分析鉴别肾小球性和非肾小球性血尿。1986 年 Shichiri 在 *Lancet* 发表应用 Coulter 血细胞形态分析仪对尿中红细胞形态分析的文章,同样可用于评价血尿来源。

在国内尿液有形成分的显微镜检查可以追溯到 20 世纪初,检验科在建立之初就开展有尿常规检查,当时的尿常规只包含尿蛋白和离心尿的显微镜检查两项内容。图 1-5 为 1952 年北京协和医院(当年称为中国协和医学院附属医院)签发的尿常规报告单。在北京协和医学院的本科教育课程——实验诊断学教学中,尿液分析也是临床医学生的必修课程,检验科一直担任这个课程的教学任务。形态学教学一直采用挂图的方式进行,并提供标本给学生在显微镜下实际查看,其教学挂图一直保存至今,例如尿的显微镜检查所见挂图(图 1-6)和目前已经很少见到的尿中各种类型的磺胺药物结晶(图 1-7)。二十世纪七十年代,北京大学第一医院检验科的王淑娟教授还牵头建立了尿液有形成分分析的参考值,一直沿用至今。

三、尿液分析教育情况

尿液有形成分检查以及所有形态学检查,是经过代代传承,不断总结经验,不断提高技术手段而发展过来的,这种传承实际上是通过各种教育手段完成的。1840 年著名学者亨利·本·琼斯(Henry Bence Jones,1813—1873 年)就对他的学生说:尿液显微镜检查在诊断和鉴别诊断泌尿系统问题的时候,扮演着重要的角色。因此在西方国家很多年以前就非常重视尿液检查以及尿液检查的教学工作。

最早开展尿液有形成分检查课程的记录是在 1837 年,法国医生杜捏将系统性尿液有形成分形态检查作为体液显微镜检查的一部分课程进行教授。杜捏的课程是向学生传授显微镜示教课程,他可以利用光学显微镜,将图像投影到墙上给学生们观看。这一课程非常成功并很有影响力,在当时每期有 100~140 个学生,课程一直持续了 7 年,直到杜捏 1844 年出版了形态教学目录。在该目录中尿液有形成分包括了结晶(尿酸、尿酸铵、草酸钙和磷酸盐类)和组织成分(黏液、脓液、血、精子、脂肪滴和乳糜)的内容。

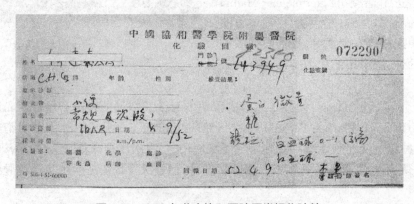

图 1-5 1952 年北京协和医院尿常规化验单

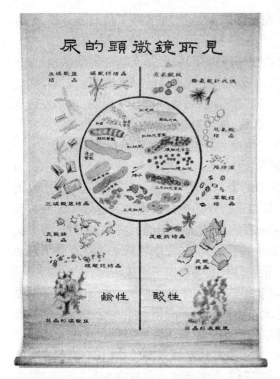

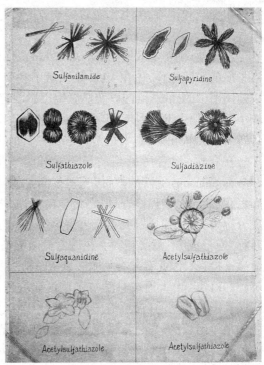

图 1-6 北京协和医学院尿的显微镜所见教学挂图　图 1-7 北京协和医学院尿磺胺药物结晶教学挂图

　　在英国,1845 年由本内特(John Hughes Bennett,1812—1875 年)开始讲授类似于在巴黎开讲的尿液分析课程。本内特是杜捏的最早一期学生之一,他充分认识到显微镜检查在临床疾病研究中的重要性。当时在伦敦,一些医学校都开始有显微镜检查的教学课程,其中一些开有尿液检查课,例如在盖伊医院,1843 年有 6 个课时的授课和实验示教用于尿液显微镜检查;在 1853—1854 年的皇家医院,比勒(Lionel S Beale,1828—1906 年)在他的病理化学课程中,着重利用 7 个课时进行"尿液化学和显微镜检查特性的实验示教"课程。

　　美国于 1840 年开始将显微镜检查首次介绍到大学课程中。关于尿沉淀的示教则于 1855 年在纽约医学院,由罗伯特·欧登·杜瑞穆斯(Robert Ogden Doremus,1824—1906 年)进行介绍。在 1870—1871 年关于尿液显微镜检查和化学检查在费城医院由当时著名的内科医生詹姆斯·泰森(James Tyson,1819—1898 年)进行授课,并出版了相关的著作。20 世纪初期尿液分析课程已经成为哈佛大学医学院的课程,1930 年起尿液分析已经成为常用的医学检查和研究的常规项目。而后来的学者如库克(Cook)、吉奥尔丹诺(Giordano)、费利博士(Mr Alfred Free)和海伦·费利女士(Ms Helen Murray Free,1923 年—　)等都致力于尿液有形成分分析标准化的研究和推进尿液有形成分检验技术的发展。其中费利博士和海伦·费利女士 1956 年最早研发了尿干化学试纸法和用于检测尿糖的片剂法,这个方法便于糖尿病患者在家中检测尿糖,是最早的即时检验(point of care testing,POCT)方法,随后还开发了尿酮体检查的片剂法。他们夫妻在 20 世纪 80 年代初期来到中国传播他们的尿液分析技术,还将其专著 *Urinalysis* 译成中文版的《尿液分析》,给中国临床检验界带来全新的尿液分析技术和知识,这也是国内最早出版的有关尿液分析的专著。在后来许多年中,两位教授多次来中国进行学术交流和讲座,本书作者曾经亲自聆听过他们的讲座,拜读并收藏了他们的专著,受益匪浅。

理查德·利普曼教授(Richard W.Lippman,1916—1959年)曾经是艾迪斯的学生,后来在洛杉矶的医院工作,他在1952年出版了利用显微镜摄影技术拍摄的尿沉渣彩色图集,在这以前图书中的插图、绘图以及显微镜摄影图都是黑白图片。因为印刷技术昂贵,本书发行量较小,直到他去世后多年,印刷技术进步、费用降低后,他的彩色图谱在出版商的支持下才于1977年大规模出版,本书是美国1960—1980年实验室和肾脏科室主要的参考工具书。

在我国,编者所见到的最早的检验专著是1952年翁心植教授等主译的、由James Stevens Simmons编著的教材《实验诊断学》。该书的第一章就是“尿”,介绍了尿标本之收集和保存法、尿之物理检查、尿之化学检查、尿之显微镜检查。在显微镜检查部分将尿液有形成分称为“有形原质”,其英文名称为“formed element”,与目前应用的英文名称一致,与中文名称“有形成分”意义相同。在尿之显微镜检查中特意提到,“完全之尿常规检查必须包括显微镜检查”,因此看来有关尿液显微镜检查的重要性和必要性来已久,并一直延续至今。

1981年,由大连市科学技术情报研究所以非正式出版的方式印制了我国第一部以黑白照片图像为主的《尿沉渣图谱》,这也是作者工作初期收集到的第一本专业书籍。据了解我国最早出版的《彩色尿液沉渣图谱》,是长春第一汽车厂职工医院检验科吴凤桐老师编著的,该书包含有106张彩色尿沉渣图片,于1994年由吉林科学技术出版社出版,为保障彩色印刷的质量,选择在香港印制完成。该书的主审和副主审由当年著名检验专家王淑娟、贾广炎、娄永新、丛玉隆、陈宝梁、康熙雄教授等担任。该书的另一大特点是由时任卫生部部长陈敏章教授亲笔题写封面,这也实属罕见。

四、国内著名专家

1. 朱忠勇教授　是享誉全国的检验医学家、早在1943年加入中国共产党。1945年参加新四军,曾任苏中军区野战医院见习医务员、第二军分区医院化验员,可以说是新中国医学检验事业的开拓者和见证人。朱忠勇教授曾经担任全军医学检验中心主任、一级教授、主任技师,福州总医院检验科主任,是一位从士兵到将军的著名检验专家,也是一位在临床检验实践中成长起来的专家。他曾经获全国科学大会奖1项、国家科学技术进步奖二等奖1项、中国图书奖1项、军队科学技术进步奖一等奖1项、军队科学技术进步奖二等奖6项,指导培养研究生20多名。曾被原南京军区评为“有突出贡献的医学专家”“医学科技重大贡献者”。2000年中央军委主席签署通令,给朱忠勇同志记二等功1次。

朱忠勇教授多年来从事临床检验工作,并做出了许多方面的贡献,也一直关注尿液检验的进展。他于1999年在《中华检验医学杂志》上发表了《尿分析进展》的综述,介绍国内外最新进展。在中华医学会第一次全国临床检验学术会议(1983年)上,朱教授就参与制定了我国最早的尿常规检查标准;在1995年中华医学会检验分会临床血液学检验与尿液分析专题研讨会上(武夷山会议)提出并参与制定了我国尿液有形成分分析的推荐标准,同时针对尿干化学分析仪的使用,提出并制定了最初的干化学法筛检规则。在丛玉隆教授的主持倡导下,朱忠勇教授还与金大鸣、陈宏础、顾可梁教授共同参与制定《尿液沉渣检查标准化的建议》专家共识,三次讨论,五易其稿,最终于2002年正式发表,为我国尿液有形成分分析的标准化提供了有价值的参考建议;针对实验室大量使用自动化仪器这一趋势朱教授很早就提出了《怎样看待血液及尿液分析仪的过筛作用》。

2. 金大鸣教授　我国著名检验医学专家,临床基础检验专家。他最初工作于上海电力医院,退休之后一直在上海临床检验中心协助进行临床检验专业的质量管理工作。金教授对专业工作精益求精,为人谦虚,在检验学术上永远在追求完美。他提倡将每个检验结果与患者的临床表现紧密结合,因为检验结果将决定患者未来的生命健康!他对学术的专注与深入,从他经常阅读国内和国外最新检验的进展文献可以看出,在他的书房兼卧室里,总有最新的文献资料随时参考学习。2002 年初中华医学会检验分会制定出《尿液沉渣检查标准化的建议》,金教授随即撰写《学习尿液沉渣检查标准化建议的若干体会》,对该建议进行了细致地解读,为我国实验室尿液分析全面标准化起到重要的推动作用。2012 年还与国内其他专家共同撰写了《关于常规尿液分析的几点共识》等重要文章;2017 年 94 岁高龄时,还为某杂志撰写了《请重视尿液镜检》的短文,再次呼吁随着自动化仪器的发展,在追求高效率的同时,一定要重视尿液显微镜检查,呼吁大家必须在工作中加以重视,为我国尿液检验技术标准化和进步起到积极推动作用。

3. 顾可梁教授　国内资深检验专家、儿科医师、尿液分析专家,他曾任镇江医学院副院长、临床检验教研组主任、检验系主任、教授、主任医师,中华医学会检验分会第五届血液学与体液学专家委员会委员。之后还担任江苏大学医学检验技术学院检验系名誉主任,尿液结石研究室主任,德国生化学会国际会员。顾教授多次在国内外检验学术会议上发表有关尿液分析、尿液形态学检验的报告,介绍检验动态,特别是尿液分析自动化方面的进展。顾教授在 1983 年撰写的《尿液分析进展》、2002 年撰写的《尿液有形成分显微镜检查几点探讨》、2005 年发表的《尿有形成分的识别与检查方法的选择》及 2010 年撰写的《尿颗粒检查的过去、现状及未来》等有关尿液检验的研究文章及报告对国内检验界影响颇深。他主持成立的尿液结石研究室培养了许多学生,在尿液分析、尿液管型检查和结石研究领域做了许多工作,发表有关尿液分析、尿结石理化分析比较、尿结石浸液蛋白电泳检查、小儿尿结石疾病等专业论著多篇,堪称国内尿液分析检验专业第一人。

4. 丛玉隆教授　我国著名检验医学专家,中国人民解放军总医院原临床检验科主任,曾任两届中华医学会检验分会主任委员和中国医师协和检验医师分会主任委员、解放军检验学会主任委员、全国医学实验室及体外标准委员会主任委员等多种专业职务。丛玉隆教授 1987 年调入中国人民解放军总医院,一直辛勤耕耘于临床基础检验领域,将检验医学亚专业中最不被重视的临床基础检验,特别是三大常规检验的地位提高到一个新的高度。在尿液分析专业领域,丛教授于 1995 年牵头与国内诸多专家一起制定了有关尿液干化学分析的筛检规则,提出尿干化学法的蛋白、潜血、粒细胞酯酶、亚硝酸盐四项均为阴性时可免除显微镜镜检,四项中任何一项阳性均应进行显微镜镜检的最初筛检规则,在当年极大的规范了尿常规检验中的一些“乱象”。丛教授于 1998 年主编了国内第一本尿液分析专著《当代尿液分析技术与临床》,推动了国内尿液检验的发展。丛教授还撰写了许多与尿液检验相关的文章,如《大剂量青霉素对尿蛋白定性结果影响的探讨》(1994 年)、《尿液常规自动化检查质量控制》(1995 年)、《强化全面质量管理意识,提高尿液分析诊断水平》(2002 年)、《尿液细胞成分定量分析方法学研究》(2006 年)、《中国正常人群尿液有形成分自动化分析结果调查》(2006 年)、《尿液有形成分镜检与自动化检测方法学利弊和互补分析》(2009 年)、《尿液有形成分检查及镜检筛选标准的制定》(2011 年)等众多学术文章与综述;作为学科领导人物,领导并制定了《尿液沉渣检查标准化的建议》(2002 年)、卫生行业标准《尿液有形成分分析仪(数字成像自动识别)》(2015 年)、《尿液和粪便有形成分自动化分析专家共识》(2017年)等重要行业内的指南性文件。丛教授在临床基础检验领域和尿液分析检验领域做了许多开拓性的工作,为我国检验医学事业做出了极大的贡献。

丛玉隆教授多年来在推进实验室标准化、传播和建立实验室认可(ISO 15189)体系、强调实验室前的质量管理、建立全面质量管理,搭建国内检验学术界的团队建设,建立国内检验学术界的交流平台,推出各专业专家参与的多项学术活动,组织撰写学术专著,进行学术讲座,推广新技术新方法,推进检验界与临床医生的交流活动,对老一辈专家的关怀爱护备至,提携和帮助年轻人的发展等许多方面都有独特的安排和行动。丛教授既是师长,也是朋友,我们都希望为国内检验事业、特别是临床基础检验事业的持续发展,继续贡献力量。

此外还有原卫生部临检中心的陈宝梁教授、重庆医科大学第一医院的陈宏础教授、江西临床检验中心的陈人骏教授、吉林省临检中心的贾广炎教授等,他们也都在尿液分析检验领域独有建树,为我国尿液检验技术的发展做出许多贡献。

第二节　尿液有形成分自动化检查的发展

一、概述

尿液检查的自动化开始于 20 世纪的后 50 年,得益于尿液干化学技术的发展及各种类型的尿液干化学分析仪器的出现,随后出现了具有检查尿中形态学成分的分析系统。

1956 年尿液干化学试纸问世,开创了尿液分析干化学化、简便化、标准化的先河,为尿液有形成分的初步筛检奠定了基础。

1970 年半自动尿液分析仪的出现,为标准化阅读尿液干化学试纸提供平台,提高了干化学分析的水平和一致性。为配合尿液有形成分筛检提供方便,并开启了实现全自动尿液分析系统,即尿液化学分析 + 尿液有形成分分析系统的大门。

1980 年起,由于科学技术的迅速发展,特别是计算机技术和数字技术的迅速发展,使得尿液有形成分检查的自动化水平有了很快的进展。

1983 年:首台具有尿液有形成分检查功能的仪器出现,该仪器采用显微镜摄影系统,模拟人工显微镜检查法对尿液中的有形成分进行分析。

1995 年:流式尿液有形成分分析仪 UF-100 推出。

1998 年:各种尿分析工作站开始应用。

2000 年以后:尿干化学分析系统、尿液有形成分分析系统、流式尿液有形成分分析系统的联合应用。

2002 年:改进型影像式尿液有形成分分析系统 iQ-200 诞生。

2010 年以后:各种形式的尿液分析仪流水线系统,即结合尿干化学分析仪和有形成分分析仪,甚至结合尿生化分析的流水线系统,智能分析系统逐渐投入研发并在实验室使用。

2017 年起,尿液有形成分分析技术开始采用人工智能识别技术、大数据分析,其发展速度将有明显地提升。

二、代表性仪器

1983年出现的尿液有形成分分析工作站应该是最早的尿液有形成分分析自动化仪器（图1-8）。尿液中各种有形成分通过鞘流原理，在Flowcell中各种颗粒被全自动智能显微镜（AIM）拍摄照片，这些照片的影像经电脑软件系统处理后，在屏幕上可以分别显示鉴别的各种颗粒类型。2000年出现了全自动尿液有形成分分析仪和小型的尿液有形成分检测工作站。近年来推出的第五代全自动尿液粒子分析仪将流式细胞分析技术和粒子呈像分析技术完美的结合，同时使用先进的自动粒子识别（APR™）分析系统，用于识别和定量12种有形成分。可以根据用户定义检测范围自动地给出结果报告。图像报告可以按要求在监视器上显示出来，极大地减少额外手工显微镜分析过程，并可以对一些类型的粒子进行亚分类。

1990年，影像式流式细胞分析仪开始用于尿液有形成分的自动化分析，但由于其性能和效率低下，没有得到广泛应用。

1995年，应用流式细胞技术、荧光染色技术和电阻抗技术的尿液有形成分分析仪UF-100（图1-9）推出，目前已经在很多国家投入使用，开创了尿液有形成分自动化分析的新时代，随后还推出了UF-50简易型尿液有形成分分析仪。

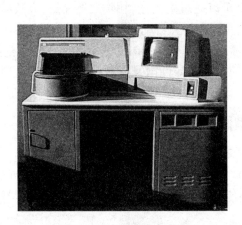

图1-8　尿沉渣检查工作站

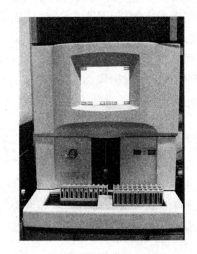

图1-9　尿液有形成分分析仪UF-100

而基于影像处理技术的尿液有形成分分析仪，由于计算机和数字化技术的迅速发展，也在不断推出新的产品。比较早期出现的Diasys系统就是典型代表（图1-10），以后升级为R/S 2003系统，该系统的主要部件为一个玻璃的光学计数板，计数板固定在显微镜上并连接了一个加样泵作为进样系统，将加样管插入离心管的底部，加样泵可吸取180μl的沉渣并利用涡流混合重悬。在加样泵作用下尿沉渣流入检测区，均匀地分布在光学计数板上。计数后，系统可自动用700μl的盐水冲洗管路和计数板以防止交叉污染。虽然在R/S 2003系统中引入了自动加样和自动清洗功能，但是整个标本处理过程仍然由手工完成，检测方法也是人工镜检法，因此该系统只是对镜检法的改进形式。该系统将显微镜、计数板、进样系统、数字摄影装置和计算机、打印机等结合在一起，形成一个完整的检测系统（图1-11）。

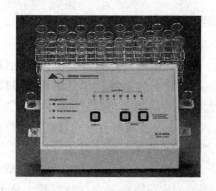

图 1-10　Diasys 进样系统

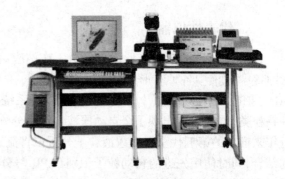

图 1-11　Diasys 分析系统

　　使用专用流动式计数池,由显微镜和摄像头拍摄一定数量的画面,通过计算机显示后由检验人员确认尿液有形成分的数量和类别后打印图文报告。目前的尿液有形成分分析仪多采用上述原理,但在自动化操作程度、染色与否等方面略有不同。匈牙利一家公司研发生产出一款采用一次性检测板、内置快速沉淀离心机、数字拍摄及神经网络智能化识别技术的尿液有形成分分析仪,已在不同国家和地区进行推广应用。目前已经有设备厂商开始研发实施人工智能识别技术,对扫描拍照的图片中常见细胞和管型进行初步自动识别,然后再通过人工辅助识别加以最终确认,甚至可以通过接入互联网、云端存储、大数据技术对尿液有形成分进行智能化分析的设备。本书将这部分自动化仪器的介绍集中在一个章节中进行详细介绍。国家 2015 年发布的行业标准 YY/T 0996-2015《尿液有形成分分析仪(数字成像自动识别)》是对此类仪器研发、生产、应用的指导性国家行业标准,有助于这项技术的发展。

三、尿液有形成分分析仪的配套或附属产品

　　从 70 年代初期开始,很多实验仪器生产厂家推出了尿液有形成分定量分析产品,用以提高尿液有形成分检查的精密度和准确性,如一次性定量计数板,用于尿液有形成分的显微镜定量计数法,亦可配合尿液有形成分工作站使用,达到尿液有形成分自动分析和定量分析的目的。

　　Cen-Slide 系统是另一类特殊的用于尿液有形成分检查的一体化设备,它将计数板集成在离心管的底部,该系统由取样/加样容器、Cen-Slide 管、特制的离心机、显微镜支架等组成。在 Cen-Slide 管中加入 5ml 尿液后,将其放在特制的离心机上离心,离心的速度和时间都是固定的。离心结束后,离心机可振动试管使得尿沉渣均匀地分布在与管底连接的计数板上。将 Cen-slide 管取下水平放在架子上,平面一侧向下,至少静置 1min 后,插入显微镜支架放到载物台上,由人工进行镜检。本系统通过离心管和计数板的集成,实现了沉淀、重悬和将沉渣加入计数板过程的自动化,离心时间短且所需空间小,标本蒸发或暴露在外的机会很小,排除了标本对外界和操作者的污染。

第三节　其他进展

一、显微镜

相差显微镜由于视野中明暗反差较大,有助于识别尿中异常形态的红细胞、管型、结晶等,对尿中红细胞形态进行分类和鉴定非常有价值,对诊断肾性或非肾性血尿很有帮助。

偏振光显微镜(polarized microscope)、微分干涉差显微镜(differential interference contrast microscope)、荧光显微镜(fluorescence microscope)、倒置显微镜、扫描或透射电镜等新技术近年来在尿液有形成分检查中均有应用。如在相差显微镜下观察尿中的细胞管型,可以感觉到管型的“三维立体空间”,清晰度显著提高。电镜技术可应用于尿中细胞和管型等成分的细微结构的识别。如使用扫描电镜,可以更加直观和立体的观察细胞和管型等有形成分的三维立体结构,通过对异常红细胞形态的观察和对肾小球细胞的准确识别,对肾性血尿的鉴别更具优势。用透射电镜对尿液中有形成分的浓缩物的超薄切片进行观察,可以准确地发现肾脓肿患者和白色念珠菌感染患者尿中的细菌管型和白色念珠菌管型,急性 DIC 患者尿中可发现血小板管型,而这些在普通显微镜下往往被误认为细颗粒管型或粗颗粒管型。偏振光显微镜对于尿中的脂类物质辨认能力很强,如在肾病综合征患者尿中可发现脂肪管型,可见到具有特异形态特征的胆固醇酯,即在管型的黑色背景中嵌有大小不等的明亮球体,球体中心为黑色的十字架形状,被称为马耳他十字(Maltese cross);还可用于鉴别尿中药物结晶。

二、染色法

在尿液有形成分检查中,采用不同的染色法,对正确鉴别和识别尿中各种异常成分有很大帮助。常用的染色法有 Sternheimer-Malbin(SM)染色法、Sternheimer(S)染色法、结晶紫 - 沙黄染色法。这些染色法对管型,特别是透明管型、红细胞、白细胞、上皮细胞等鉴别效果良好,可区别存活或死亡的中性粒细胞,检出闪光细胞。巴氏染色法用于观察有形成分的细微结构,对尿路的肿瘤细胞和肾移植术后的排异反应具有诊断意义。应用阿尔新蓝、中性红等混合染色,也有助于尿中有形成分的识别。细胞过氧化物酶染色可鉴别不典型红细胞和白细胞,并可区分中性粒细胞管型和肾小管上皮细胞管型,前者可被过氧化物酶染色。用酸性磷酸酶染色可区分透明管型和颗粒管型,经过染色后可发现某些“透明管型”应该属于颗粒管型的范围。Prescott-Brodie 染色法则可以鉴别上皮细胞管型和白细胞管型。

三、流式细胞技术

流式细胞技术不仅仅可应用于血细胞分析,也可用于对尿中细胞的标记分析。近年研究表明尿中单核细胞(UMC)较外周血单个核细胞更能反映肾炎的免疫和病理改变情况。

对尿液沉淀物中的细胞进行荧光标记后,对尿中淋巴细胞和单核细胞进行定量分析,用于诊断和了解 IgA 肾病患者肾脏病理改变情况,还可作为判断 IgA 肾病活动性的一项参考指标。判断用药调节肾脏细胞免疫功能和黏附分子 CD44 的表达,其治疗效果与肾脏免疫状态相关。流式细胞仪可以用于分析尿液中特定的炎性细胞的数量及类型,有研究显示在增殖性肾小球肾炎患者的尿液中,可检出 CD16 阳性成熟的巨噬细胞,其数量与肾小球受损的严重程度有关。

用流式细胞仪分别对急性与慢性肾移植排斥反应患者尿液进行分析,结果表明尿液中存在大于 5% 的人类白细胞 DR 抗原(HLA2DR)或组织间黏附分子(ICAM21)阳性时,易于发生急性排斥反应;而 50% 慢性排斥反应患者尿液中可检出 CD14 阳性细胞。临床病情稳定的肾移植患者中,当尿液中检出 HLA2DR 或 CD3 阳性细胞时,则提示可能存在潜在的亚临床排斥反应。

四、免疫学技术

尿中淋巴细胞的类型对诊断肾移植排斥反应有非常重要的价值,采用流式细胞仪有时也很难区分淋巴细胞与其他单核细胞,但通过免疫组化法检测尿中淋巴细胞则具有很高的敏感性和特异性。Grunewald 等通过免疫组化及常规细胞学检查方法,采用特异性的细胞表面标记物 CD3、CD4、CD8、CD14 可将肾移植患者尿液有形成分中淋巴细胞及单核巨噬细胞区分出来。结果显示,肾移植急性排斥反应患者尿液中上述表面标记物阳性的细胞明显升高,而移植肾功能稳定的患者,很少或未检出阳性细胞。因此提出该方法可用于早期鉴别肾移植患者急性排斥反应,其敏感性及特征性皆可达 90% 以上。

1988 年 Segasothy 将单克隆抗体技术用于尿液有形成分检查,鉴别尿中分泌细胞的来源(phenotype of excreted cells)。应用单克隆抗体技术识别各类尿中细胞,有助于诊断一些疑难的肾脏疾病,如新月体肾炎、药物引起的急性间质性肾炎、肾小管坏死等。用免疫荧光法检测尿液有形成分中的足细胞可作为微小病变性肾病和局灶节段性肾小球硬化鉴别诊断的指标,阳性结果提示有严重的肾小球损伤,同时也是判断局灶节段性肾小球硬化进展的重要标志。还有报道表明尿液有形成分中的转化生长因子 -β(TGF-β)mRNA 的水平与肾小管间质纤维化的程度呈明显的正相关,从尿液有形成分中提取 DNA,采用 PCR 方法对膀胱的移行细胞癌进行诊断,其敏感性为 83.3%,特异性高达 100%。

丁振若等采用红细胞免疫球蛋白荧光染色法判断尿中红细胞来源,认为强荧光反应的红细胞增多(>90%)拟考虑为肾小球性血尿,阳性反应的红细胞数量增多(80%~90%)时亦可考虑为肾小球性血尿。不符合以上两条,考虑为非肾小球性血尿。

肾小球基底膜上皮侧的足细胞作为机体丢失蛋白的最后屏障,在多种疾病的发生以及发展中起重要作用。刘志红等通过计算肾小球足细胞密度,探讨了足细胞在糖尿病肾病中的致病作用,为研究足细胞提供了一种可行的方法,但由于依赖于肾活检组织标本,对于监测疾病的进展有一定的局限性。Nakamura 等运用足细胞标记物 Podocalyxin 为标记,检测了多种肾脏疾病患者尿液中脱落的足细胞数量,结果表明,尿液脱落足细胞的数量与肾脏疾病的活动以及进展相关。然而由于尿液中除了存在脱落的足细胞外,尚有大量的足细胞碎片,仅计数脱落足细胞可能并不能真正反映足细胞的损伤。为此 Kanno 等利用针对 Podocalyxin 的单克隆抗体,采用酶联免疫法测定经 0.2% Triton X-100 处理后的尿液上清中 Podocalyxin 的含量。该方法能更可靠的反映肾脏疾病的活动以及进展。

五、小结

近年来由于干化学和自动化技术的发展,使得对尿液中有形成分的检查趋于简单化并处于不受重视的境地。但从其发展的历史来看,其具有特征的形态学特点至今仍是尿液有形成分检查的"金标准"。但是无论使用何种技术,总有一定的技术偏差。虽然传统的尿液显微镜检查法影响因素很多,难以做到快速、客观、准确地获取实验报告,但是许多规范化的操作标准正在减少这些问题和不同医疗机构间的诊断差距。国外和国内都已经制定了标准化的操作程序,同时都建立了对干化学法筛查的标准,例如美国临床实验室标准化委员会文件 GP16-A 的《尿液分析和尿液样本的收集、运输及储存,批准指南(1995)》(*Routine Urinalysis and Collection, Transportation, and Preservation of Urine Specimens; Approved Guideline*)。1995 年中华医学会检验学分会临床血液学检验与尿分析专题研讨会制定的有关尿常规检查的筛检标准和后来制定的《尿液沉渣检查标准化建议》等规范,都为尿液有形成分的分析标准化进行了详细的规范,只有严格按照这些标准执行,尿液有形成分的检查才能真正地体现"体外肾活检"的应用价值。著名的艾迪斯教授曾经指出:"当病患去世时,他们的肾脏属于病理学家们。当病患在世时,他们的尿液属于我们。尿液,帮助我们日以继夜的去了解病患肾脏的故事。"这里所指的"我们",就是临床实验室和肾脏病医师。

虽然现代化的仪器能检测尿液中常见的细胞数量,但尿液成分复杂,细胞受到酸碱度和比重等因素的影响,在形态学上会发生变化,导致仪器无法识别。虽然尿液镜检费时较多,但人的识别能力相比仪器法存在优势,比如可以观察尿液中的红细胞形态判断肾小球是否发生病变;通过观察肾小管上皮细胞和管型发现肾小管损伤,但肾小管上皮细胞和管型在工作中容易漏检,然而这类上皮细胞和管型是关系肾小管损伤的重要依据,有助于肾小管损伤的早期诊断和及时治疗,因此尿液镜检必须在工作中加以重视。

随着检验医学的发展,各种先进的检测技术,特别是电子技术、计算机技术和人工智能技术地应用,不断提高尿液检查的自动化水平。各种尿液分析仪的出现,对尿液化学成分检查提供了可靠的数据。由于计算机高速发展及血细胞分析仪和流式细胞仪的开发经验,尿液有形成分全自动分析仪相继问世,较好地解决了尿液有形成分镜检自动化的问题。在某种程度上也提高了尿液分析的准确性和特异性,使得"尿液常规"检查进入了新阶段。尽管目前有非常方便的干化学初筛、流式尿液有形成分分析仪器、各类尿液分析工作站,但是仍然不能完全替代传统的显微镜检查法。他们之间的关系是互相补充的,而不是互相可以取代的。

第二章

尿液生成及有形成分的形成和排出

在全面介绍尿液有形成分分析之前,有必要首先了解有关泌尿系统的构成以及尿液生成等基础知识,这对于全面了解尿液有形成分的生成、排泄和形态特征、病理生理、临床应用价值等详尽内容具有承先启下、过渡引导的作用。

第一节　泌尿系统简介

泌尿系统由肾脏、输尿管、膀胱及尿道组成(图 2-1),其主要功能为排泄。泌尿系统排泄为机体代谢过程中所产生的各种不为机体所利用或者有害的物质向体外输送的生理过程。被排出的物质一部分是营养物质的代谢产物,另一部分是衰老的细胞破坏时所形成的产物;排泄物中还包括一些随食物摄入的多余物质,特别是多余的水和无机盐类。

机体通过泌尿系统途径排泄的主要成分是水,尿液中所含的排泄物是水溶性并具有非挥发性的物质和异物,种类最多,量也很大,因而肾脏是排泄的主要器官。此外,肾脏是通过生成尿而排出对机体无用或多余的物质,并保留重要的物质,从而保持内环境的相对稳定。因此肾脏又是一个维持内环境稳定的重要器官。肾脏还具有内分泌功能,可生成肾素、促红细胞生成素等人体必需的激素。

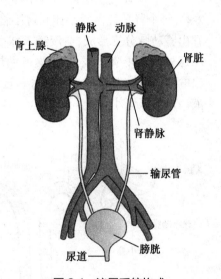

图 2-1　泌尿系统构成

一、肾脏的结构和功能

肾脏是实质性器官,位于脊柱两侧,紧贴腹后壁,居腹膜后方,左右各一个,形似蚕豆(图 2-1),右肾由于肝脏关系比左肾略低 1~2cm,正常肾脏上下移动均在 1~2cm 范围。肾的大小因人而异,正常成年男性肾重 134~148g,男性肾脏体积略大于女性。肾的内侧缘中部凹陷,称肾门。肾门向肾内部凹陷成一个较大的腔隙,称肾窦,由肾实质围成,窦内含有肾动脉、肾静脉的主要分支和属支、肾小盏、肾大盏、肾盂以及淋巴管和神经等结构。肾的表面自内向外有三层被膜包绕，即纤维膜、脂肪囊和肾筋膜。肾的正常位置依靠肾被膜、肾血管、肾的邻近器官、腹内压等来维持其固定，肾的固定装置不健全时，肾的位置可移动。肾脏的基本结构见图 2-2。

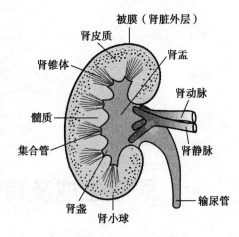

图 2-2　肾脏的结构图

肾脏内部的结构，可分为肾实质和肾盂两部分。肾实质还可分内外两层，外层为皮质，内层为髓质。肾皮质富有血管，新鲜时呈红褐色，其密布的细小颗粒外观相当于肾小体，由肾小球和肾小管所构成，部分皮质伸展至髓质锥体间，成为肾柱。肾髓质由许多小管道组成，色淡，它由 15~20 个肾锥体所组成，切面呈三角形，基底朝向皮质，尖端朝向肾窦，称肾乳头，有时 2~3 个肾锥体合成一个肾乳头。肾乳头顶端有许多乳头孔为肾集合管的开口，肾脏内形成的尿液由此孔流入肾小盏内。在肾窦内有 7~8 个呈漏斗状的肾小盏，2~3 个肾小盏合成一个肾大盏。多个肾大盏集合成一个前后扁平、漏斗状的肾盂。肾盂出肾门后，向下弯行，逐渐变细移行为输尿管。

位于肾脏皮质层内的肾小体和肾小管构成肾的基本组成和功能单位，称为肾单位（图 2-3）。每个肾单位由肾小体和肾小管组成。肾小体内有一个毛细血管团，称为肾小球（图 2-4），它由肾动脉分支形成，血液经入球小动脉进入肾小球内，然后通过出球小动脉循环出来。肾小球外有肾小囊包绕，肾小囊分两层，两层之间有囊腔与肾小管的管腔相通，通过肾小球滤出的原尿进入并通过近曲小管和远曲小管后，汇集于集合管。若干集合管汇合成乳头管，尿液由此流入肾小盏。

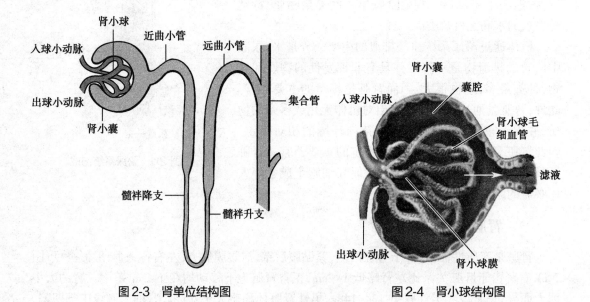

图2-3　肾单位结构图　　　　　　图2-4　肾小球结构图

二、输尿管、膀胱和尿道的功能

1. 输尿管 输尿管是细长的肌性管道,长 20~30cm,直径 0.5~0.7cm,上端与肾盂相连,在腹后壁沿脊柱两侧下行,进入小骨盆,下端在膀胱底的外上方斜行插入膀胱壁,开口于膀胱。在开口处有黏膜皱褶,膀胱充满时由于膀胱内压力上升,输尿管开口因受压力而关闭,可以防止尿液向输尿管倒流。输尿管壁由三层组织组成,由内向外为黏膜、平滑肌层和外膜。输尿管平滑肌有缓慢地收缩和舒张的蠕动,使尿液向膀胱方向推进。

2. 膀胱 膀胱为锥体形囊状肌性器官,位于小骨盆腔的前部。空虚时膀胱呈锥体形,充满时形状变为卵圆形,顶部可高出耻骨上缘。成人膀胱内可容纳 300~500ml 尿液。膀胱底的内面为三角形区,称为膀胱三角,位于两输尿管口和尿道内口三者连线之间。膀胱的下部,有尿道内口,膀胱三角的两后上角是输尿管开口的地方。

膀胱壁由三层组织组成,由内向外为黏膜层、肌层和外膜。肌层由平滑肌纤维构成,称为逼尿肌,逼尿肌收缩,可使膀胱内压升高,压迫尿液由尿道排出。在膀胱与尿道交界处有较厚的环形肌,形成尿道内括约肌。括约肌收缩能关闭尿道内口,防止尿液自膀胱漏出。

3. 尿道 尿道是从膀胱通向体外的管道。男性尿道细长,长约18cm,起自膀胱的尿道内口,止于尿道外口,行程中通过前列腺部、膜部和阴茎海绵体部,男性尿道兼有排尿和排精功能。女性尿道粗而短,长约5cm,起于尿道内口,经阴道前方,开口于阴道前庭。男性尿道在尿道膜部有一环行横纹肌构成的括约肌,称为尿道外括约肌,由意识控制。女性尿道在会阴穿过尿生殖膈时,有尿道阴道括约肌环绕,该肌为横纹肌,也受意识控制。

尿的生成是通过肾脏的滤过、重吸收和排泄分泌等过程而完成的,它是持续不断的,而排尿是间断的。将尿生成的持续性转变为间断性排尿,这是由膀胱的功能完成的。尿由肾脏生成后经输尿管流入膀胱,在膀胱中贮存,当贮积到一定量之后,才排出体外。

第二节 尿液的生成

肾脏是生成尿液的主要器官,当人们饮用水或者进食后,水或者饮食中的水分经过胃肠道的吸收进入血液,经过血液循环,流经肾脏处理后形成尿液排出体外,当然水分还可以通过排便、皮肤蒸发和呼吸等多种方式排出体外,但是经过尿液排出体外是主要途径。尿液是血液流经肾脏时经肾小球的滤过、肾小管和肾集合管的重吸收与分泌作用而生成的,因此尿液的生成主要经过下列三个基本步骤。

一、肾小球的滤过作用

当血液流经肾小球时,除血细胞和分子量比血红蛋白大的蛋白质外,几乎所有血浆成分,如大部分水、电解质、部分小分子有机物(如分子量较小的血浆蛋白)和代谢废物等都可以通过肾小球膜滤至肾小囊腔内,形成肾小球滤过液,一般称其为原尿。从肾小球滤过是尿液生成的第一步。正常成人两侧肾脏的血流量每分钟为 1 000~1 200ml,其中血浆流量每分钟为 600~700ml。经过两侧肾脏滤过,每分钟可形成的滤液约为 125ml,因此每天产生的原尿量就有 150~200L(平均 180L),相当于人体重的 3 倍,而其构成成分与血浆成分非常接近(表 2-1)。

表 2-1   血浆、肾小球滤过液和尿液中主要成分构成表

成分	血浆 /(g·L⁻¹)	肾小球滤过液 /(g·L⁻¹)	尿液 /(g·L⁻¹)	尿中浓缩倍数
水	900	980	960	1.1
蛋白质	80	0.30	0	—
葡萄糖	1.0	1.0	0	—
Na^+	3.20	3.20	3.50	1.1
K^+	0.20	0.20	1.50	7.5
Cl^-	3.70	3.70	6.00	1.6
$H_2PO_4^-/HPO_4^{2-}$	0.04	0.04	1.50	37.5
尿素	0.30	0.30	20.0	60.0
尿酸	0.04	0.04	0.50	12.5
肌酐	0.01	0.01	1.00	100.0
氨	0.001	0.001	0.40	400.0

1. 屏障作用   肾小球的滤过膜是保证其滤过性的关键,滤过膜的组成有三层:毛细血管内皮细胞层、基膜层、肾小囊脏层上皮细胞层,这三层结构在尿液产生过程中起到屏障作用。尽管滤过膜具有三层结构,但其通透性比普通毛细血管大得多,据估计滤过膜的通透性是一般毛细血管的 100~500 倍,这与滤过膜的结构特点有关。①肾小球滤过膜内的毛细血管内皮细胞层厚 30~50nm,其上有许多分布规整的小孔,形成许多孔径大小不同的网孔,孔径为 50~100nm,称为孔径屏障,是阻止血细胞通过的屏障。②基膜层是过滤的中间层,由非细胞性的水合凝胶构成,其结构呈微纤维网状,网孔为 4~8nm,厚度 240~360nm,被称为滤过屏障。纤维网孔径的大小决定了除了水和部分小分子溶质可以通过外,还决定着分子大小不同的其他溶质通过的可能性,有些较大的蛋白质分子可以透出毛细血管内皮细胞膜,但不能通过基膜,因此基膜对滤过膜的通透性起决定性作用。③肾小囊脏层上皮细胞有许多足状突起,故称为足细胞。每个足细胞伸出许多大的足状突起,每个大的足状突起又分出许多小的突起,小突起的终末形成足,附着在基膜上。各足状突起之间相互交错形成许多裂隙,裂隙上还有一层滤过裂隙膜,称为裂隙屏障,是滤过作用的最后屏障。裂隙屏障在超滤过程中起着重要作用,是肾小球滤过的最后一道孔径屏障。

滤过膜的三层筛状结构决定了它对不同物质的选择通透性。由于筛孔大小不等,小分子物质可以容易地通过各种大小孔道,而分子较大的物质只能由较大的孔道通过。故分子较大的物质在滤液中的浓度较低。一般来说,正常肾脏的滤过膜只允许分子直径不超过 8nm,或分子量不超过 70kDa 的物质通过,在此限度内的各种物质,其通透性决定于分子的大小,分子愈小的物质通透性愈大。

2. 滤过膜的通透性   不同物质通过肾小球滤过膜的能力称为滤过膜的通透性。通透性能主要取决于被过滤物质的相对分子质量大小和所带电荷性质。通常电荷为中性的物质有效半径小于 2.0nm 时(如葡萄糖分析的有效半径为 0.36nm),可以自由滤出;有效半径大于 4.2nm 的大分子物质不能或者极难被滤过;有效半径在 2.0~4.2nm 之间的各种物质,其滤过能力则与有效半径成反比。随着物质相对分子质量有效半径的增大,他们的滤过量则逐步

减低。有些物质虽然分子量不大，但由于与血浆蛋白结合，因而也不能通过滤过膜。例如血红蛋白的分子量约为64kDa，可通过滤过膜上较大的孔道滤出，但它与血浆中的结合珠蛋白结合成分子量较大的复合物而不能滤出。因此一般情况下红细胞破裂释放的血红蛋白并不出现在尿中，只有大量溶血时，血液中血红蛋白浓度超过了结合珠蛋白能结合的量时，未结合的血红蛋白才能滤出而出现血红蛋白尿。

近年来的研究还发现滤过膜的通透性还与某些物质所带电荷的种类有关。带正电荷的物质易于通过，而带负电荷的物质较难滤过。这是由于滤过膜各层上本身带有许多带负电荷的物质。例如血浆蛋白分子带负电荷，静电排斥作用使血浆蛋白难于滤出。即使像血浆白蛋白这种较小的蛋白质分子（直径约6nm，分子量69kDa）滤过的也很少。肾脏在病理情况下滤过膜上的负电荷减少或消失，以致带负电荷的血浆白蛋白滤过量明显增加而出现蛋白尿。

3. 原尿成分　原尿中没有血细胞出现，含蛋白量极少，其他物质有葡萄糖、氯化物、无机磷酸盐、尿素、尿酸、肌酐等，其浓度、渗透压和酸碱度几乎与血浆相同（表2-1），因此原尿中的各种成分其浓度与变化直接受相应成分在血液中浓度的影响。

二、肾小管的重吸收作用

肾小管重吸收是指肾小球滤过液（原尿）进入肾小管后，其中的某些成分被重新转移到血液中的过程。正常人每日排出尿量在1.5~2.0L，仅占原尿量的1%，大约有99%的水分和有用物质被重新吸收。原尿流经肾小管时，各种物质在肾小管被选择性重吸收回血液。在肾近曲小管中，葡萄糖、小分子蛋白质、氨基酸、乳酸、肌酸等物质几乎全部被重吸收到血液中；K^+、Na^+、Cl^-、HCO_3^-、Ca^{2+}、P^{3+}、Mg^{2+}、大部分水以及部分硫酸盐、磷酸盐、尿酸、尿素等物质也被重新吸收回到血液。如果原尿中的这些物质浓度超过肾小管的重吸收能力时，就可以出现在终尿中，物质的这个浓度界限被称为肾阈值（renal threshold）。因此最终进入膀胱所形成的"终尿"与原尿在尿量和所含成分上都有显著差别（表2-1）。

人体代谢的废物，如尿素、尿酸、磷酸根等只有少量重吸收，肌酐全部不吸收，可见肾近曲小管是重吸收功能的主要场所。

人们所排出的尿量和尿中成分之所以能维持在正常状态，均与肾脏的滤过、重吸收、分泌三个过程有密切的关系。肾小球的通透性增加、肾小管的重吸收作用减弱或肾小管的排泄与分泌功能失常，都会直接影响到尿量或尿中成分的改变。由此对尿量的变化和尿中异常成分的分析，有助于临床诊断和对治疗情况的观察。

三、肾小管和集合管的分泌作用

肾小管上皮细胞可将其细胞内部的代谢产物分泌到管腔中，以及将血液中的某些物质排泄到管腔内。尿中有相当一部分物质是由肾小管和集合管的上皮细胞将它们周围毛细血管血液中的一些成分，以及这些细胞本身产生的一些物质分泌或排泄到管腔中的。

肾小管的分泌作用包括肾小管和集合管分泌的 H^+、NH_4^+ 的作用及 Na^+-H^+ 的交换作用。在 Na^+-H^+ 交换的同时，有 K^+-H^+ 交换的竞争。肾小管通过排 K^+、保 Na^+、排酸、排氨，改变尿液中的离子成分，从而达到调节尿液酸碱性的目的。

第三节 泌尿道细胞

正常人尿液中几乎没有或仅有很少的白细胞或红细胞出现,这些细胞可能来自肾小球的偶然滤出、漏出或泌尿道其他组织器官的渗出。而尿中出现的各种上皮细胞与来自泌尿道各个部位表层细胞的构成有关,尿中的上皮细胞多由肾小管、肾盂、输尿管、膀胱、尿道等处脱落而来,包括阴道脱落的鳞状上皮细胞,混入尿液中。

在输尿管下部、膀胱、尿道、尿道外口和阴道的表层覆盖大量的鳞状上皮细胞,也称为扁平上皮细胞,在女性尿液大量出现或呈片出现,可能来自阴道的污染。

在肾盂、输尿管、膀胱等器官的表面覆盖有大量的移行上皮细胞,这些细胞由于所处位置不同和脱落时器官涨缩情况不同,细胞在大小和形态上有很大差异。表层移行上皮细胞位于上层,体积较大;中层移行上皮细胞体积大小不一,形态有一定的特点;底层移行上皮细胞体积较小,形态较圆。

肾小管为立方上皮细胞所覆盖,其部位脱落的上皮细胞被称为肾小管上皮细胞。

尿道中段、前列腺、精囊、尿道腺、子宫颈部分及子宫体等部分表面为柱状上皮细胞所覆盖。

第四节 终 尿

正常尿液外观呈淡黄色到黄色。比重在 1.015~1.025 之间,而尿比重主要受尿中所含的可溶性物质浓度影响,波动范围在 1.005~1.030 之间。尿的酸碱度在 5.0~7.0 之间,pH 波动范围受食物性质的影响,最大变动范围可达 4.5~8.0。尿的渗透量是反映溶解在尿液中具有渗透作用的溶质,如分子和离子的数量,它与溶质颗粒数量和所携带的电荷有关,与颗粒的大小关系不大,其波动范围在 600~1 000mOsm/$(kg \cdot H_2O)$ 之间。

尿中的这些成分易受饮食和饮水因素影响。这些尿液物理性质的改变对尿液有形成分的形态保存、破坏和形态改变影响很大,因此在进行尿液有形成分检查时应该关注这些基本的物理指标的变化。

正常人尿中的主要成分是水,大约占 95%。2.5% 是含氮废物,主要为尿素,还有少量尿酸以及肌酸代谢产生的肌酐等;另有 2.5% 是由矿物质、盐类(1% 为氯化钠),激素和酶组成的,还有少量的草酸、硫酸盐、氧化酸、氮化酸、黄嘌呤以及雄甾酮类呈味物质。

终尿中可以有极少量的有形成分排出,这类成分是来自泌尿道的正常脱落或渗出的细胞,如极少量的红细胞和白细胞,鳞状上皮细胞和移行上皮细胞。正常人可因饮食习惯或机体代谢情况,适量排出一些生理性的结晶,比较常见的有草酸盐、磷酸盐和尿酸盐类结晶。

第五节 尿液有形成分的形成

一、管型

尿蛋白中的白蛋白和 T-H 蛋白(Tamm-Horsfall protien,THP)是形成管型的基础物质。

其中 T-H 蛋白是由肾小管髓袢升支及远端小管曲部的上皮细胞合成分泌的糖蛋白。正常情况下,尿液中含有少量的 THP。T-H 蛋白的分子量约为 7 000kDa,由一些分子量为 80kDa 的亚单位组成。正常成人 24h 尿排出量很少。正常情况下尿液中的蛋白质和 T-H 蛋白含量甚微,故形成管型的机会甚少。但肾脏疾病的患者这些蛋白的排出量会有异常增加,已有研究发现 T-H 蛋白排出量与肾脏疾病有一定的相关性,是形成管型的条件之一。理论上来说管型的形成需要 3 个条件:

1. 尿液白蛋白和 T-H 蛋白浓度增高　病理状态下肾小球发生病变,由于肾小球基底膜的通透性增高,使大量血液蛋白(白蛋白)从肾小球滤出后进入肾小管,过多的蛋白质在肾远曲小管和集合管内积聚;而肾小管病变则导致蛋白质重吸收量减少,同样使得肾小管内的蛋白含量相对增高。另外,尿中电解质、蛋白质浓度增高等因素又使肾单位髓袢上行支及肾远曲小管分泌 T-H 蛋白增量增加。T-H 蛋白相对分子质量较大,易聚合成大分子聚合体,在高浓度电解质、酸性和浓缩尿时易聚集沉淀,在肾小管管腔内形成管型。

2. 尿液浓缩和肾小管内环境酸化　这些存在于肾小管中的蛋白质由于浓缩,进一步提高了蛋白质的含量,而尿液酸化后又促进蛋白质凝固和沉淀,由溶胶状变为凝胶状并进一步固化,致使肾小管内尿液流速减慢,促使其在肾小管远端和集合管内形成管型。

3. 有可提供交替使用的肾单位　正常人两肾约有 200 万个肾单位,处在交替休息和工作的状态。病理情况下,管型形成于处在休息状态的肾单位中,尿液在处于休息状态的肾单位中可有足够停留时间,蛋白质等物质有充分的时间达到浓缩、酸化、沉淀而形成管型,在管型形成期间,可将流经此段肾小管的各种有形成分包裹其中。形成管型后,当该肾单位再次处于工作状态后,新滤过的尿流将形成的管型冲向下面,随尿液排出。该管型也可再次因肾单位处于休息状态时暂时停留在肾小管的另一部位,等待下一次的工作时段,向下排出。

4. 管型变化的理论　在肾小管内形成的管型,可吸附或包裹来自炎症或损伤部位渗出的各种细胞成分,如肾小管上皮细胞和血细胞等,在肾脏停留时间过长,所包含的细胞成分会退化变质,崩解或形成细胞碎片,逐步形成粗颗粒管型或细颗粒管型,在长期无尿或少尿情况下会进一步演变形成蜡样管型(图 2-5),因此尿中出现蜡样管型表明肾小管有严重性病变,尿液在肾脏中淤积时间较长、长期少尿或无尿状态时比较容易发现。红细胞破坏可形成血红蛋白管型,或在急性血管内溶血时,大量游离的血红蛋白从肾小球滤出,也可直接形成血红蛋白管型;包含有脂肪变性能力的肾小管上皮细胞的管型可出现脂肪变性,形成脂肪管型,脂蛋白进一步变性后可形成蜡样管型。

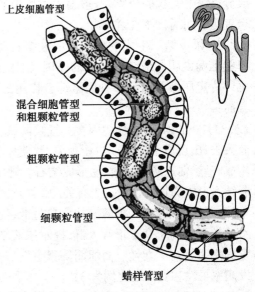

上皮细胞管型

混合细胞管型和粗颗粒管型

粗颗粒管型

细颗粒管型

蜡样管型

图 2-5　管型演变图

二、结晶

结晶(crystal)是机体进食的各种食物在代谢过程中产生的各种酸性产物,如硫酸、磷酸、碳酸、尿酸及氨基酸等,这些物质与钙、镁、铵、钠等离子结合生成各种无机盐及有机盐,再通过肾小球过滤、肾小管重吸收及分泌,排入尿中,形成结晶。结晶的形成与尿液的 pH、温度、形成该结晶的物质浓度和溶解度有关。尿中出现结晶称晶体尿(crystalluria)。

尿液中有大量盐类结晶时,肉眼可见尿色混浊或有沉淀,当尿液外观出现肉眼可见的混浊,或静置一定时间就可见到明显沉淀物时,可怀疑尿中有结晶出现。在生理状况下尿液出现混浊的时候,可能是受到尿中出现的某些盐类结晶的影响,并与尿液的酸碱度、温度有一定关系。①尿酸盐结晶:浓缩的酸性尿遇冷时会出现淡红色结晶析出,使尿液出现混浊,加热到 60℃后混浊可消失。②磷酸盐或碳酸盐结晶:尿液呈碱性或中性时,可析出外观似乳状的灰白色结晶,加酸后两者均可溶解,若为碳酸盐结晶,加酸溶解后还可产生气泡。检查尿结晶的常用方法是肉眼观察标本外观,在光学显微镜下观察结晶形态,必要时可采用相差显微镜、干涉显微镜或偏振光显微镜观察晶体的立体结构、形态、颜色和折光性等特征,或根据各种结晶的理化反应特性进行鉴别。

三、结石

尿液结石(urinary calculus)是指尿液中各种结石成分过多而析出形成的,是泌尿系统内的尿液沉淀性凝集物质。尿液结石是人体异常矿化的一种表现,与全身细胞的活动和新陈代谢有密切关系。尿液结石是泌尿系统的常见疾病,由于生成和存在部位的不同,分别称作肾结石、输尿管结石、膀胱结石和尿道结石。泌尿系统结石也可说是尿液中的一种特殊有形成分,体积大,肉眼可见,一般为手术排出或通过药物治疗后自然排出。较小的结石也可在患者运动期间自然脱落排出。

1. 尿液结石生成的病因 尿液结石形成的原因非常复杂,目前为止尚未找到一种解释能准确说明尿液结石产生的原因,临床上能够找到尿液结石确切病因的病例也占少数。可以肯定尿液结石是多种因素综合作用的结果,其病因非常复杂,可大致归纳为以下三个方面:

(1) 外部因素:①环境因素。气候炎热、干燥或高温环境工作,可使人体因多汗而导致水分丢失,出现尿液浓缩或少尿现象,致使尿中的成石物质超饱和。日照时间长,人体内 VitD 生成旺盛,促进肠钙吸收,易形成结石。钙性尿路结石还可能与进食及饮用含镁、锶、铜等抑制结石形成的物质含量过少有关。②饮食因素。高蛋白、高脂肪、低纤维素饮食可导致尿酸、草酸、尿钙浓度增高,枸橼酸盐含量过低,促进尿结石的生成。③遗传因素。尿结石患者子女的结石发病率高于正常人群,提示尿液结石发病与遗传有一定关系。④性别差异。男性发病率明显高于女性。尚旭明等报道发病率男性多于女性,比例为 2.28∶1;傅广波等报道发病率男性和女性之比例为 3.2∶1。⑤种族差异:黑种人发病率较其他人种低。

(2) 新陈代谢因素:全身新陈代谢紊乱可导致某种成石物质由尿中排出过多,从而形成相应的结石。

1) 钙代谢异常:尿液结石中以草酸钙结石出现最多,詹皇南等报道尿液结石主要以草酸钙和磷酸钙混合结石为主,占 49.29%,单纯草酸钙结石占 17.75%;尚旭明等报道草酸钙

中华影像医学丛书·中华临床影像库

编写委员会

顾　　问　　刘玉清　戴建平　郭启勇　冯晓源　徐　克

主 任 委 员　金征宇

副主任委员（按姓氏笔画排序）

王振常　卢光明　刘士远　龚启勇

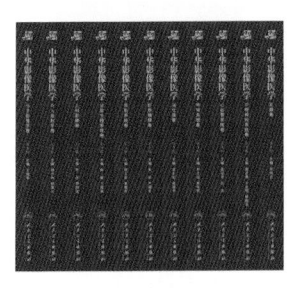 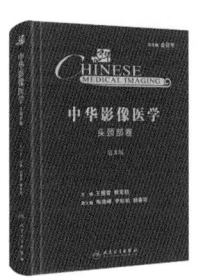 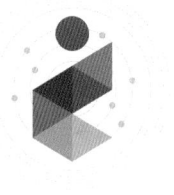 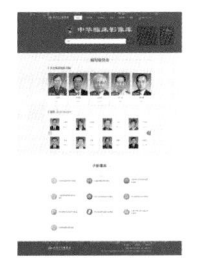

中华临床影像库

分卷	主编
头颈部卷	王振常　鲜军舫
乳腺卷	周纯武
中枢神经系统卷	龚启勇　卢光明　程敬亮
心血管系统卷	金征宇　吕　滨
呼吸系统卷	刘士远　郭佑民
消化道卷	梁长虹　胡道予
肝胆胰脾卷	宋　彬　严福华
骨肌系统卷	徐文坚　袁慧书
泌尿生殖系统卷	陈　敏　王霄英
儿科卷	李　欣　邵剑波
介入放射学卷	郑传胜　程英升
分子影像学卷	王培军

子库	主编
头颈部疾病影像库	王振常　鲜军舫
乳腺疾病影像库	周纯武
中枢神经系统疾病影像库	龚启勇　卢光明　程敬亮
心血管系统疾病影像库	金征宇　吕　滨
呼吸系统疾病影像库	刘士远　郭佑民
消化道疾病影像库	梁长虹　胡道予
肝胆胰脾疾病影像库	宋　彬　严福华
骨肌系统疾病影像库	徐文坚　袁慧书
泌尿生殖系统疾病影像库	陈　敏　王霄英
儿科疾病影像库	李　欣　邵剑波

了解更多图书　　　　　　关注公众号
请关注我们的公众号　　登录中华临床病例库

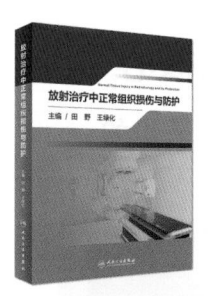
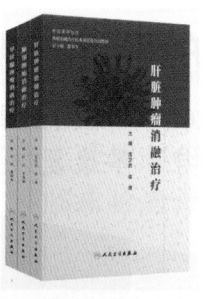
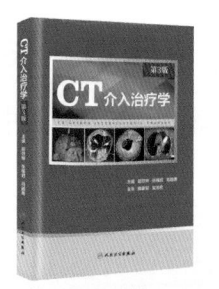
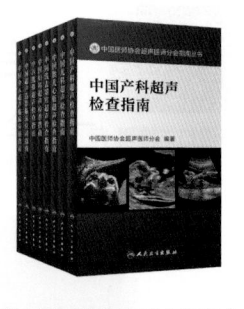

《放射治疗中正常组织损伤与防护》

——迄今为止国内正常组织放射损伤与防护方面较为全面的一本参考书

《中国医师协会肿瘤消融治疗丛书》

——规范、权威、新颖、实用，中国医师协会"肿瘤消融治疗技术专项能力培训项目"指定用书

《CT 介入治疗学》（第 3 版）

——全面介绍 CT 介入治疗在临床中的应用，理论与实践相结合

《中国医师协会超声医师分会指南丛书》

——中国医师协会超声医师分会编著的用于规范临床超声实践的权威指南

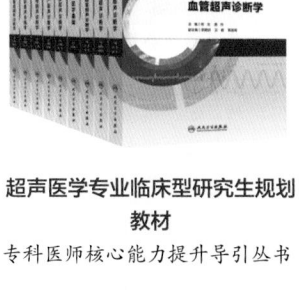
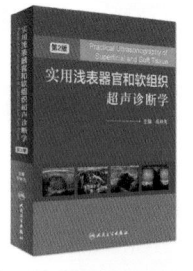
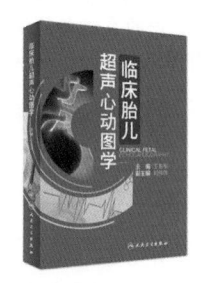
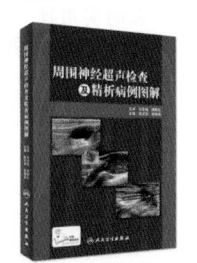

超声医学专业临床型研究生规划教材

专科医师核心能力提升导引丛书

《实用浅表器官和软组织超声诊断学》（第 2 版）

——对浅表器官超声诊断的基础知识和临床应用进行了系统描述

《临床胎儿超声心动图学》

——图像精美，内容丰富；包含大量胎儿心脏及小儿心脏超声解剖示意图、二维超声心动图和彩色多普勒血流图

《周围神经超声检查及精析病例图解》

——200 余幅经典病例图＋实体解剖图＋手术实景图（病灶一目了然）+100 余段视频＋主编解说（一语道破关键）

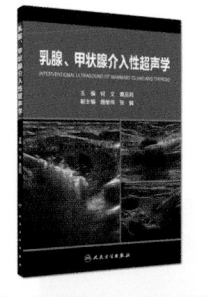
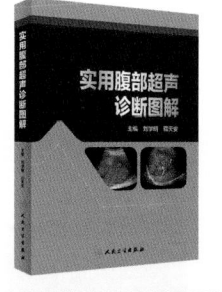
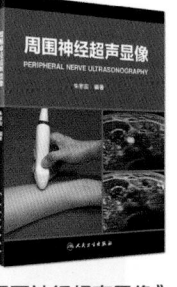

《乳腺、甲状腺介入性超声学》

——乳腺、甲状腺疾病超声引导穿刺活检、治疗的临床指导用书

《实用腹部超声诊断图解》

——完美结合超声影像图和手绘示意图，易会、易懂、易学

《周围神经超声显像》

——强调规范的周围神经超声探测方法，涵盖了以超声诊断为目的的显像的几乎所有神经

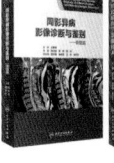
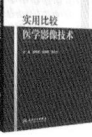
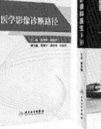
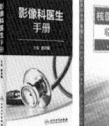
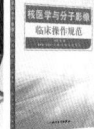
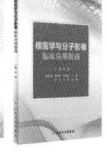
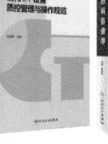
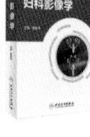
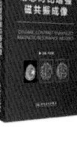
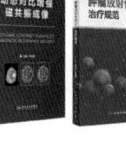
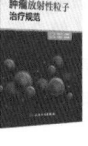
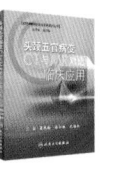

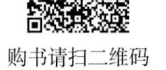
购书请扫二维码

临床医生洞察人体疾病的"第三只眼"

——数百位"观千剑而识器"的影像专家帮你练就识破人体病理变化的火眼金睛

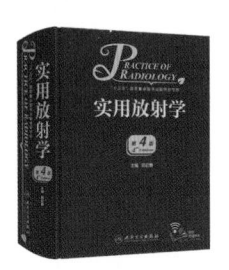

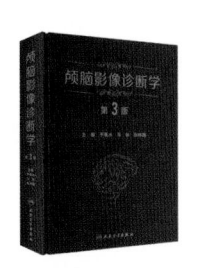

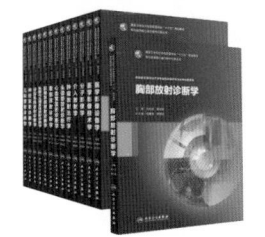

《实用放射学》第4版
——放射医师的案头书，内容丰富、翔实，侧重于实用，临床价值高

《颅脑影像诊断学》第3版
——续写大师经典，聚焦颅脑影像，疾病覆盖全，知识结构新

放射诊断与治疗学专业临床型研究生规划教材
专科医师核心能力提升导引丛书

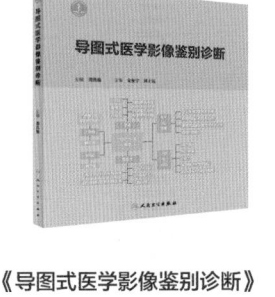

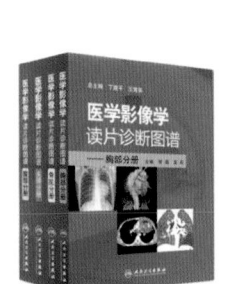

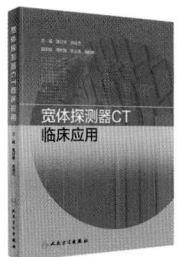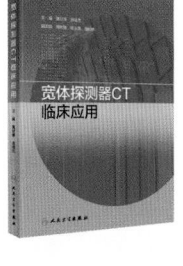

《导图式医学影像鉴别诊断》
——以常见病和多发病为主，采用导图、流程图、示意图及表格式、条目式编写，以影像征象入手，着重传授看片技巧和征象、分析思路

《实用医学影像技术》
——影像技师临床操作的案头必备

《宽体探测器CT临床应用》
——从讲解技术理论到展示临床病例，详细剖析宽体探测器CT临床应用

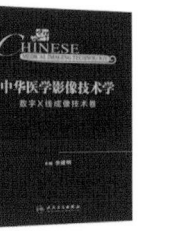

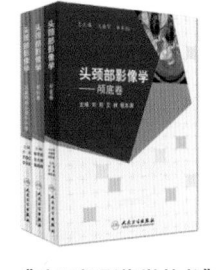

《中华医学影像技术学》
——国内该领域专家理论与实践的全面展现，为中华医学会影像技术分会的倾心之作

《医学影像学读片诊断图谱丛书》
——内容简洁、实用性强，影像学诊断的入门之选

《头颈部影像学丛书》
——头颈部影像诊断的权威之作、代表之作

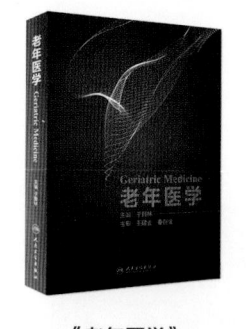
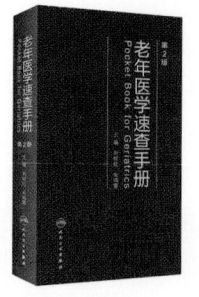
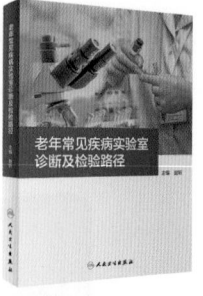
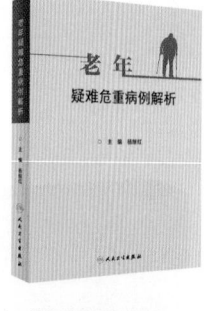

《老年医学》

——体现了老年医学"老年综合征和老年综合评估"的核心内涵，始终注重突出老年医学特色，内容系统权威

《老年医学速查手册》（第 2 版）

——实用口袋书，可方便快捷地获取老年医学的知识和技能

《老年常见疾病实验室诊断及检验路径》

——对老年人群的医学检验进行了严谨的筛查、分析及综合诊断

《老年疑难危重病例解析》

——精选老年疑难、复杂、危重病例，为读者提供临床诊治思辨过程以及有益的借鉴

其　　他

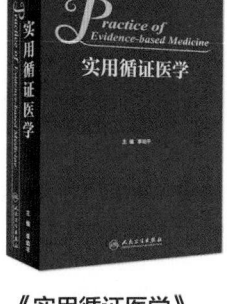
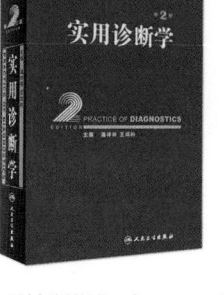
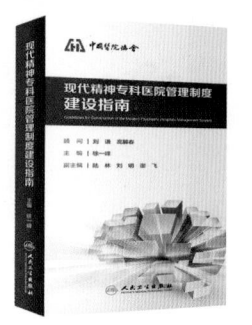

《实用循证医学》　　　　**《实用诊断学》（第 2 版）**　　　　**《呼吸系统疾病基础与临床》**

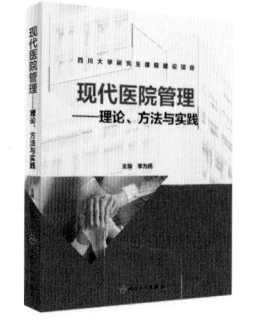

《现代医院管理——理论、方法与实践》　　　　**《现代精神专科医院管理制度建设指南》**

临床病理的"金标准"

——国内病理专家为各医院临床一线提供最高标准的"真相"

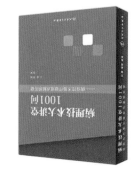

《刘彤华诊断病理学》
（第4版/配增值）
——病理界院士的集大成之作，二十余
年持续经典畅销，修订十版的第4版
在新一版的基础上又增添新病，系统

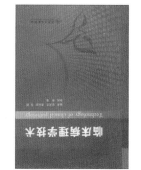

《临床病理诊断与鉴别诊断丛书》
——国内名家名著，分卷多且覆盖
临床各病理亚专业，解决日常工作中
疑难诊断问题，是诊断病理经典，书中
病理图谱"逼真高清"。

《实用皮肤组织病理学》
（第2版/配增值）
——2000余幅图片，近2000个
诊断，973张组织病理"图"（组
织图片）和"真相"（病理图片）

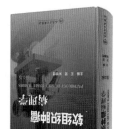

《软组织肿瘤病理学》（第2版）
——约10万字的文字，以4000
余幅精美图片为基础，系统阐述软
组织肿瘤病理的诊断思路

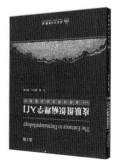

《皮肤组织病理学入门》（第2版）
——是皮肤科医生的必备书，从入门，真正
领悟皮肤病理入门之道。

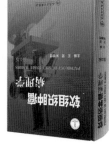

《乳腺疾病动态病理图谱》
——通过近千幅病理图片，系统阐
述乳腺疾病病理的变化

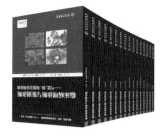

《病理技术人员手册 1001问——病理技术》
——操作经验点滴汇集成册，帮助解决病理技术中工
作中所遇到的问题

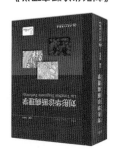

《皮肤病理学技术》
——以临床常用病理技术为主，系统
介绍皮肤病理技术的相关技术

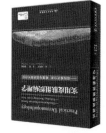

病理科二维码

大辞典！人体结构高清彩色图谱！

——以优质图谱荟萃精品成果，为您揭开人体结构的奥秘

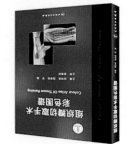

《人体解剖彩色图谱》（第3版 / 配增值）
——已逾100万+读者的选择
推荐对象：医学生、临床医师
内容特色：医学、美学与3D/AR技术的完美融合

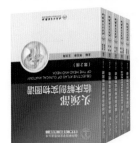

《实用人体解剖彩色图谱》（第3版）
——已逾100万+读者的选择
推荐对象：医学生、临床医师
内容特色：通过实物摄影人体结构，包括肌肉和系统解剖

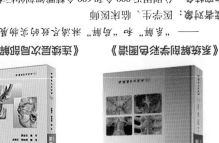

《系统解剖学彩色图谱》
推荐对象：医学生、临床医师
内容特色："真图""真像"，清晰呈现系统解剖学知识点

《连续层次局部解剖彩色图谱》
推荐对象：医学生、临床医师
内容特色：分别采取800个和600个精细解剖标本，"图解"
系统解剖学和局部解剖学

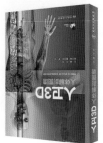

《Y.E 3D 人体解剖图谱》
——能学到真本领且用于手术操作指导书中的
"真技术"
推荐对象：医学生、临床医师
内容特色：通过实拍技术精准呈现图，"筋膜"和"包膜"，所需医师的人体结构

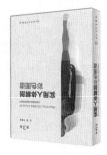

《临床解剖学实物图谱》（第2版）
——新颖手术图解图解图，深入浅出
推荐对象：外科医师、临床专科医师
内容特色：多幅手术人像，针对临床重点和难点，多方位、多视图展现手术相关解剖结构

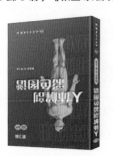

《组织解剖取放手术彩色图谱》
——令组织解剖上的一卷，的佳作
推荐对象：外科医师、临床专科医师
内容特色：用真实、新颖的临床素材，展现了84个临床解剖取放手术人像及最佳取放解剖结构

扫书背二维码

检出率 81.5%,磷酸钙占 45.8%;何群等报道草酸钙结石占 68.7%,蒋雷鸣等报道含钙尿结石占 87.36%,含草酸钙结石 84.48%,单纯草酸钙结石 39.37%。某些疾病如甲状旁腺功能亢进及甲状旁腺腺瘤以及特发性高钙尿等,由于钙、磷代谢紊乱,尿中钙、磷过多,容易形成钙性结石。

2)草酸代谢异常:草酸是人体代谢的终产物,若 24h 尿中草酸排出量超过 60mg,则有 80% 形成草酸钙结石的可能性,尿中草酸钙结晶也明显多见。上述报道中结石成分含草酸钙和单纯草酸钙结石的比例也很高。内源性草酸合成增加或肠道草酸吸收增加,以及先天性高草酸尿症患者会出现草酸代谢紊乱,均容易形成草酸性尿结石。

3)尿酸代谢异常:尿液中尿酸增高和尿液酸碱度减低是形成尿酸结石的重要危险因素。患痛风以及高血尿酸、高尿尿酸以及持久性酸性尿的人,容易出现尿酸结石。尿酸结石出现比例不同,尚旭明等报道占 33%;而何群报道为 13.4%。蒋雷鸣等报道为 11.78%。

4)胱氨酸代谢异常:由于基因缺陷所致氨基酸代谢失常或肾小管功能异常时尿中胱氨酸、赖氨酸和精氨酸排出量增多,当尿液浓缩时胱氨酸在尿中的溶解度最低,容易形成结石。胱氨酸结石发生率比较低,何群等报告胱氨酸结石占 1.4%,尚旭明等报道占 0.72%。胱氨酸结石的发生有一定的家族性,且常从儿童时期就出现。

5)低枸橼酸盐尿:枸橼酸盐可提高尿液 pH,尿中枸橼酸盐排出增加可使其容易与钙和草酸结合,使尿钙排出减低,从而降低了含钙类结石形成的机会,相反其含量减低会增加尿液结石形成的危险性。

6)肾小管酸中毒:由于远端肾小管排出 H^+ 功能障碍或近端肾小管重吸收碳酸氢盐功能障碍,患者容易发生酸中毒,从而出现高钙尿、高磷酸尿、碱性尿和低枸橼酸尿,导致结石形成的危险性加大。

7)黄嘌呤代谢异常:由于缺乏黄嘌呤氧化酶,引起黄嘌呤尿,导致结石形成。

8)药物结石:长期或过量服用某些药物,如皮质类固醇、乙酰唑胺、磺胺类药物及 VitD 中毒和乳碱综合征等,也可形成尿液结石。

(3)泌尿系统疾病因素

1)尿淤积或潴留:各种原因所致的尿路狭窄、梗阻等都可以使其以上的尿路发生尿淤积和潴留,尿液潴留时结晶体沉淀淤积后形成结石。如肾、输尿管积水等,尿中成石物质容易沉淀形成结石;某些无尿路狭窄,但因神经功能障碍(如膀胱尿潴留)也可发生结石。同时尿液潴留或梗阻也会增加感染的机会。

2)尿路感染:引起感染的细菌、脓块可以形成结石核心;引起感染的细菌可分解尿素产生氨,并使尿液碱化,使得尿中的磷酸钙和磷酸铵镁晶体等易于沉淀,形成结石;尿素是一种具有抑制结石形成的保护性胶体,尿路感染时尿素被细菌分解,产生的有机物质破坏抑制结石形成的胶体平衡,使尿液中的晶体沉淀而更易形成结石。很多尿路结石患者常伴有尿路感染,王全好等报道了 250 例尿路结石患者中合并感染者有 121 例,占 48.4%;感染病例中包含感染性结石和结石合并感染两种,主要病原菌有葡萄球菌和变形杆菌。

3)异物:泌尿系统的各种异物可导致继发感染,可成为结石形成核心,从而促使尿中结晶体容易沉淀或附着在其表面,形成结石。

4)其他:长期卧床,尿流不畅,以及服用某些药物如磺胺类、某些止痛药物等,容易发生沉淀形成结石。泌尿系统的先天性畸形,造成尿淤积和感染等,容易形成结石。

德国学者 A.Hesse 对尿路结石形成特点的概况介绍如下：①20~30 岁的人群结石发病率最高；②男性的结石发生率比女性高；③较少的身体活动和情绪紧张有助于结石形成；④单调的饮食及过度摄食是结石形成的一个基本因素；⑤某些种类的结石形成是由于先天的酶系统以及肾功能缺陷；⑥在尿路感染的基础上可能形成特殊种类的结石。

2. 尿液结石形成机制　尿液结石形成机制至今尚未有明确的理论和学说，但以下几种学说有一定的影响：

(1) 肾钙斑学说：该学说认为肾脏中有易于形成结石的解剖部位，如肾乳头钙斑，脱落后即可形成结石核心。但目前多认为，尿液结石形成是先有代谢障碍，引起肾损害，促使其形成蛋白、黏多糖等基质成分，再结合晶体物质而形成结石。

(2) 过饱和学说：尿结石是由尿液中结晶及有机物质沉淀凝集而形成，尿液中结晶过饱和，可以析出并凝集后形成结石。

(3) 抑制物缺乏学说：正常尿液中含有枸橼酸盐、镁、焦磷酸盐和某些肽类等抑制物质，这些物质具有抑制晶体沉淀形成的作用。当这些物质缺乏或出现代谢障碍、同时出现结晶过饱和状况时，可造成结晶饱和、抑制物失衡，导致出现结石。

(4) 基质学说：尿液结石的形成先有基质，然后晶体沉淀其上形成结石。尿液结石的基质主要是蛋白质，占 70%~80%，其余为酸性黏多糖和少量脂类。

(5) 综合因素学说：尿结石形成不是单一因素形成的结果，是多因素综合作用的结果。在综合因素中，尿钙增高、尿量减少、尿液尿酸增加、抑制结石形成的物质减少是尿液结石形成的常见因素，而钙增高则是尿液结石形成的重要因素。

(6) 纳米微晶学说：国内学者邓芳、欧阳健明通过透射电子显微镜（TEM）、纳米粒度仪和 X 射线衍射（XRD）比较研究了正常人与尿结石患者尿液中纳米微晶的形貌、尺寸及其分布，建立了尿液中纳米微晶生长并聚集为大尺寸晶体的动力学模型。正常人尿液中纳米微晶的形貌较为圆钝，尺寸分布均匀，大都在 100~300nm 之间；而患者尿液中的纳米微晶棱角较为尖锐，尺寸分布不均匀，从几十纳米到 1 000nm 不等。并认为这导致其聚集倾向增加，形成尿结石的概率增大。

第六节　尿液有形成分的排出

尿液中排出的有形成分来自泌尿系统的各个部位，如来自肾脏和泌尿道渗出或脱落的各种细胞、管型、结晶，以及肾脏发生病理改变后形成并脱落的细胞、管型和结晶，也有侵入或感染泌尿系统的各种细菌、真菌和寄生虫。

来自肾小球内滤出的有形成分为红细胞和白细胞。

在肾小管、集合管和肾盂等部位形成、脱落或渗出的有红细胞、白细胞、肾小管上皮细胞、移行上皮细胞、管型、结晶等。肾小管具有重吸收功能，大量的水分可在此被重吸收回人体，因此尿液的浓缩能力体现在肾小管的重吸收能力，而重吸收过程中有形成分不会被吸收。

在输尿管、膀胱和尿道部位脱落、渗出和形成的有形成分有红细胞、白细胞、上皮细胞和结晶等。还有来自男性和女性生殖道内的有形成分混入尿液中并排出，而结晶成分可在体内形成，也可在排出后随时间、环境温度变化而出现结晶、溶解或重结晶的改变。

　　所有尿液和有形成分可在膀胱中暂时潴留。膀胱具有储存尿液和周期性排尿的功能，一般成人膀胱内可容纳 400~500ml 尿液。尿液中的有形成分在膀胱中潴留，可随时间的延长而产生一定的变化，如果时间过长，尿液的理化性质可能对细胞的形态、破坏、溶解等情况产生一定影响。当尿量增加时，膀胱内压明显升高，这时膀胱壁的牵张感受器受刺激而兴奋，神经冲动传入大脑皮层排尿反射中枢，产生排尿欲。如果条件许可排尿，则冲动传出，引起逼尿肌收缩、内括约肌松弛，尿液进入后尿道，并刺激后尿道的感受器，进一步加强其活动，并反射性地使外括约肌开放，尿液就在强大的膀胱内压下被排出。尿液对尿道的刺激还可进一步使排尿反射活动一再加强，直至排完为止。尿液中的有形成分伴随尿液一并排出体外。

第三章

尿液有形成分检查的质量管理

为达到良好的尿液有形成分检验质量,充分考虑检验过程中各个部分的影响因素、标本收集和处理过程、用标准化的检验方法和检验程序,是达到这一目的的前提。为此检验前、检验中和检验后的质量管理应该予以重视,特别是检验前的标本收集和处理过程,是决定尿液有形成分检查质量的关键因素。

一般情况下尿液分析前的质量管理是比较难于进行的,因为这需要患者、医生、护士和标本送检人员的配合和支持。据顾可梁教授在某城市调查后得到的结果来看,在尿液标本收集和送检过程中,其存在问题主要反映在尿标本容器规格不规范,如无盖易污染、口径小、容量小、材质软不易使用等问题;其次是尿标本的污染问题,没有人向患者解答留取尿标本的相关要求,尿液标本在留取过程中污染问题很明显;此外标本运送中的问题、患者用药情况不明、报告格式不统一等诸多问题都有待改进和规范。为此顾教授提出了关于尿液分析前检验物流管理的思考,并列出参考做法,值得相关专业人士思考。

第一节 分析前质量管理

检验前质量管理是指按照时间的顺序,从临床医师开出医嘱开始到分析检验程序启动时终止的步骤,包括检验申请、患者准备、原始样品的采集、标本运送到实验室并在实验室内进行转运。检验分析前管理包括申请检验选择、标本采集前准备、标本的采集、标本贮存与运送(实验室非可控)和标本的接收、标本前处理(实验室可控)等环节。

一、医嘱

开具正确的医嘱和检验申请单是全程质量管理中重要的第一步,临床医生应该根据患者的具体病况和表现,有目的的选择实验项目,开具医嘱和检验单。临床医生应该对一般初诊患者、泌尿系统疾病(特别是肾脏疾病)患者、其他系统疾病可能影响到肾脏功能的患者,开具含有尿液有形成分(尿沉渣)检查要求的检验单,也应该针对上述疾病在治疗过程中以及治疗后开具相同项目的检验申请单,以观察和了解治疗过程中的变化及治疗结果。

在许多情况下,患者往往不了解此项化验的目的和意义,特别是不了解有关留取尿液标本的具体要求,临床医生、护士和检验医师和技师应该向患者介绍留取尿液的时间、方法和提供收集样本的容器。对不能自主留取样本的患者需要通过技术手段协助患者留取尿液标本,例如婴幼儿、失去意识的患者和需要导尿的患者。

对非使用本民族语言的患者和不熟悉普通话的少数民族患者,应使用患者能够理解的语言,如通过翻译或患者家属,将有关标本留取的问题和要求向患者介绍清楚,以便正确留取标本。

有条件的医院可以给患者提供《临床标本留取指南》等文字性指导资料。目前通过认证的检验科已经印制此类活页指南,发放到门诊和病房,供医生、护士和患者自由取阅。

美国 NCCLS 文件 GP16-A3《尿液分析指南》(第 3 版)中关于向患者指导说明的内容要求中,有这样的描述:

(1) 指导患者时,着重强调洗手和清洁操作,强调洗手和全面清洗的重要性。

(2) 给患者贴好标签的容器,要求他们核对标签上的姓名。

(3) 应给患者进行口头和书面(便签或卡片)指导,或将更多的采集信息张贴在标本采集区。给患者标本采集指导时,使用患者的母语。

(4) 指导患者将采集标本后的容器盖子拧紧,防止尿液漏出。

二、容器

为保证尿液分析结果的准确性和可靠性,正确留取尿液标本、使用合格的尿液收集容器是整个尿液分析中最基础、最先决条件,进行尿液有形成分检查也是一样。对于收集尿液的容器,推荐以下要求作为参考:

(1) 收集尿液的容器应该使用清洁、干燥、一次性使用的玻璃或塑料容器。

(2) 应该有较大的开口便于收集,特别是应该能够方便女性患者顺利留取标本。

(3) 最好是透明的容器,可以直观评价尿液的一般性状。有明显的刻度标志和最大容量的标志,更便于实际操作。

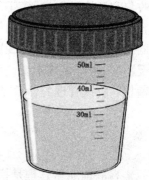

(4) 应该有足够的容量。建议使用容量在 15ml 以上,并能加密封盖的专用尿杯,可充分防止标本的外泄。目前国外通常使用 50~100ml 的透明或半透明塑料杯作收集尿液标本的专用容器,并可贴有专用标签,用于记录患者姓名、性别、ID 号和标注留尿时间,并留有粘贴条形码位置。同时有密封的杯盖。

图 3-1   普通尿标本收集杯

(5) 中华医学会检验学会尿液有形成分检查标准化建议:收集尿液容器应由不与尿液成分发生反应的惰性材料制成,洁净、防渗漏、一次性使用;容积应 >50ml;圆形开口的直径应 >4.0cm,具有较宽的底部;尽可能使用具有安全、易于开启的密闭装置,以保证标本运送安全(图 3-1)。

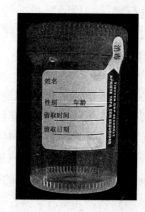

(6) 如需收集 3h 尿或 12h 尿,应使用相应容量的清洁、干燥、可以加盖的容器。

(7) 如需要进行细菌培养,应该选择经过消毒处理的无菌容器收集尿液标本(图 3-2)。

图 3-2   带有消毒标签的尿杯

三、尿液有形成分检查适用的标本种类

1. 第一次新鲜晨尿标本　正确留取尿标本,对尿液有形成分的检查非常重要。建议收集使用第一次排出的新鲜晨尿标本。因其在膀胱中停留的时间较长,标本浓缩、偏酸,有形成分保持比较完整,尿中的细胞、管型、细菌、结晶等有形产物检出率会较高。应该告知患者正确的留取尿标本方式:清晨起床后将中段尿排在干净清洁的玻璃或塑料容器内,加盖,在2h内送到医院实验室。

美国 NCCLS 文件 GP16-A3 中,关于尿显微镜检查标本的要求是这样描述的:虽然随机尿液标本可用于尿液干化学分析,但是最适合的尿液标本(特别是镜检)是未离心、15~25℃混合均匀的晨尿(浓缩 8h),并在 2h 内完成检测。第一次晨尿,尿液浓缩有利于提高有形成分的检出率。尿液标本必须及时运送到实验室,且收到后尽可能及时检测。一般来说,在室温 2h 内检测完成,超出 2h 化学成分开始分解、有形成分会发生变化。尿液成分如胆红素、尿胆原是不稳定的。尿液标本在贮存过程中细菌会分解葡萄糖,pH 会发生改变。管型、红细胞及白细胞结果极易受低比重(<1.010)和强碱性(pH>7.0)尿液标本的影响。

如果尿液标本 2h 内不能及时检测,必须冷藏(2~8℃)。再检测之前必须将标本恢复至室温。若尿液标本不能及时检测,应规定延迟时间和保存时环境温度的要求。

2. 第二次新鲜晨尿标本　由于尿液在膀胱内潴留时间过长,从留取到送检到检验的过程偏长,容易使部分有形成分发生形态改变和数量的减少,有学者推荐使用第二次晨尿标本用于尿液有形成分分析或尿常规检查。留取要求和意义,同新鲜尿液标本留取方法。

3. 随机尿标本　随机尿标本是在任何需要的情况下,随时留取的尿标本。凡临床需要进行尿液检查时可随机留取,适用于门诊或急诊患者。但容易受饮食、饮水、药物、活动或时间的差异等多种因素影响。尿中的病理成分含量常不稳定,可能会使低含量或临界含量的尿液有形成分漏检。但随机尿一般比较新鲜,对尿中有形成分的形态干扰最少,特别适用于对尿中红细胞形态的观察。

4. 3h 尿标本　收集上午 3 个小时期间的尿液,用于定量分析 1h 尿液中有形成分的排出率。可选择在上午 6~9 时之间的尿液。上午 6 时排尿,弃去;然后将 6 时到 9 时的尿液保留在容器中(9 时留取最后一次尿液),全部送检。适用于定时定量进行尿液中的有形成分分析。

5. 12h 尿标本　适用于 Addis 尿液有形成分定量计数。收集晚 8 时至次日早 8 时的全部尿液标本。晚 8 时排尿一次,弃去,将膀胱清空;然后至次日早 8 时止(8 时留取最后一次尿液),将留取的全部尿液存放于干净干燥的容器内,全部送检。也可将标本混合均匀,精确测量尿量,然后取其中 50ml 送检。

6. 清洁中段尿标本　晨尿标本和随机尿标本一般建议采用中段尿样,可减少泌尿生殖道某些成分的污染。中段尿标本特别适用于大多数女性患者的尿液常规和有形成分检查。女性患者还应该注意尽量避免在月经周期前后留取尿液做尿常规检查或尿有形成分分析。建议在月经干净后 3~5 天再行检查,必要时采用导尿的方式进行尿有形成分检查。

7. 导尿和穿刺尿标本

(1) 导尿标本:用于已经实施导尿术的患者。严格消毒导尿管口,放出中段尿送检。因导尿袋内的尿液陈旧、污染严重,不推荐用于尿液检验。

（2）穿刺尿标本：用于不能自主排尿患者，如尿潴留或排尿困难的患者。一般采取耻骨上穿刺技术采集尿样。

导尿和穿刺尿标本，应该在临床确有需求的时候使用，并由临床医生征得患者或家属同意后采取。采取过程应该严格消毒、严格按照无菌技术采集标本。

8. 三杯尿标本　为判断和分析血尿或脓尿的发生部位，常常采用尿三杯试验方法。

患者排尿时，将三个尿杯分别编号为"1、2、3"，将最先排出的尿液盛于第 1 杯内，将中段尿盛于第 2 杯内，将最后排出的尿液盛于第 3 杯内，及时送检。

必须严格留尿的顺序和正确标注编号，否则无法正确判断血尿和脓尿的发生部位。

四、标本留取方法

1. 新鲜晨尿和随机尿标本收集　应该嘱咐患者留取中段尿为好。将前段尿自然排出，收集中间段 15~50ml 的尿液于容器中，最后段的尿液弃去。

2. 第二次新鲜晨尿标本的收集　一般患者在早晨 6~7 时起床后，可随机尿出夜间存储于膀胱内的尿液，然后正常饮水。饮水量 200~300ml。然后在上午 8~9 时内留取第二次晨尿标本，尽快送医院实验室检查。同于需要留取中段尿标本送检，并告知实验室此标本为第二次晨尿标本。

3. 清洁中段尿标本的收集　应该嘱咐患者清洗外阴部，或者由护士协助清洗外阴部，然后再留取中段尿标本。

美国 NCCLS 文件 GP16-A3 中关于清洁尿标本的收集程序是这样描述的：

（1）男性患者：①采集之前，患者应用肥皂或清洁纸巾洗手；②指导未割包皮的患者怎样收回包皮露出尿道口；③用灭菌的清洁纸巾或类似物清洁龟头（从尿道口开始向周围）；④采集时，先排出前段尿液，用清洁容器采集适当的中段尿。

（2）女性患者：①采集之前，患者应用肥皂或清洁纸巾洗手；②指导患者怎样采集尿液标本；③用灭菌的清洁纸巾或类似物清洁尿道及周围皮肤；④采集时，先排出前段尿液，用清洁容器采集适当的中段尿；⑤如果不能采用推荐的规程采集尿液标本时，应采取其他方式进行采集，整个采集过程应无菌操作。

4. 婴幼儿标本的收集　婴幼儿标本的收集是一种特殊的尿液收集程序，应该用儿科和新生儿专用的尿标本收集袋，此袋上有低过敏原的保护性黏膜，可保护婴幼儿皮肤，并不会将尿标本渗漏到新生儿身体上。正确收集婴幼儿随机标本，临床医生或者护士需按如下要求操作：

①分开婴幼儿的腿。②保证耻骨会阴部清洁、干燥、无黏液，勿施粉、油或清洗液于皮肤上。③移去防护纸，暴露出粘连于袋上的低过敏黏膜。对于女孩，拉紧会阴除去皮肤皱褶，将黏膜紧压于阴道四周，从皮肤连接处开始，黏膜在直肠与阴道之间一直向前。对于男孩，将袋连于阴茎，将片状物压紧于会阴。确保整个黏膜牢固地粘于皮肤，黏膜无皱褶。④定时查看容器（如每隔 15min）。⑤从患者处收回收集的标本并标明记号。⑥如无进一步污染，将标本倒入收集杯，杯子贴上标签，送去检查。

5. 导尿和穿刺尿标本的收集　此类标本必须在医生或护士严格的无菌操作程序下采集，属于非实验室人员和患者可以自行留取和操作所能采集的标本，因此标本采集后应该尽快送检。此类标本采集有一定难度，因此无论标本量的多少，应该尽量满足临床对该标本的检验需求,并在化验结果处注明标本类型、收到时间和标本量。

五、标本的标注和送检

所有送检标本都应该有清晰的标注,包括检验申请单和送检样本。目前许多医院在信息化方面已经取得进展,信息化系统和条形码(bar code)的应用已经非常普遍,是保证标本唯一性的重要组成部分。

1. 尿液检验申请单的要求 尿液检查包括尿液有形成分检查的化验申请单,申请信息至少包括下列内容①患者身份信息:患者姓名、性别、出生日期(或年龄)、患者唯一标志(如ID 号)、住院号(住院时)、床号(适用时)等;②申请者信息:申请医生姓名、申请科室、申请日期等;③申请信息:检验申请项目(常规理化检验、尿液有形成分分析等)、原始样本的类型、原始样本采集的日期和时间等;④患者临床信息:患者临床诊断(有传染性的标本应加注特殊标注)、服药情况等。使用条形码时,信息化系统中也应包括以上内容。

包含以上内容的尿液检验申请单可视为"可接受申请"。

2. 送检标本要求 标本收集后可指导患者或由医生、护士协助在样本杯标签处填写如下内容:患者姓名、性别、年龄、尿样留取时间和日期等内容。

送检时应该将医生开具的尿液检验申请单和标本粘贴在一起,即刻送检。一般门诊患者可由患者本人送检或家属协助送检,住院患者应该由住院医护人员或专职标本送检人员即刻将标本送到检验室。检验室接收到标本后应该在化验申请单上标注接收标本的时间。

送检人员需要及时将标本送到相关实验室。送检过程中应避免申请单和尿标本容器分离,避免打开容器盖造成标本外溢和污染,避免阳光直接照射标本,避免剧烈振荡标本,避免过热温度造成尿中某些成分的破坏和过冷温度造成标本结冰,避免水和其他污染物的渗入。

使用条形码技术标记患者标本和检验申请单,并通过相应的医院信息系统(HIS)和实验室管理信息系统(LIS)确认患者尿检申请单及核对患者样本,应该通过信息系统记录样本留取时间(采样时间)、送检时间、实验室收样本时间、检测时间等相应的信息。申请单上或标本容器上所附条形码不应污损,不应折叠,不应横向旋转在试管上粘贴。

3. 不合格的标本拒收原则

(1) 检验申请单填写的内容与尿标本容器标签填写内容不完全一致。

(2) 超过留取时间 2h 以上的标本。

(3) 12h 或 24h 尿不符合时间要求的,未记录尿量的,或根本不是 12h 或 24h 尿的。

(4) 尿标本量不符合要求的(如 <10ml),特殊的导尿、穿刺尿、婴儿尿标本除外。

(5) 标本容器和申请单不清洁干净的。

(6) 尿液留取、保存或送检过程中,尿液理化性质受到污染或遭受破坏的。

(7) 条形码被污染、受损、脱落,不能确认患者正确信息的。

六、接收标本

实验室应建立标本接收程序,接收记录包括申请序号、患者姓名、患者 ID 号、标本类型、检验申请项目、接收时间等,必要时也记录送检者或接收者身份。如果有实验室信息系统,应有样本扫描接收端口,通过扫描样本条形码及时准确记录样本收到的信息。

标本接收时应执行"三查三对"制度,对标本及申请单进行查对,包括标本的状态及数量,同时注意检验申请单上有无特殊要求或标记(如急诊、绿色通道)。

实验室在接收标本时应制订标本拒收标准,其内容包括(但不限于):①检验申请单、样品信息和标志不清、不全;②非本实验室检验项目的申请;③空管、标本量过多或过少的标本;④检验标本类型不符的标本;⑤标本外部严重的遗洒、渗漏,怀疑标本可能有交叉污染的。

如果接收标本时发现为拒收标本,但样品对临床很重要或样品不可替代如运送延迟或保存不当导致样品不稳定、样品量不足,临床仍旧选择处理这些样品,实验室立即与临床、患者联系,在临床、患者以书面形式同意使用此标本进行检测,并明确责任后,实验室可进行检测,形成记录,并在结果报告单中加以说明如"结果仅供参考"等字样。

七、暂时保存和处理

尿液有形成分检查一般需要新鲜尿标本,从留取尿液标本到完成显微镜检查,一般不宜超过2h。放置时间过久的尿液会使部分有形成分溶解、破坏、变形,影响检查的准确性。尿液有形成分检查应该在接收到标本后尽快进行,因此一般不需要添加防腐剂。几种适用于尿液有形成分检查标本暂时性保存的方法如下:

(1) 如因特殊条件不能立即检查,可将标本暂时存放在2~8℃冰箱内,并在6h内检验完毕。但是应该注意,标本冷藏后容易使得尿液中过多的磷酸盐和尿酸盐析出和沉淀,妨碍对有形成分的观察。检验前应该将标本恢复到室温状态,必要时需采取技术手段除去盐类结晶析出的干扰。

(2) 12h尿一般用于Addis尿液有形成分定量检查,为防止尿液变质和有形成分的破坏,可采用添加福尔马林防腐剂的方法来保持尿液中管型、细胞形态的完整。每升尿液需添加5ml的400g/L的福尔马林液进行防腐处理。其缺点为作为还原性物质,福尔马林可导致班氏法尿糖定性实验出现假阳性。如福尔马林添加过量,会与尿素产生沉淀物,干扰尿液有形成分的检查。

(3) 麝香草酚可较好地保持尿中有形成分的形态,可抑制细菌的生长,适用于尿液化学成分检查和有形成分检查标本的防腐处理。添加量:每升尿液小于1g。过量使用会导致尿蛋白定性实验(加热醋酸法)出现假阳性,还可干扰尿胆素的检出。

关于防腐处理后的尿液保存要求,美国NCCLS文件GP16-A3中建议,在冰箱内保存标本时间的长短要根据各个尿检测项目决定,作为防腐措施的冷藏时间没有统一规定。如使用防腐剂必须遵循制造商的要求。

第二节 实验室内质量管理

检验中阶段是指从标本合格验收到分析测定完毕的全过程,这个阶段是质量管理工作的核心,包括制订完整的检验程序、建立稳定可靠的检测系统、实施室内质控和室间质评程序。

一、常规检验过程中的准备程序

1. 标本的离心处理 只有严格按照程序进行,才能做到结果的一致性和可比性逐步提高。离心镜检法中非常关键的程序就是对尿液标本进行标准化的离心处理。

凡需要采用离心处理的尿液标本,可参照如下的尿液离心处理方法。一个实验室有多台离心机时,应尽量固定一台离心机用于尿液有形成分分析离心使用。

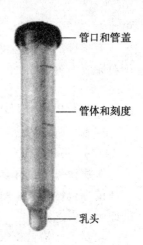

图3-3　尿液有形成分离心试管

（1）离心试管:推荐选择 12~15ml 容积的、带有刻度的尖底离心试管,最好使用带有 0.2ml 沉渣存储乳头的专用尿液有形成分离心试管（图 3-3）。

（2）离心机和离心速度:采用水平式离心机,离心时应盖上离心机盖,以保证安全,在离心过程没有结束时不能打开离心机盖及用人为制动的方式强迫离心机尽快停止转动。离心时,机内温度应尽可能保持 <25℃,离心机相对离心力（RCF）应在 400g 左右。离心机转速与相对离心力的换算公式为:

$$g=11.18 \times (rpm/1\ 000)^2 \times R\ 或\ rpm=1\ 000 \times [400/(11.18 \times 半径)]^{1/2}$$

（注:rpm 为每分钟转数,R 为半径,指从离心机轴中央到离心管底部的距离;g 为相对离心力）

例如:水平离心机半径为20cm 时,采用 1 338r/min（或 1 350r/min）
　　　水平离心机半径为16cm 时,采用 1 495r/min（或 1 500r/min）
　　　水平离心机半径为10cm 时,采用 1 892r/min（或 1 900r/min）

（3）离心尿量:《全国临床检验操作规程》和中华医学会检验学会《尿液沉渣检查标准化建议》中推荐的离心尿量为 10ml。

（4）离心时间:《全国临床检验操作规程》和中华医学会检验学会《尿液沉渣检查标准化建议》推荐的离心时间为 5min。

（5）沉渣量:《全国临床检验操作规程》和中华医学会检验学会《尿液沉渣检查标准化建议》推荐离心后尿标本的沉渣量为 0.2ml。离心后可采用倾倒或吸去上清液的方法,使得离心管底部残留的沉渣量在 0.2ml 处,这样尿液将被浓缩 50 倍。

2. 常用耗材的选用　尿液有形成分检查所使用的离心管、载玻片、盖玻片等,均应该使用一次性物品。

（1）载玻片:一次性使用的载玻片,每片可观察 2 份标本。

（2）盖玻片:使用固定尺寸的盖玻片,推荐尺寸为 18mm×18mm。

（3）尿细胞计数板:应该使用固定规格的计数板,并熟悉板内刻度和计算方法。可选择使用的定量计数板有多种,可参考第五章中的介绍。

（4）滴管:可选择塑料一次性滴管使用,滴管应有 0.5ml 以上的负压量和足可以深入试管底部的长度。

3. 显微镜　一般尿液有形成分检查采用光学显微镜,最好使用具有内置光源的显微镜,光线强度可调。显微镜必须具备"×10"和"×40"两个物镜头;目镜头为"×10"或"×15"。镜台上必须具备纵横双向移动的标本或玻片夹尺。同一实验室如有多台显微镜,各显微镜的物镜及目镜的放大倍数应一致。推荐使用相对固定的同一台或同一型号的显微镜,以方便使用者熟悉其各种性能、调谐能力和放大倍率,确保实验室内部结果的一致性及结果间的可比性。

有条件的单位还可根据情况配备相差显微镜、偏振光显微镜、显微镜摄影装置等,有助于对尿液中有形成分的鉴别和研究。

二、尿液分析仪管理

尿液分析仪的管理主要包括仪器的安装、性能评价、使用、维修保养等全过程管理。

(一)选择仪器的购置与安装

医疗设备的选择是医疗设备全程管理的起始阶段,是集管理、经济、技术和实践经验为一体的综合性工程。每个医疗机构应根据实验室的实际情况,并遵循经济、实用、低耗节能的原则购买仪器。

在安装尿液分析仪前,应该对尿液分析仪的安装指南和仪器安装所需要的条件作全面了解,仔细阅读分析仪操作手册。一般尿液分析仪的安装都比较简单,严格按照说明书安装即可,但对于全自动尿液分析仪,应该由技术人员进行安装,以免安装失误导致不必要的损失。由于尿液分析仪是一种精密的电子仪器,为了保证实验的准确度,仪器安装所需条件如下:①应安装在清洁、干燥、通风处,最好有空调装置(室内温度应在10~30℃,相对湿度≤80%)的地方。②安装在稳定的水平实验台上(最好是水泥台);禁止安装在高温、阳光直接照射处;远离高频、电磁波干扰、热源及有煤气产生的地方。③应安装在大小适宜、有足够空间便于操作的地方。④要求仪器接地良好,电源电压稳定。

安装时必须注意:①检查仪器的配件是否与仪器验收单一致,如有数量不符或损坏,请立即与制造商联系;②安装时注意仪器所需的电源电压是否与所用电压相符,否则会因电压原因而使仪器毁坏;③仪器安装时应保证地线接触良好,以免仪器工作不正常或漏电伤人。

(二)尿液分析仪的标志

实验室仪器设备应有明显的唯一性标志表示仪器的状态。唯一性标志至少要表明设备名称、状态、唯一性标志和负责人;如果是检测仪器,还应包括本次和下次检定/校准/验证的日期。

仪器设备状态标志的原则采用"合格"(绿)、"准用"(黄)和"停用"(红)三色标志。符合下列条件之一者,贴"合格"标志:①经检定/校准(包括自检)合格者;②设备不必检定/校准,经检查功能正常者;③设备无法检定,经验证适用者。符合下列条件者,贴"准用"标志:①仪器合格但限用于科研工作不能用于常规检查者;②新仪器在鉴定之中而没有投入使用之前;③多功能检验设备的某些功能已丧失,但检验工作所需的功能正常,且经校准或质控仍合格者。符合下列条件之一者,贴"停用"标志:①仪器设备损坏者;②仪器设备经计量检定,判定不合格者;③设备性能无法确定者;④检测设备超过检定周期者。

(三)尿液分析仪的校准与计量学溯源

1. **准备工作** 按分析仪制造商规定的要求,调整分析仪使其处于最佳的工作状态,包括分析仪安装的位置、环境温度和相对湿度、打印显示功能等是否处于规定范围内。

2. **校准程序** 按制造商校准说明书和《尿液分析仪校准规范》,制订尿液分析仪校准规程,至少校准内容、校准者和校准周期等。

3. **校准频率及方法** 目前各厂家所生产的尿液分析仪都用自己生产的配套标准试纸条和配套标准液进行检测和校准,推荐由实验室管理人员和生产厂商技术人员共同完成,其校准频率应遵循制造商的要求。一般来说,实验室每年 1 次对尿液有形成分分析仪实施校准,每半年 1 次对干化学尿液分析仪实施校准;但当仪器关键的部件(如影响性能部件)维修、实验室环境发生变化(如搬迁)和检测结果发生偏移(如失控得不到纠正)等实验室也要对尿液分析仪实施不定期校准。

(四)尿液分析仪的使用

尿液分析仪是测定尿液中某些化学成分的自动化仪器,它是医学实验室尿液自动化检查的重要工具,此种仪器具有操作简单、快速等优点。但是尿液分析仪使用不当,许多中间环节及影响因素都直接影响自动化分析结果的准确性,不仅会引起检验结果的误差,甚至延误诊断,因此要求操作者对自动化仪器的原理、性能、注意事项及影响因素等方面的知识要有充分的了解,正确地使用自动化仪器,这样才能使尿液分析仪得出的结果更可靠、准确。

1. 尿液分析仪的使用

(1) 实验室尿液分析仪应由专人负责管理,每台尿液分析仪应建立仪器档案、标准操作规程和简易操作卡,由操作者保存并按文件控制要求对其进行控制。操作者应随时可得,并保持最新。

(2) 尿液分析仪操作人员必须经过培训、考核,合格取得授权后方可进行操作。操作者要严格按规程执行,实验室使用人员每天应对仪器设备运行状态进行登记。

(3) 使用人员要保持仪器设备的安全使用状态,包括检查电气安全、紧急停止装置,并由授权人员进行安全操作以及对化学和生物材料的处置。在仪器设备使用、修理、运输、储存或报废过程中,应进行清洁、消毒,注意减少环境污染,必要时使用防护用品。

(4) 实验室所用与尿液分析仪设备有关的一切过程(包括原始样品的采集、制备及处理、检验、存放等)都应与其要求一致。标本的采集按各类试验项目标本采集及处理规程进行管理。

(5) 对每台尿液分析仪建立严格的质控制度,室内质控结果在质控范围内方可出报告。不定期的参加室间质评活动。

2. 尿液分析仪使用的注意事项

(1) 实验室使用的尿液分析仪应具有三证,尿液分析仪使用前经过校准和性能验证。

(2) 仪器设备环境应遵循制造商要求,远离电磁干扰,防止阳光照射。

(3) 实验室使用的尿杯应清洁、方便、安全,使用新鲜的中段尿液,标本留取后应在 2 小时内检查。

(4) 操作过程中,严格按照操作规程进行操作,并采取合适的安全防护措施确保人员和环境的安全。

(5) 不同品牌尿液分析试剂(或试带)不能混用。不要立即打开冷藏试带的瓶盖,每次取用后应立即盖上瓶盖,防止试带受潮变质。

(6) 每天至少 1 次对尿液分析仪实施室内质控措施。质控结果在接受范围内方可报告分析结果。

(7) 所有尿液分析仪检测结果均只是筛选手段,当检测结果出现疑问时应采取参考方法进行确认,坚决反对使用尿液分析仪以后不再做尿沉渣镜检的错误偏向。

(五)尿液分析仪的维护与保养

在常规工作中必须严格按一定的操作规程进行维护与保养,否则会因使用不当影响测试结果。

1. 尿液分析仪的日常维护 实验室应留出适当空间供仪器设备维护和保养。实验室应遵循制造商的建议,制订针对每台仪器设备的常规性维护和保养程序,并按程序对仪器设备进行常规性维护和保养。仪器设备的常规性维护和保养程序包括仪器的清洁,废物(废水、废试带)的处理和日常维护保养等。

2. 预防性维护和保养 实验室应遵循制造商的建议,制订定期(每月、每季节)预防性维护和保养以及年度维护计划,预防性维护和保养措施一般由供应商工程师进行维护、保养。预防性维护计划(适用时)的设备至少应包括:

(1) 外观检查:检查尿液分析仪设备、附件及可移动部件的外观,确保其完整。

(2) 清洗保养:清洗尿液分析仪检测单元、吸样装置、加样器装置、试剂分配装置、废液处理装置等。

(3) 更换易损件:更换吸样针、压力组件、过滤网、密封件及电磁阀等。

(4) 功能检查:检查机械单元、压力单元、电路单元、液路单元及检测单元等。

(5) 性能检测:重复性检测、携带污染率检测、准确度检测、灵敏度及特异性检测等。

(6) 安全检查:检查电路安全、生物安全、电磁干扰、废弃物抛弃等。

(六) 尿液分析仪的故障与处理

1. 尿液分析仪的故障 仪器的故障分为必然性故障和偶然性故障。必然性故障是各种元器件、零部件经长期使用后,性能和结构发生老化,导致仪器无法进行正常的工作;偶然性故障是指各种元器件、结构等因受外界条件的影响,出现突发性质变,而使仪器不能进行正常的工作。尿液分析仪出现故障的原因分为以下几类:①人为引起的故障:这类故障是由于操作不当引起的,一般多由操作人员对使用程序不熟练或不注意所造成的。故障轻者导致仪器不能正常工作,重者可能损害仪器。因此在操作使用前,必须熟读用户使用说明书,了解正确的使用操作步骤,慎重行事才能减少这类故障的产生。②仪器设备质量缺陷引起的故障:这类故障是指仪器元器件质量不好、设计不合理、装配工艺上因疏忽造成的故障。③长期使用后的故障:这类故障与元器件使用寿命有关,因各种元器件衰老所致,所以是必然性故障,如光电器件、显示器的老化,传送机械系统的逐渐磨损等。④外因所致的故障:这类故障是由仪器设备的使用环境条件不符合要求所引起的,常常是造成仪器故障的主要原因。一般指的是电压、温度、电场、磁场及振动等。

2. 尿液分析仪故障处理 无论何时,只要仪器设备故障,应停止使用,设置停用标志,防止误用。仪器设备的维修岗位人员负责各仪器故障的处理,不能自行解决故障时由厂方工程师进行维修。维修工程师维修仪器时,实验室出示温馨提示,告知工程师此仪器设备在生物污染方面可能存在风险,并要求其采取必要的预防措施,降低感染的风险。仪器设备维修完毕后做好记录。

当仪器设备故障修复后,应对分析仪性能进行验证:①大型维修维护后,如果仪器的关键检测部件(如测量池/光路接收系统、加样针、试剂针、注射器密封垫等)更换或者变化,可通过以下合适的方式进行相关的检测、验证:可校准的项目实施校准或校准验证;质控品检测结果在允许范围内;与其他仪器的检测结果进行比较;使用留样再测结果进行判断。②维修维护后如果仪器的更换或变化不涉及仪器的关键检测部件,仪器发生机械故障可能影响检测结果时,只需重新做室内质控,确认室内质控后即可进行样品检测。

如果设备故障可能影响检测结果,实验室应对故障之前检测的结果进行评估,保证结果的准确可信。评估方式可采用:①全部或部分样品重新检测(部分时须覆盖检测范围);②结果比对(全部或部分正常或异常结果与其他仪器比对);③评价已检结果与临床诊断的符合性。

仪器设备直接引起的不良事件和事故如仪器设备伤人等,实验室应根据等级不同采用分级报告制度(重大医疗过失行为和医疗事故国家强制性上报),针对科室报告的不良事件,组织相关人员分析,制订对策,及时消除不良事件造成的影响,避免不良事件再次发生。不良事件报告流程一般为:当事人报告科领导,科领导报告医院质量控制管理办公室,医院报告上级或国家监管部门,必须要通告制造商。

(七)尿液分析仪的报废

仪器设备报废必须满足下列条件之一:①设备使用年限较长,并已无使用价值;②设备老化,技术性能落后,不能满足工作需要的;③设备长期失修,重要零部件遭到毁损,且无法补充;④重要部件严重损坏,维修费用过高,继续使用经济上不合算;⑤因国家标准变更,不能改造成符合新标准的仪器设备。

仪器设备的报废首先由使用科室提出书面申请,然后医工科(设备管理科)组织医学工程技术人员讨论和论证,最后相关领导批准。报废的仪器设备脱离实验室时,实验室应采取适当措施对仪器设备去污染。

三、尿液分析仪性能验证

(一)干化学尿液分析仪性能验证

新仪器安装时、仪器故障维修影响检测系统时、检测结果发生偏移时及定期必须对仪器性能参数进行评价。目前对于干化学尿液分析仪尚无一套完整的评价程序,按国家医药行业标准《干化学尿液分析仪》《尿液分析试纸条》《尿液物理、化学及沉渣分析》及CNAS《医学实验室质量和能力认可准则在体液学检验领域的应用说明》的要求,性能参数验证宜包括:

1. 准确性 按仪器规定的测定范围配制一定浓度的标准液,在严格操作的前提下,每份标准液重复检测3次,观察其符合程度。

2. 精密度 取低浓度、高浓度尿液质控液和自然尿液标本(正常和异常尿各1份),连续检测20次,观察每份标本每次检测是否在靶值允许的范围内(一般每次检测最多相差一个定性等级)。

3. 敏感性(阳性符合率)、特异性(阴性符合率)和符合率 将干化学尿液分析仪与参考方法检查结果进行对比,以参考方法为基础,计算仪器检测的敏感性、特异性和符合率。

4. 建立仪器检测参数的参考范围 以传统法为基础,结合多联试带检测范围,建立符合本实验室尿分析仪的参考范围。

(二)有形成分分析仪性能验证

新仪器安装时、仪器故障维修影响检测系统时、检测结果发生偏移时及定期必须对仪器性能参数进行评价。目前对于尿液有形成分分析仪尚无一套完整的评价程序,按国家医药行业标准《尿液有形成分分析仪(数字成像自动识别)》《尿液物理、化学及沉渣分析》及CNAS《医学实验室质量和能力认可准则在体液学检验领域的应用说明》的要求,性能参数验证宜包括：

1. 精密度 按《尿液有形成分分析仪（数字成像自动识别）》要求，取不同细胞浓度的尿液标本，连续检测20次，计算20次检测结果的变异系数。

2. 检出限 按《尿液有形成分分析仪（数字成像自动识别）》要求，分析仪分别对红细胞、白细胞浓度为5个/μl的尿液样本重复检测20次，计算样本检测结果的检出率（检测结果大于0个/μl的次数与总检测次数的比值），检出率应大于等于90%。

3. 携带污染率 按《尿液有形成分分析仪（数字成像自动识别）》要求，取细胞浓度为5 000个/μl的尿液样本和生理盐水，先对浓度为5 000个/μl的尿液样本连续检测3次，检测结果分别为i1、i2、i3；紧接着对生理盐水连续检测3次，检测结果分别为j1、j2、j3；按照式3-1计算携带污染率，细胞的携带污染率应≤0.05%。

$$携带污染率 = \frac{j_1 - j_3}{i_3 - j_3} \times 100\%$$ 式 3-1

4. 单项结果与镜检结果的符合率 按《尿液有形成分分析仪（数字成像自动识别）》要求，取150份临床尿液样本，分别对红细胞、白细胞和管型符合率进行评价。其中标本要求红细胞评价时标本至少有90份为红细胞病理样本，白细胞至少有90份为白细胞病理样本，管型至少有30份为管型病理样本，分别按照式3-2计算红细胞、白细胞和管型仪器检测阴阳性结果与镜检阴阳性结果的符合率。

$$符合率 = \frac{t_1 + t_2}{t_总} \times 100\%$$ 式 3-2

式中：t_1为镜检阳性结果同时待检仪器测试阳性结果的样本数量；t_2为镜检阴性结果同时待检仪器测试阴性结果的样本数量；$t_总$为总样本数量。

5. 假阴性率 按《尿液有形成分分析仪（数字成像自动识别）》要求，至少200份随时尿液对红细胞、白细胞和管型检测，同时以显微镜镜检为"金标准"测试结果，按照式3-3计算分析仪检测结果的假阴性率。

$$假阴性率 = \frac{t_{假阴性数}}{t_总} \times 100\%$$ 式 3-3

式中：$t_{假阴性数}$为红细胞、白细胞和管型镜检阳性结果而待检仪器测试阴性结果的样本数量；$t_总$为总样本数量。

镜检结果阴阳性判定的临界值分别为：红细胞3个/HPF、白细胞5个/HPF、管型1个/LPF。

6. 可报告范围（线性） 可报告范围的验证可采用EP6-A2《定量检测系统的线性评价》和《临床化学设备线性评价指南》进行。

7. 参考范围的验证 应至少使用20份健康人尿标本验证尿液有形成分分析仪检验项目的生物参考区间。

四、检验质量控制

检验中的质量控制主要包括室内质控、室间质评和室内比对。

（一）室内质控

1. 尿液干化学分析

(1) 质控品的选择：尿液干化学质控品推荐使用配套质控品。质控品满足要求：①检测项目应覆盖干化学检测的全部内容；②质控品基质应与患者样品相同或接近；③质控品性质稳定，瓶间差尽量小，有一定保质期。若使用非配套质控品和自制质控物时应评价其质量和适用性。

(2) 质控品的水平：尿液干化学分析至少使用阴性、阳性质控物，适用时可采用弱阳性质控物。

(3) 失控规则：阴性不可为阳性；阳性不能为阴性，且阳性结果不超过 1 个数量级，否则为失控。

2. 尿液有形成分分析

(1) 质控品的选择：尿液有形成分质控品推荐使用配套质控品。质控品满足要求：①检测项目至少包括红细胞、白细胞等；②质控品成分应与患者样品相同或接近；③质控品稳定期长、重复性好和同源性强。若使用非配套质控品和自制质控物时应评价其质量和适用性。

(2) 质控品的水平：至少使用 2 个浓度（正常和异常）水平，宜覆盖临床决定水平。

(3) 失控规则：①警告规则（12S 规则）：1 次质控结果超过 2SD，为报警；②13S 规则：1 次质控结果超过 3SD，为失控；③22S 规则：同天 2 个质控结果同方向超过 2SD 为失控或同一质控结果连续 2 次超出 2SD 为失控；④Westgard 其他规则。

(4) 靶值和控制限：质控物的靶值和控制限必须遵循医学实验室质量和能力认可准则在各检验领域中的应用说明和《临床实验室定量测定室内质量控制指南》要求，根据本实验室的特点和现行测定方法进行确定，对新批号质控品应确定靶值和控制限。拟更换新批号的质控品时，应在"旧"批号质控品使用结束前与"新"批号质控品一起进行新旧批号质控品的平等同时测定，设立新的靶值。每个检测系统应建立自己的靶值，相同检测系统不同仪器设备的靶值设置应相近。

(5) 绘制质控图：在质量控制图纵坐标上标出 X、$X \pm SD$、$X \pm 2SD$、$X \pm 3SD$ 的数值，用红线画出 $X \pm 2SD$ 线，用蓝线画出 $X \pm 3SD$ 线。在图纸下方"日期""测定值"和"操作者"栏内按原始记录填入相应内容，边填写边核对。注意数据顺序应严格按实际操作情况，不得颠倒。未做测定的节假日、星期天在图上留出空格，因为这样可以真实反映客观情况，便于分析误差原因（图 3-4）。

3. 尿液形态学检查室内质控 显微镜镜检是尿液有形成分分析的"金标准"，对于每个尿液如有可能应全部进行显微镜有形成分检查。由于此项检查无合适的质控品，检验人员的专业素质直接决定检验结果的准确程度，因此加强人员管理至关重要。

(1) 加强培训规范操作：形态学检验质量易受标本操作、人员技术水平的影响，培训是做好形态学检查工作的前提和基础。

(2) 形态学能力评估：实验室要对镜检人员进行形态学能力评估，确保检测人员检测结果的准确性。考核推荐使用常用的红细胞、白细胞、管型等异常成分的临床标本，也可采用室间质评或参考资料中的图片。人员能力评估应覆盖所有检测人员和有形成分所有检测范围。

(3) 定期比对：实验室应定期对不同的检验人员采用相同标本进行实验室内人员比对，观察报告结果的一致性。

4. 室内质控的操作

(1) 操作方法：操作人员每天按检验项目的作业指导书及专业实验室质量控制规程进行

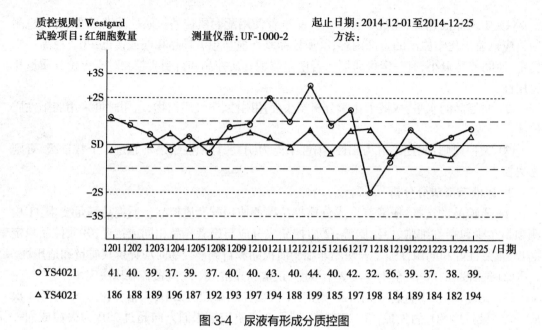

质控规则：Westgard
试验项目：红细胞数量   测量仪器：UF-1000-2

起止日期：2014-12-01至2014-12-25
方法：

		1201	1202	1203	1204	1205	1208	1209	1210	1211	1212	1215	1216	1217	1218	1219	1222	1223	1224	1225	/日期
○	YS4021	41.	40.	39.	37.	39.	37.	40.	40.	43.	40.	44.	40.	42.	32.	36.	39.	37.	38.	39.	
△	YS4021	186	188	189	196	187	192	193	197	194	188	199	185	197	198	184	189	184	182	194	

图 3-4   尿液有形成分质控图

室内质控(在样品检测之前或随同患者样品一起测定)，并对当天室内质控操作日期、检测结果和操作者记录或显示在质量控制图上(定性方法除外)，并将质控结果标明在图上的对应点，用直线将该点与前一天的点连接，同时分析当天质控情况，确认合格后，才能发出当天患者检测结果的报告。

(2) 质控频率：检测当日至少 1 次或依据分析批长度选择频率。一般来说，检测项目每天至少检测 1 次，但当更换新批号试剂应追加一次质控，24h 开展的常规项目应增加质控频率。

5. 室内质控失控处理   室内质控主要用于每天测定情况的监测，评价精密度，理想的情况是天天在控，但实际情况中失控常见。失控后应立即停发检验报告，通知专业实验室负责人，采用措施进行处理。

(1) 分析失控原因：建议综合分析失控点之前的所有质控数据，鉴别失控为系统误差还是随机误差、误差的表现形式(趋势、漂移、离散程度)及其他项目、不同水平质控数据趋势情况等，有针对性地排查失控原因，主要包括试剂、校准品、质控品因素；仪器状态；人员操作等。

(2) 失控纠正处理：基于失控原因，采取相应的纠正措施。通常可采取以下思路：单项目、单水平失控可考虑质控品；单项目、多水平失控可考虑试剂；多项目、多水平失控首先考虑质控品质量，然后考虑仪器状态和校准问题。若失控原因不能解决时，及时向技术主管或科主任汇报。失控如涉及人员操作，应重新培训并考评。

(3) 失控检验结果及报告处理：失控信号一旦出现就意味着与测定质控品相关的那批患者标本报告可能作废。实验室首先要尽量查明原因，判断真失控或假失控。若为假失控时，检测报告不用处理。如果为真失控，则应：①当天没有做标本，不必处理。②当天已做标本，但报告未发，实验室暂停发布，通过重新测定或其他评审方式验证其合格后方可发出报告。③当天检验结果已经被患者取走或临床利用，立即与患者或临床联系，说明原因取回检验结果,采取必要的措施:首先重新检测标本,重新补发检验结果;其次与临床医生协商,共同评价检验结果对临床诊断和治疗的影响,采取补救措施,使影响程度降到最低。

(4) 填写失控报告:室内质控及失控处理应有记录。当事人或者指定责任人应及时记录失控报告,不得追记,失控后检验结果验证应有原始记录。

6. 室内质控的总结　专业实验室负责人应定期(每月1次)对室内质控进行总结,监控和评审质控数据,发现可能提示检验系统问题的检验性能变化趋势,应采取预防措施,并形成记录。室内质控监控和评审内容重点:①当月所有项目的原始质控数据的平均数、标准差和变异系数(适用时)及当月所有项目的失控数、失控处理情况;②当月平均数、标准差和变异系数数据(适用时)与实验室设置的累积平均数、标准差和变异系数的关联和走向趋势;③本月质控存在的主要问题及下一月持续改进的建议。

(二) 室间质评

1. 室间质评计划　实验室每年应按照 CNAS-RL02《能力验证规则》有能力验证(PT)和外部质量评价(EQA)的计划,参加卫健委、省(自治区、直辖市)临床检验中心外部室间质评活动。

2. 室间质评操作实施　质量控制小组负责将国家、省(自治区、直辖市)的质控品分发给专业实验室组长,各实验室组长收到标本后,指定工作人员完成。能力验证和外部质量评价的质控品应在指定的时间内完成检测,及时回报结果。外部室间质评质控品须随常规标本一同检测,不得特殊对待。能力验证和外部质量评价的质控品检测的次数必须与常规检验患者标本的次数一致(即1次)。能力验证和外部质量评价的质控品不能分给其他实验室,在结果上报截止日期之前禁止与其他实验室交流。

3. 室间质评替代方案　若无实验室间比对计划可利用时,实验室应采取下列方案并提供客观证据确定检验结果的可接受性:①有证标准物质/标准样品;②以前检验过的样品;③与其他实验室的交换样品。与其他实验室的交换样品互换方式进行比对,选择实验室原则是已获得认可或使用相同检测系统的实验室,比对的频率、样品数量及操作方法同能力验证(PT)和外部质量评价(EQA)。

4. 室间质评总结评价　质量控制小组应评价实验室在参加室间比对中的表现,并与相关人员讨论。能力验证和外部质量评价的结果发布后,质量控制小组和专业实验室认真对照检查,评价能力验证和外部质量评价的结果,由质量控制小组完成室间质评总结报告,交科主任审阅。评估内容包括:①室间质评的基本信息如达标情况、偏移程度和存在潜在不符合的趋势;②室间质评工作建议。

当室间质评结果未达到控制标准时(包括5次结果1次超出),专业实验室组织负责查找原因并制订纠正措施,并指定专业组相关人员实施。质量控制小组和质量与技术监督小组负责监督纠正措施的有效性,最终形成室间质评纠正报告。如涉及人员操作,应重新培训并考评。如显示出存在潜在不符合的趋势,应采取预防措施。

(三) 室内比对

1. 室内比对要求　实验室应定期或不定期按医学实验室质量和能力认可准则在各检验领域的应用说明和《医疗机构内定量检验结果的可比性验证指南》的要求对同一检测项目在相同或不同的程序(方法)、仪器设备之间进行设备比对;同一检测项目在不同和相同地点人员之间进行人员比对,确保患者检测样品结果的可比性。

设备(包括方法)比对的原则:①多台仪器(或多种方法)检测生物参考区间相同的同一检测项目应定期进行可比性验证;②多台仪器(或多种方法)检测生物参考区间不同的同一检测项目应定期进行符合性验证。人员比对的原则:人员比对主要是涉及人工操作、检测的项目。

2. 定期比对

(1) 频率与方法:

1) 设备比对:尿液有形成分检测仪器每年至少1次,至少使用20份临床样品(定量项目覆盖测量范围,包括医学决定水平);尿液干化学检测仪器每半年至少1次,至少5份临床样品(覆盖正常和异常)。

2) 人员比对:每半年1次,每次至少5份临床样品(包括正常和异常水平)。

(2) 结果计算:

1) 可比性验证:定量检验项目以某一台仪器设备为靶值,其他检测系统检测结果与其进行偏移分析,计算出相对偏倚(%)或绝对偏倚。定性检验项目以某一台仪器设备为靶值,其他检测系统检测结果与其进行一致性分析(符合或不符合),以阴性不能为阳性、阳性不可为阴性、阳性检测偏差不超过1个数量级(或1个滴度)为标准判定符合。

2) 符合性验证:当相同项目两种不同方法(仪器)检测时,其参考区间不同,以各自参考区间对同一份标本进行比对分析。同一份标本检测两种都为正常或阳性为符合,否则为不符合。

3) 形态学实验项目:由该领域经验最丰富的人员作为基准,其他人员检测结果与其比较,通过预先设置的置信区间判定符合程度,否则为不符合。

(3) 可接受性能判断:符合率不低于80%为合格标准,否则为不合格。

3. 不定期比对 下列情况下实验室应对检验项目进行比对:①检测系统发生变更,如仪器影响检测性能的重大维修、试剂类型更换、检测程序改变等;②室内质控结果有漂移趋势或室间质评结果不合格;③临床医生和患者对检测的可比性有疑问时。

不定期检验项目比对方案可只检测5份临床样品,其他均与定期比对相同。

4. 比对报告 专业实验室负责组织对设备和人员比对,质量控制小组负责监督比对结果并进行综合分析,专业实验室组长审核并签字。比对过程应有记录应保持原始数据。若比对结果不合格或发现存在偏移趋势,应分析原因,立即采取措施进行纠正。

第三节 分析后质量管理

检验后过程是指标本检测后检验报告单的发出到临床应用这一过程,又称为分析后阶段,包括结果审核、结果报告、结果发布和标本的保存及处理等。检验后质量管理是临床实验室全程质量控制的最后一道关口,是全面质量控制的进一步完善和检验工作服务于临床的延伸。

一、检验结果的审核

检验结果的审核是指检验结果在被授权者发布前的全面复核,是检验结束后必须做的第一件事情,也是检验后质量控制的关键环节。结果的审核包括制订复核标准(筛选标准)、结果审核。

(一) 尿液分析复核标准(筛选标准)制订

所谓筛选,就是在检测系统质量合格,检验人员相对稳定的条件下制订一个标准,达到此标准可视为仪器分析结果在正常范围内,免除进一步显微镜镜检。仪器分析结果符合筛选标准,镜检结果在正常范围内,说明筛选是正确的;仪器分析结果不符合筛选标准,镜检结果也异常,说明筛选也是正确的;仪器分析结果异常,镜检结果正常,视为假阳性;仪器分析结果正常,镜检结果异常,视为假阴性;由于筛选的目的是筛出正常,镜检病理性标本。因此,筛选的原则是不能出现假阴性,否则就要漏诊。假阳性标本经过镜检后可得到纠正,虽不如假阴性标本那么重要,但假阳性的结果过多,镜检量过多达不到筛选的目的,所以要制订适用的筛选标准。

原则上,每份尿液标本均应进行显微镜有形成分检查,但由于实际工作中标本量大,检验技术人员不足,并要及时发送检验报告等原因,不可能对每份标本均进行显微镜有形成分检查。但是可以通过筛选的手段,解决镜检工作的"供需矛盾"。目前,常用的筛选方法是"干化学法"与"流式细胞法"或"显微成像数字识别法"。

1. 尿液常规分析筛选标准

(1) 利用尿干化学检验结果进行镜检筛选:1995 年中华医学会检验分会在武夷山制定的尿液干化学镜检筛选指南建议:"尿液干化学检查结果白细胞、红细胞、亚硝酸盐、蛋白 4 项指标同时皆为阴性时,可视为尿内有形成分大致在正常范围内,可免除镜检,直接报告尿液内有形成分大致在正常范围内"。多年来的实践证明,只要检测系统(干化学尿液分析仪和配套试带)符合质量标准,这种筛选方法在临床检验工作中能起到一定的作用。后来又使用上述 4 项 + 尿液颜色和浊度共 6 项作为干化学筛选标准,随着自动化程度不断提高,尿液有形成分分析仪用于临床,"干化学与尿液有形成分"检查的筛选标准逐渐形成,完善干化学筛选标准的缺陷。

(2) 利用尿液干化学与有形成分检测系统镜检过筛法:2016 年中国医疗器械协会检验医学分会形态学自动化分析专业委员会在丹东达成《尿液和粪便有形成分自动化分析专家共识》:"应重视尿液有形成分分析仪检测结果的复检及审核问题。尿液有形成分复杂且多变,规范的显微镜检查是尿液有形成分检测的金标准。使用数字图像法仪器检测的结果为阳性时,需要对仪器拍摄的实景图像进行人工审核并确认。使用非数字图像法仪器检测的结果为阳性时,必须用尿液有形成分检测的参考方法进行镜检:①当尿液干化学分析结果潜血(红细胞)、粒细胞酯酶(白细胞)、蛋白均为阴性时,尿液有形成分分析仪检测尿红细胞、白细胞和管型的结果在参考范围内,可免除样本图像审核或显微镜检查;②尿液有形成分分析仪检测尿红细胞、白细胞、管型等结果呈阳性,均需进行图像审核,不能提供图像审核的仪器,需显微镜镜检确认;③当尿液干化学检查的潜血(红细胞)、粒细胞酯酶(白细胞)检测结果与尿液有形成分分析仪检查结果出现不符时,需进行图像审核,不能提供图像审核的仪器,需显微镜镜检确认;④尿液干化学分析仪测得尿蛋白结果为阳性,需对尿液有形成分分析仪测得的结果进行实景图像审核,不能提供图像审核的仪器,需显微镜镜检确认;⑤当尿液有形成分的图像审核依然不能满足鉴别要求时,应使用标准的尿沉渣检查方法进行显微镜镜检,必要时采用染色法或特殊显微镜法进行鉴别;⑥临床医师特殊要求镜检的尿液样本(如免疫抑制剂使用、肾病、泌尿系统疾病、孕妇、糖尿病等),需进行样本图像审核或显微镜镜检,必要时采用特殊鉴别方法确认。

(3) 镜检筛选方法的原则:根据实际情况制订标准,各实验室应该根据工作量与技术员的比例、实验室的条件及承受能力合理选择筛选方法。例如卫生院、社区医疗中心标本量很少,只要条件允许,最好能直接镜检,因为再严谨的筛选方法也会有漏诊。而在标本量相对较多的县级医院,由于医院经费不能支持购买高档仪器,建议使用干化学筛选法。在标本量很多、技术人员不能及时对大量标本进行复检的医院,尿液干化学与有形成分仪器可能是较好的选择。要纠正当前国内部分医院不顾实际情况、盲目购置高档仪器、追求经济效益的错误倾向。

2. 尿液筛选标准的局限性 近年来尿液自动化分析仪器快速发展,不仅加快检测速度,而且也提高检验质量,但是由于干化学与有形成分本身方法学的局限性,在下列情况不能完全替代显微镜镜检。

(1) 临床医生要求镜检,以镜检结果为诊断依据或观察疗效时,不宜使用干化学与有形成分仪器法过筛。

(2) 实验室规定如肾病科、泌尿科等患者的尿液不适合于干化学与有形成分仪器法过筛,要全部进行显微镜复查。

(3) 尿液仪器法检测结果无法确认或疑问时,患者尿液标本都必须显微镜镜检复查。

(4) 对于干化学与有形成分检测系统筛选标准具有"检测系统"属性,每个检测系统都应建立自己的筛选标准,即使引用的相同检测系统的筛选规则,在本实验室使用之前也要经过验证,确认引用的标准适合本实验室质量要求后方可使用。

(二) 检验结果的审核

1. 结果审核的前提 尿液分析由具备资质的本专业检验技师/医师进行审核。审核时必须满足:

(1) 检测系统:检测系统应包括仪器、试剂和操作规范。①仪器状态:确认仪器是否正常,仪器是否进行了定期校准和保养;②试剂质量:试剂是否变质或存在质量问题,是否在有效期内;③操作过程:检验人员是否遵守操作规程,操作是否正规,没有其他突发干扰因素。

(2) 质量控制:该批次室内质控结果必须在控,结果计算准确无误。

(3) 标本质量:①标本的采集、送检和保存符合实验要求;②标本的质量满足检测要求;③标本类型符合检测要求。

2. 结果的审核内容 在尿液分析中,现在的检验报告主要采用电子形式,审核过程主要包括:

(1) 报告单基本信息:①标本类型和来源;②标本采集时间和接收标本时间。

(2) 检验结果的审核:①检测项目是否齐全。检验结果必须与临床医生申请单一致。②检验结果是否需要复查。实验室必须制订复查制度,保证每份检验结果的准确。出现下列情况必须复查:一是检验结果出现异常结果,二是与以前的LIS结果不符,三是违背临床诊断。③检验结果报告格式是否规范。检验结果主要分两类:一类是定量报告,另一类是定性定序报告。定量报告必须符合国家法定计量单位的要求;定性报告必须符合行业规范化管理的要求。④报告时限是否延迟。临床实验室应规定每个检验项目的时限,在规定时间内及时审核,延迟报告必须向临床解释。

3. 审核中的技巧　进行报告单的审核时,首要前提是了解检测系统及室内质控的状态。其次,结合下列方面进行审核:

(1) 结合临床资料审核检验结果:临床资料包括患者年龄、性别、临床诊断、相关检查等等。检验结果的正常与异常,与患者病情息息相关。如审核尿 HCG 阳性时,首先应关注是否为成年女性,其次结合月经史及怀孕情况,不用再进行复查就可以签发报告;再者如果是老年女性或男性的结果,一定要引起注意,进行复查后再签发。如尿渗透压太低,可能与尿崩症、饮水太多有关,否则就应重新留标本复查。当然,结合临床资料审核时需要审核者有相关的临床知识,也需要扎实的医学基础知识。比如说对待蛋白类的结果,审核者需要了解蛋白代谢途径,知道蛋白的来源和去路,知道哪些是生理性蛋白尿,哪些是病理性蛋白尿。

(2) 结合分析参数间的内在相关关系:人体是一个有机的整体,就算在疾病发生时,各项生理指标也是息息相关的,因此可以结合分析参数间的相互关系来审核报告单。如审核24h 尿蛋白结果时超过参考区间,就应该关注近期干化学法检测尿蛋白和免疫法检测尿微量白蛋白结果,如果三者符合可直接报结果,反之则引起注意应复查。如尿糖结果阳性,可能与进食、糖尿病有关,如果血糖结果超出参考区间上限即可报结果。

(3) 影响检验结果因素进行审核:检验结果除与检测系统相关外,还应了解影响检验结果可能发生的地方。影响检验结果的因素主要有以下几个方面:①标本采集不当:如精液或阴道分泌物混入,可引起尿蛋白假阳性。②标本状态:黄疸、溶血、乳糜等对检验结果的影响,这方面的相关研究和文献非常多,希望引起大家注意。黄疸尿液可导致干化学法白细胞出现假阳性。③药物饮食影响:药物进入人体内引起物理和化学变化是临床检验结果错误的主要因素之一,在干化学尿液分析常见。

(4) 利用患者前后动态结果进行审核:利用患者前后动态结果对检验结果的审核具有重要的指导意义。通过患者前后结果的对比分析,可避免分析前标本错误而导致的实验误差。在实际工作中由于标本出错而导致结果张冠李戴的事也时有发生,这些错误在标本接收和实验过程中不易发现,但审核时如仔细对患者历史数据进行分析,对于某些一定时间内较稳定的项目,如尿蛋白等突然出现较大差异,则应考虑是否为标本搞错,认真查找原因,必要时与临床科进行联系,避免医疗差错的发生。

4. 检验结果审核的方式

(1) 自动审核:自动审核是指结果的自动选择和报告过程,患者检验结果送至实验室信息系统并与实验室规定的接受标准比较,在规定标准内的结果自动输入到规定格式的患者报告中,无需任何外加干预。在 LIS 系统中设置检验结果自动审核模块,或将具有复审功能的软件与 LIS 系统相连。根据实验室的质量要求与临床需要,按照人工审核报告的原则,设置检测项目的审核,形成智能化自动审核规则:①一级审核规则(即范围确认规则):根据检测项目的不同特点,考虑检测项目参考区间、医学决定水平及与临床诊断不相符的检测结果。当检测结果超出设置确认范围时,该检测结果不能自动审核通过。②二级审核规则(即历史结果比对确认规则):结合临床诊疗周期建立,对同一患者的历史数据进行回顾,自动将患者本次测定结果与既往结果对比,如对数据库中同一患者所有的累计测定资料进行统计,设定允许变异值,若超过此值,即出现提示信息,审核不通过。③三级审核规则(即交叉、联合判断规则):检验项目逻辑(干化学与有形成分分析仪间交叉校验的允许值、项目间的相关性、逻辑性及检验结果与疾病关联等联合判断的阈值)分析,对相关性的检验项目自动进行比较审核,包括同一张检验报告单内不同项目的比较与关联,若不符合这种关系则说明结果有误,审核不通过。

(2) 人工审核:人工审核是指人工对检测结果进行浏览,审核检验结果的合理性。在人工审核时检验者对每一数据进行浏览。

二、检验结果的报告

(一) 尿液常规检验报告模式

2017 年中国医师协会检验医师分会推出了尿液常规检验诊断报告模式专家共识,为临床实验室各级人员书写尿液常规检验报告提供了依据(图 3-5)。

XXX医院临床检验科尿液常规检验报告

姓名：XXX　性别：XX　年龄：XX岁　门诊号：XXX　住院号：XXX
申请科室：XXX　申请医生：XXX　申请日期：XXXXXX　样本种类：尿液
临床诊断：XXX　申请项目：尿液常规　样本标识：XXX　床号：XXX

一、检验结果

NO.	检验项目	结果	参考区间	NO.	检验项目	结果	参考区间	单位
	干化学分析				有形成分分析			
1	颜色(Color)	黄色	黄色	13	红细胞(RBC)	186.3↑	0~13.9	/μl
2	透明度(TMD)	清亮	清亮	14	白细胞(WBC)	9.8	0~15.7	/μl
3	蛋白质(PRO)	±	阴性	15	上皮细胞(EC)	1.3	0~8.9	/μl
4	隐血(BLD)	++		16	管型(CAST)	0.20	0~1.86	/μl
5	粒细胞酯酶(LE)	阴性						
6	尿糖(GLU)	阴性	阴性					
7	酮体(KET)	阴性	阴性		尿沉渣镜检			
8	酸碱度(pH)	6.0	4.5~8.0	21	红细胞(RBC)	30~40↑	0~3	/HP
9	比重(SG)	1.019	1.003~1.035	22	白细胞(WBC)	0~2	0~5	/HP
10	亚硝酸盐(NIT)	阴性	阴性	23	上皮细胞(EC)	0~1	少见	
11	胆红素(BIL)	阴性	阴性	24	管型	阴性	0~1	/LP
12	尿胆原(URO)	正常	正常或弱阳性					

二、形态学特点

镜检可见红细胞，其他细胞少见。红细胞形常：双面中央凹陷、圆盘状、呈淡黄色。

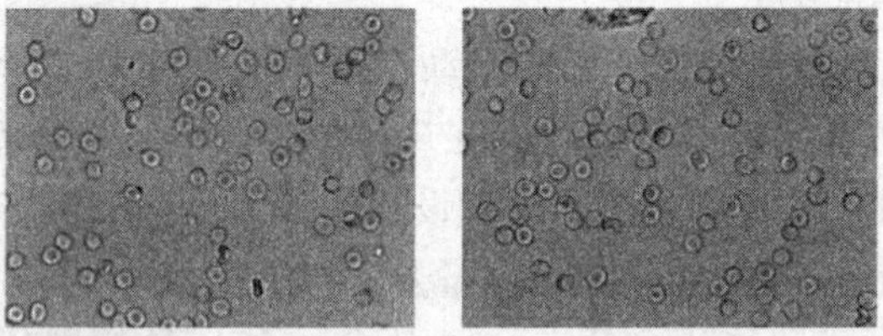

三、检验诊断建议

尿液常规结果显示：尿红细胞增多，主要为正常形态，且微量蛋白尿，提示血尿为非肾性血尿，建议医生结合临床表现明确诊断。

标本采集时间：XXXX.XX.XX　标本收到时间：XXXX.XX.XX　报告时间：XXXX.XX.XX
检测者：XXX　审核者：XXX　医院地址：XXXXXXXXXXXXXXXXX　联系电话：XXXXXX
备注：应告知患者检验结果的一般局限性，可根据各医院具体情况制定。

图 3-5 尿液常规检验诊断报告模式

1. 医嘱信息

(1) 患者身份信息:患者姓名、性别、出生日期(或年龄)、患者唯一标志(如ID号或条形码)、住院号(住院时)、床号(适用时)等。

(2) 申请者信息:申请医生姓名、申请科室、申请日期等。

(3) 检验申请信息:检验申请项目、原始样本的类型、原始样本采集的日期和时间等。

(4) 患者临床信息:患者临床诊断、服药情况等。

2. 检测信息

(1) 实验室信息:实验室名称和地址。

(2) 标本信息:样本唯一标志、样本接收时间。

(3) 检验信息:检验项目、检验结果、报告单位、形态学图片(必要时)、异常结果提示、生物参考区间、指导性诊断意见(可能时)等。

(4) 其他信息:检测时间、报告时间、检验者(签字)、审核者(签字)。

(5) 备注信息:应告知患者检验结果报告的一般局限性等,可根据各医院具体情况制订。

尿液有形成分报告格式应尽量采用固定的报告格式,如果将与有形成分检查相关的干化学项目、尿液外观、pH、比重等内容结合在一起报告,有助于对尿液有形成分检查的综合分析。图3-6为意大利著名尿液分析专家福格兹教授(Dr. G.B. Fogazzi)提供的报告格式,供参考。

A URINARY SEDIMENT REPORT(尿沉渣报告)

DATE(日期)..............................

SURNAME(姓)........................ NAME(名)..............................

pH(酸碱度)...6.0... DENSITY(比密度)...1.006.... HAEMOGLOBIN(血红蛋白):.....+++..........

LEUKOCYTE ESTERASE(粒细胞酯酶)...+++..

ERYTRHOCYTES(红细胞):......1-3/HPF......

ISOMORPHIC(均一性)(%)...........DYSMORPHIC(非均一性)(%)....................

ACANTHOCYTES(棘形红细胞)(%)............

LEUKOCYTES(白细胞):.......1-2/HPF..............................

TUBULAR CELLS(肾小管细胞):...................//..............................

TRANSITIONAL CELLS(移形细胞):SUPERFICIAL(表层):....... //.......DEEP(深层):...........

SQUAMOUS CELLS(鳞状上皮细胞):.................. //..............................

CASTS(管型):............//....................TYPES(类型):....................

....

LIPIDS(脂肪滴):...............//..............................

CRYSTALS(结晶):............//..............................

BACTERIA(细菌):............//............ YEASTS(酵母菌):............//............

OTHERS(其他):............//..............................

COMMENT(评价). MILD ERYTHROCYTURIA AND LEUKOCYTURIA.PLEASE NOTE THE DISCREPANCY BETWEEN DIPSTICKS FOR HAEMOGLOBIN AND LEUKOCYTE ESTERASE AND MICROSCOPY. THIS IS PROBABLY DUE TO CELL LYSIS CAUSED BY LOW DENSITY.

SIGNATURE(签名)

....

图3-6 Fogazzi教授建议的报告模式

该报告中含有患者的资料,同时提供了尿液外观、pH、比重;干化学检查的蛋白质、亚硝酸盐、潜血、粒细胞酯酶等内容。报告中使用了高倍镜(HPF)和低倍镜(LPF)下细胞分布范围的报告格式。同时还对红细胞形态进行报告,需要检验者提供正常红细胞比率、异常红细胞比率和棘形红细胞比率。要分别报告白细胞和肾小管上皮细胞、移行上皮细胞(包括来自哪层)和鳞状上皮细胞。管型、结晶都需要报告类型,同时要报告脂肪滴、细菌、酵母菌等的情况。

最重要的是需要对报告结果结合干化学和理学检查进行一个综合评价,这有助于临床医生判别结果,以及了解可能产生的影响和干扰。当然此报告并没有包含目前比较常用的流式尿液有形成分分析仪的内容,这项内容也可以增加到报告中,同时对这个报告进行更加详细的分析和评价,也是非常有价值的。

当然可以通过 LIS 系统设计报告方式,也可采用某些型号的尿液有形成分分析系统提供的固定报告格式,但是这种报告单应能够满足临床正确判断结果的需求,应与临床应用单位协商并取得一致意见。

(二) 检验结果的报告

临床检验报告单常见有两种格式:①纸质检验报告单,常用于门诊患者。患者凭就诊卡或检验取条码到自助查询机打印,或到检验报告取单处人工打印检验报告单。②电子检验报告单:通过院内网络信息管理系统(hospital information system,HIS)或远程互联网以电子报告单的方式将检验结果报告给临床医生。实现了检验信息的无纸化传送,保护了患者的隐私,避免了检验报告单实验室内的交叉污染。

三、检验报告的发布

检验报告单是临床医生对患者做出诊断、治疗及判断预后的重要依据,是重要的医疗文书,同时也是司法、医疗保险理赔、疾病和伤残事故鉴定以及医疗纠纷和医疗事故处理的重要法律依据,因此检验报告的发放管理能直接反映临床实验室的管理水平。

(一) 检验报告审核人员

检验报告的审核者应当具有临床检验执业资格,中级职称以上的工作人员、本专业实验室负责人、高年资的检验人员及临床实验室主任授权人员,他们熟悉检验管理的流程,有运用相关的临床知识对检验结果的准确性和可靠性进行判断的能力,当测定结果与临床病情不符时,应该采取必需的措施,以保证检验报告的准确性。审核者应对检验报告单的质量负责。

(二) 检验报告的发布

检验结果报告单实行"双签字",即除操作人员签字外,还应由另一位经验丰富、技术水平和业务能力较强的检验人员核查并签名,最好由本专业组负责人审核、签名;计算机填写的检验报告,由签发者进入审核程序,审核无误后发出报告。

1. **电子检验报告发布** 授权签字人一旦将检验报告确认,则检验结果报告通过 LIS 系统被发布,临床医生可在医生信息终端查看或打印,患者可到医院化验单领取处索取或自助终端自行打印。

2. **纸质检验报告发布** 检验科常规检查均采用电子介质,只有特殊项目如骨髓报告单采用纸质形式。住院患者由授权发布者送到临床科室,并由接收者签字;门诊患者由患者或患者家属到医院化验单领取处领取,并签字。

3. **危急值或急诊的检验报告发布** 当实验室出现危急值或急诊检验结果时,授权签字人可以先以口头形式发布,然后以电子介质或纸质报告为准。

4. **检验结果的隐私保护** 实验室工作遵守职业道德和法律法规,保护受检者和咨询者的隐私权,不得将受检者个人信息和检验结果信息向外公布或传播。

实验室检验结果贮存于医院 HIS 系统,设置有效的查询方式,其他人无权查看化验单记录。病房住院患者不能直接索要化验结果;门诊患者要出示医保卡方可领取报告。

四、尿液标本的短期保存与处理

检验后标本的保存是指对检测完毕的标本进行规定期限的保留,以备医生、患者对检验结果有疑惑时进行复查核对。

数字图像原理的尿液有形成分分析仪及流水线所保留的尿液形态学信息,或许是尿液检验后图像样本存档的一种最佳方法,建议将仪器所拍摄的全部图像都做计算机硬盘备份存储,至少保留两年,便于检索查询。

1. 检验标本的保存　标本保存的条件和期限应根据标本类型和检验项目性质制订。一般来说尿液、粪便常规标本很少保存,敏感或重要标本应重点保管。在标本保存前要对标本进行密封处理,必要时采用防腐措施,确保标本的安全和稳定。标本的储存要有独立的空间,有规律存放,定期清除以减少不必要的资源消耗。

2. 保存后标本的处理　医学实验室所有标本均具有生物污染潜在危害。因此处理这些标本及接触这些标本的材料,要符合国家、地区地方的相关法律或条例的要求,尿液标本的处理方法:

(1) 向下水道排放:尿液标本检验完毕,加入过氧乙酸(浓度约为 10g/L)或漂白粉处理,直接向下水道内排放。

(2) 由环卫部门处理:设立专用容器,收集弃用的尿液标本,统一集中消毒后,交由环境卫生部门处理。

(3) 容器消毒:对需要重复使用的标本容器,可用 70% 乙醇浸泡或 30~50g/L 漂白粉溶液消毒处理;也可用 10g/L 次氯酸溶液浸泡 2h,或用 5g/L 过氧乙酸浸泡 30~60min,再用清水冲洗晾干后备用。

(4) 消毒后销毁:适用一次性尿杯者,应先消毒后毁型,再销毁。

如果医疗单位有统一的污水处理系统,可直接将尿液标本排放到污水处理系统中,待统一处理后再行排放。

五、尿液标本的防腐保存

以下几种保存方法和化学防腐剂对尿液化学及有形成分的保存,有一定价值。

1. 冷藏处理(refrigeration)　低温冷藏可抑制微生物的生长,维持比较恒定的偏酸性,可保障尿样中有形成分的基本形态不改变。通常保存在温度为 2~8℃的冰箱内,也可保存在冰水浴中。

2. 防腐处理(antisepsis)　对采集后的尿液标本,如不能及时检验或需要按约定的时间检验,可加入化学防腐剂进行保存。

(1) 甲醛(formalin):可对细胞和管型等物质的形态进行固定,对有形成分可起到较好的保护作用。用量:在每升尿液中加入 400g/L(40%)浓度的甲醛溶液 5~10ml 即可。

(2) 甲苯(toluene):可在标本表面形成薄膜,阻止尿中的化学成分与空气接触,防止尿液产生腐败。可用于尿糖、蛋白等化学定性或定量成分的分析和形态检验。用量:每升尿中加入甲苯 5~20ml 即可。

(3) 麝香草酚(thymol):可抑制细菌生长、保持化学成分稳定和保持有形成分完好,可用于尿液有形成分分析标本的保存。用量:每升尿液中加入 1g,混匀即可。有研究表明此法保存管型最佳,可维持管型形态 4 个月无显著变化。

(4) 戊二醛(glutaraldehyde):用于尿沉渣中的细胞等成分固定和防腐处理。取 1% 戊二醛、15% 甲醛缓冲液及尿沉渣各 1 份,三者等量混合。尿沉渣中的细胞成分可保存 6 个月无明显变化。此保存液用 S 染色,细胞染色效果好,但有时出现不明原因的微小颗粒。

(5) 商品化固定液 Esposti:尿沉渣标本与等量的商品化固定液 Esposti 混合后,密封、冷藏保存。此固定液为国外商品化试剂,试剂成本高,购买也有不便之处。但其保存的细胞形态良好,但随时间延长,红细胞会出现轻度溶血。保存的标本用 S 染色效果不好,但用巴氏和瑞姬氏染色效果良好。

六、实验教学中尿液有形成分的保存

在临床医学检验的教学工作中,需要预先对有价值的标本进行固定和保存,以便于在学生进行实验、实习课时应用。尿液有形成分是一类容易破坏、形态变化明显的标本、且在教学和医院相分离的教学单位中,很难寻找到适合作为形态学教学的实验样品。因此对标本的处理、固定和相对延长保存就显得非常必要。

1. 液体尿液有形成分标本的保存

(1) 甲醛保存法:尿液中的各种管型、红细胞、白细胞以及上皮细胞等,可预先收集、分离后进行处理保存,用于尿液有形成分的形态学教学工作。使用前再把他们加入正常尿液中供实习者使用。

首先收集含有大量管型或白细胞、红细胞的新鲜尿液标本,标本量不限。用大容量离心机以 500rpm 的速度离心 10min,吸引去除上清液。再加入生理盐水洗涤,相同速度再离心沉淀。重复洗涤三次,去掉上清液。将沉淀物收集在同一试管内,加入 10ml 生理盐水(盐水量视沉淀多少而定)混匀。固定处理:加入浓度为 400g/L 的甲醛溶液 0.1ml 进行,再混匀,将试管加盖密封,保存于 4℃的冰箱中备用。使用前从冰箱内取出,加入到尿液中,做形态学检查,各种有形成分形态可保持无明显改变。

注意事项:①固定时加入的甲醛浓度不宜太大,否则会造成细胞和管型等发生粘连,缩短标本的保存时间。甲醛总量在标本中最好占 0.5%~1.0% 的浓度。②标本必须经过洗涤后再固定,才能长期保存。因为患者尿液中往往含有蛋白质等各种营养物质,有利于细菌繁殖;此外尿中盐类在保存中易发生沉淀,从而影响标本保存质量,使标本保存期缩短。③离心速度不宜过高,否则会发生细胞间的粘连和破坏,影响细胞和管型的原始形态。

(2) 戊二醛保存法

试剂:0.25% 戊二醛、60% 甘油生理盐水。

方法:留取标本中含有细胞成分和管型成分的尿液标本,以 2 000rpm 速度离心 3min,弃去上清液,留取沉渣部分。加入相当于沉渣量 5~10 倍的 0.25% 戊二醛液进行固定处理,轻轻摇匀,静置 1h 后镜检确认。再以 2 000rpm 离心 3min,弃去上清液保留沉渣,加入相当于沉渣量 5~10 倍的 60% 甘油生理盐水液进行保存。

处理后的标本可在室温保存条件下 8 周内无明显改变,也可 4℃在冰箱内更长时间保存。

（3）调整 pH 法：某些结晶成分，可根据结晶的性质，适当调整尿标本的 pH，然后将其贮存于 4℃冰箱内即可。例如在酸性尿中出现的结晶，如果尿 pH 中性或碱性，需滴加少许冰乙酸，将 pH 调整到 6 以下再进行保存。

2. 固定尿沉渣标本的保存　将尿沉渣中的各种有形成分固定在玻片上，也是标本保存的一种方法，可方便教师教学使用。可按照下面方法配制密封保存液。

（1）保存液配制：

明胶	6g
甘油	50ml
苯酚	2ml
无菌蒸馏水	42ml

将明胶加入无菌蒸馏水中，放入 56℃水浴箱中加温溶解。加入甘油放置 15min，再放入 37℃孵箱中，加入液体苯酚。装入小试管中蜡膜密封，冷藏保存。

（2）操作方法：56℃加温溶解上述试剂。

室温条件下，将有保存意义的尿液有形成分标本 1 滴加在载玻片上，再在标本上滴加 1 滴密封保存液，摇动玻片使两液充分混匀，加盖玻片封片保存。此法可保存尿液有形成分 1 周至 2 个月无改变。

3. 尿中其他成分的保存　黏液丝、分泌物、精子、微生物等保存法：被检尿液 10ml，加甲醛原液 1~2 滴，4℃冰箱内保存，效果良好。同时管型成分也可保存良好，若要较长时间保存管型，可在尿液有形成分中加 1% 戊二醛 1 滴，冷藏于 4℃冰箱内，可延长管型保存 6~12 个月，但管型保存时间长后可稍有收缩变形。

（马骏龙　张时民）

第四章

尿液有形成分的染色方法

　　应用普通光学显微镜进行尿液有形成分检查是目前最常用的检查方法,尿液有形成分多采用湿片直接涂片检查法,此方法目前存在一些,如一些特殊形态的有形成分(如物质的边缘、结构、内容物、细胞核、颗粒等)不够清晰;涂片厚薄、重叠、被观察物与显微镜背景差别不显著;显微镜放大倍数、光亮调节等以及检查者的经验水平等对结果影响较大。因此应用一些特殊的染色技术来突出或显示其细微结构,提高诊断准确率十分重要。为提高尿液有形成分的检出率和检验人员鉴别识别能力,目前已经推出多种染色方法,有助于对各种细胞、管型、细菌、结晶等成分的鉴别,更有许多商品化的染色液出售。而一些尿液有形成分分析工作站在进行尿液有形成分检查时也相应的采用了一些染色技术,用于提高拍摄图片的质量,进而提高对尿液有形成分的检出率,更加便于鉴别和计数。

　　对尿液有形成分进行染色检查的主要作用有:①防止漏检。透明管型在普通光学显微镜的强光线下易漏检,而经染色处理后可以很容易发现。②防止误检。黏液丝或棉、毛纤维等常被缺乏经验的检验者误认为管型;酵母菌、草酸钙可被误认为红细胞;肾小管上皮细胞可被误认为白细胞,而经过特殊的染色处理后,两相近形态的物质更加易于观察和区别。③显示细微结构。染色后在短时间内清楚地观察有形成分的细微结构,有助于识别肿瘤细胞和肾移植排斥反应。④长期保存。尿中典型的病理性有形成分,有助于为教学和科研工作提供帮助和资料,用于制作教学图谱等。

　　由于各种染色方法不尽相同,各种类型的有形成分在不同的染色方法间所表现的颜色特点也各有不同,某些特定的成分需使用特殊的染色方法才能更加清晰地观察和鉴别,因此要正确、合理地使用各种染色方法。尽管尿液有形成分染色检查可有效防止漏检,提高对病理成分鉴别力,但也应充分认识各种成分之间存在着多样性、复杂性及易变性等问题,而染色液的质量、染色比例和染色时间也会对染色效果带来一定的影响,因此在鉴别和使用各种染色法时应该注意这些问题,积累染色方法和染色效果方面的经验,以便为正确识别和鉴别尿液有形成分提供更多帮助。

　　尿液有形成分的染色方法可分为活体染色法、固定染色法和特殊成分染色法。

第一节 活体染色法

一、Sternheimer 染色法

Sternheimer 染色法简称为 S 染色,是 Sternheimer R 在 1975 年介绍的一种阿利新蓝 - 哌若宁染色法,本法对尿液中的一些有形成分有较好的染色作用,尿中的细胞核和管型基质可被染液中的阿利新蓝染成蓝色,胞质及核糖核酸可被染液中的哌若宁染成红色,在红色和蓝色明显反差条件下,对细胞结构和管型结构,特别是病理性成分容易辨认和鉴别,适合用于常规检查应用。

【染液配制】

A 液:2% 阿利新蓝 -8GX(alcain blue-8GX)水溶液。

B 液:1.5% 哌若宁(pyronin B)水溶液。

A 液和 B 液各自过滤后,以 2∶1 的比例混合,置棕色试剂瓶内可保存 1 个月。

【操作方法】

新鲜尿液标本按常规要求离心后,倾倒上清液后留取尿沉渣。加 S 染液 1~2 滴,混匀;或尿沉渣 2 滴加染色液 1 滴混合均匀。

室温放置 5~10min 后,用一次性吸管取 1 滴置于载玻片上,加盖玻片镜检,也可滴于专业尿液计数板内观察或计数。

【有形成分特点】

1. 红细胞 粉红或红色,有时未受色。

2. 白细胞 核呈蓝色,胞质呈红色。形状、轮廓、结构染色清楚,能够分类,也能鉴别出淡染细胞(pale-staining cell)、闪光细胞(glitter cell)和深染细胞(dark-staining cell)。

3. 上皮细胞 鳞状上皮细胞胞核染蓝色,细胞质染淡红色 ~ 红色,或核和质均染为红紫 ~ 深紫色;其他上皮细胞核染蓝色,质染淡红 ~ 红色。

4. 肿瘤细胞 核与质染色清楚,适于形态学鉴定之用。

5. 管型 各类管型染色清楚,不同类型的管型染色特点如下:

(1) 透明管型:透明管型基质呈蓝色,蓝色基质中可含有少许红色颗粒。

(2) 粗颗粒管型:其透明管型基质的色泽呈红 ~ 红紫色,管型内含有红色粗大颗粒。

(3) 细颗粒管型:其透明管型基质的色泽呈红 ~ 红紫色,管型内含有微细红色颗粒,似有点失掉的样子。

(4) 肾小管上皮细胞管型:透明管型基质中包含有肾小管上皮细胞,其核呈蓝色,质有变性的红色颗粒,细胞间隙有散见的透明基质。

(5) 蜡样管型:管型基质呈红紫色,其形状容易判断。

(6) 脂肪管型:管型中脂肪滴无色 ~ 黄色,基质部分可染成淡红色。

(7) 血液管型或红细胞管型:呈褐色 ~ 红色。

6. 黏液丝或类管型 蓝色。

7. 细菌 无色 ~ 淡红色。

8. 酵母菌 不着色。

9. 精子　头部染蓝色或红色,尾部无色。

10. 滴虫　虫体染淡蓝~深紫色,鞭毛无色。

11. 前列腺分泌物　染蓝紫色。

【注意事项】

1. 低比重尿液标本,染色后溶血明显。

2. pH8 以上碱性尿染色可呈过度的蓝染效果,此时可先将沉渣标本用生理盐水洗涤 2~3 次后,再行染色。

3. 加入染色液后 5~10min 之间,各种有形成分均可得到稳定的染色效果,超过 20min 后即可出现蓝与红的中间色,部分淡染细胞可转变为深染细胞。

4. 相同标本染色效果:本法与 SM 染色法相比,淡染细胞较多,深染细胞较少。

5. 闪光细胞检出率较 SM 染色法略低。

6. 管型染色易于过染,如以管型为主要检查目的时,可在 100μl 沉渣中加入 30μl 染液,效果更好。

7. 如需进行沉渣的定量计数,需严格按比例加入染色液,计算最终结果时应按染液的稀释比例进行换算修正,以免因稀释问题影响定量结果的正确性。

【方法学评价】

该染色法对红细胞和白细胞染色清晰,对管型、上皮细胞能进行分类,并可区别白细胞和肾小管上皮细胞。适用常规尿液有形成分检查。

二、Sternheimer-Malbin 染色法

1951 年 Sternheimer R 和 Malbin B 联合报告了一种更加方便的尿沉渣染色方法,该染色法被简称为 SM 染色法,属结晶紫~沙黄染色法。尿液中的一些有形成分,经染液中的两种色素染色后,使得尿中有形成分的形态、结构显示清晰,特别是对白细胞和各类管型,经 SM 染色液染色后,形状清楚易认,管型易于识别和鉴别,可明显提高检出率。

【染液配制】

A 液:取结晶紫 3.0g,草酸铵 0.8g,溶于 95%(V/V)乙醇 20.0ml 中,加蒸馏水 80.0ml。

B 液:取番红 O(safranine O)0.25g,溶于 95%(V/V)乙醇 10.0ml 中,加蒸馏水 100.0ml。

SM 应用液的配比和保存:A 液和 B 液按 3∶97 的比例混合,过滤后贮存于棕色试剂瓶内冷藏保存(室温条件下可保存 3 个月)。

【操作方法】

尿液标本离心,在尿沉渣中加染液 1 滴混合,约 3min 后取 1 滴于载物片上,加盖玻片镜检。

【有形成分特点】

1. 红细胞　染成淡紫色。

2. 白细胞　根据白细胞受色深浅不同可分为三类。

(1)浓染细胞:低比重尿液中细胞直径 10~20μm,核染深红~紫色,胞质染紫色呈淡红色~紫红色,胞质内颗粒粗,无运动性,细胞大小较一致;高比重尿中,浓染细胞大小呈萎缩状,胞质呈粉红色,核呈暗紫色,粗颗粒,无运动性;多为老化死亡细胞;

(2)淡染细胞:在低比重尿中胞体膨胀、大小不等,核染淡蓝~蓝色,核界限不清晰,胞质

呈无色~淡蓝色,微细灰白色颗粒,有运动性;在高比重尿中淡染细胞体积呈显著缩小状态,胞质呈弱蓝色,核呈清晰的蓝色,粗颗粒,无运动性。

(3)闪光细胞:是一种在炎症感染过程中发生脂肪变性的多形核白细胞,其胞质中充满了能做布朗运动的闪光颗粒,这种颗粒在结晶紫中不着色而闪闪发光,故称闪光细胞。闪光细胞核与胞质染色为无色~淡蓝色,胞质内颗粒呈苍白色或淡蓝色,具有隐约的闪光现象。这种细胞常见于急性肾炎或慢性肾盂肾炎急性发作患者尿中,故可作为肾盂肾炎的一种辅助诊断支持指标。

3. 上皮细胞 核染紫色~深紫色,胞质呈淡桃红色~淡紫色。

4. 管型 透明管型呈淡红色或紫色;颗粒管型呈淡紫色~紫蓝色;细胞管型染深紫色;蜡样管型染红紫色~深紫色,脂肪管型中的脂肪滴不着色。

5. 脂肪滴 不着色。

6. 酵母菌 不着色或淡紫色。

7. 滴虫 染淡蓝色或淡紫色,易见鞭毛。

【注意事项】

1. 尿液必须新鲜,染色液必须混合后使用。

2. 尿液 pH6 时染色效果最佳,但 pH 在 6~8 之间亦可使用。当尿液为碱性(pH>8)时,可用盐酸溶液(6mol/L)调节 pH 至 5.5 左右,再行染色。

3. 若为胆红素尿时,尿中有形成分易被黄染而呈现其他颜色,影响其真实颜色,需注意鉴别。此外染色有时可发生假象,染色液自身的色素颗粒可被误认为沉渣成分,SM 染色时有时可产生酪氨酸样针状的色素结晶,需注意鉴别。

4. 本染色法可因尿液有形成分和染色液的保存时间、尿 pH、加入量和染色时间等条件的不同,使得有形成分的受染程度和效果出现差异。

5. 尿液有形成分和 SM 染色液的比例以 4∶1 或 5∶1 为佳。若染色液比例增加,则淡染细胞有减少的倾向。染色后 10min 内观察效果较好,时间过长可引起淡染细胞向浓染细胞转化,闪光细胞胞质内的颗粒也会逐渐失去布朗运动的闪光特性,染色后 60min,大部分淡染细胞均会变成浓染细胞。

6. 如需进行有形成分的定量计数,需严格按比例加入染色液,计算最终结果时应按染液的稀释比例进行换算修正,以免因稀释问题影响定量结果的准确性。

7. 染液保存于凉暗处,如出现细微颗粒样沉淀物,表示染色性能降低,不宜使用。

【方法学评价】

该染色法便于识别各种形态的红细胞;可区分死亡和存活的白细胞(主要为中性粒细胞),适用于尿路感染疾患的诊断;可检出闪光细胞,有助于肾盂肾炎的辅助诊断;有助于检出和区分透明管型、颗粒管型、细胞管型和上皮细胞;有助于发现多核巨细胞和包涵体。

我国《全国临床检验操作规程》第 2 版推荐在尿液有形成分分析中使用 SM 染色法。该染料价廉易得,染色方便,已成为国内外介绍最多的染色方法。但本法试剂配制后易产生沉淀,且对尿有形成分鉴别作用不够强,但是目前已经有一些商品化的改良 SM 染色液,不容易产生沉淀,且将两种染液合并,是一种较实用的染色液。欧洲国家的专家建议使用 S 染色法。

三、Berhe-Muhlberg 染色法

最早由一位叫李普曼(Lippman)的人设计,因此也称作李普曼染色法,属伊红 - 亚甲蓝类染色法,该染料由饱和苦味酸、甘油、亚甲蓝、伊红等成分构成。但染料组合后易产生紫褐色细颗粒而干扰染色效果。

【染液配制】

A 液:0.5% 伊红 Y 水溶液

B 液:饱和苦味酸　　　　　　100ml

　　　1% 亚甲蓝水溶液　　　10.0ml

　　　甘油　　　　　　　　　5.0ml

　　　混合均匀

A 液和 B 液可分别长期保存,备用。

【操作方法】

尿液标本离心后,留取沉渣量约0.2ml。在沉渣中加 A 液 1 滴,轻摇混合,放置 1~2min 后,再加 B 液 1~2 滴,混合。取 1 滴于载玻片上,加盖片,放置 2~3min 后镜检。

【有形成分特点】

1. 红细胞　染淡橙红色。

2. 白细胞　核染浓紫色,胞质染淡红色。

3. 上皮细胞　核染蓝紫色,胞质染淡红色。

4. 红细胞管型　呈淡粉色。

5. 白细胞管型　呈淡蓝色。

6. 酵母菌　不着色。

7. 黏液丝　染为淡蓝色。

【注意事项】

操作过程虽然简便,但不可将两步染色合并,两种染料不要混合在一起使用。B 液配制时间长以后,容易产生紫褐色细微颗粒,干扰染色效果和观察效果,镜检时应注意鉴别区分。

【方法学评价】

适用于区分红细胞管型和白细胞管型,区分形态近似的红细胞和酵母菌。但由于采用两步染色法,操作略烦琐,目前应用范围有限。

四、阿利新蓝 - 中性红染色法

阿利新蓝 - 中性红染色法为国内吴凤桐研制,由阿利新蓝和中性红两种染料成分配制而成,对尿中的细胞和管型有很好的染色效果。

【染液配制】

阿利新蓝(alcian blue)　　　18g

中性红(neutral red)　　　　13g

分别溶于 1 000ml 生理盐水中,加热促溶、过滤。

将两液混合后置瓶内室温存放,为应用液,可稳定 2 年。

【操作方法】

分为手工染色和仪器染色两种方式。

手工染色:按常规方法离心和留取尿沉渣 200μl,在离心沉淀物中添加 1 滴的染色液,混合均匀,2min 后滴到载玻片上并加盖片后镜检,也可滴入专用尿沉渣计数板上观察。

仪器染色:仪器由计算机操控染色过程,仪器按标本编号顺序在指定从尿沉渣试管内吸取 200μl 标本,送入主机的染色池中,按一定比例添加染色液。染色后混匀的样本经过仪器的管路系统送入定量分析板中,供拍摄图片和分析计数用。具体操作参考相关仪器操作规程。

【有形成分特点】

1. 红细胞　新鲜红细胞染呈橙黄色或淡红色,个别红细胞中心部位残存血红蛋白时,可被染为褐色或蓝色。

2. 白细胞　①中性分叶核粒细胞:活细胞核被染呈橘红色,胞质内可有活跃的布朗运动现象。死细胞核染呈天蓝色,核形清晰,胞质着色较淡。闪光细胞基本不着色,胞质内可见运动颗粒,胞体周边有突起样物。②淋巴细胞:细胞体积较小,核为圆形且染呈灰蓝色,细胞质少且染呈灰色。③单核细胞:胞体大,核染呈蓝色,胞质染呈灰色,丰富且不规则。④嗜酸性粒细胞:细胞核多分两叶,呈八字形,胞质红染且可见颗粒。

3. 上皮细胞　核染呈橘红色,胞质染呈灰蓝色或冷灰色。

4. 管型　透明管型一般不着色或淡染呈灰蓝色;颗粒管型和白细胞管型染呈紫红色;红细胞管型和红细胞着同样颜色;血红蛋白管型染呈紫色或紫红色;蜡样管型染成红紫色或深紫色;脂肪管型中的脂肪滴不着色或染呈淡蓝色。

5. 结晶、细菌和酵母菌　不着色。

6. 精子和滴虫　不着色。

【方法学评价】

有学者报道:该染色法对管型的染色效果更佳,可检出管型 20 余种,除了传统报告的管型类别外,根据管型的形态特征还发现有麻花形管型、镶嵌形管型、球状管型、崩解形管型等。该染色法对异常红细胞形态较为敏感,可对面包圈样红细胞、影红细胞、皱缩形红细胞、小红细胞、新月形异常红细胞形态进行区分,对临床探讨血尿来源有参考价值。在上皮细胞染色方面,可对鳞状上皮细胞、移行上皮细胞的层次和类别,小圆上皮细胞,肾小管上皮细胞进行鉴别,为肾脏疾病的早期发现、诊断与治疗提供了新方法,对肾脏疾病病理学基础研究有重要意义。

五、Larcon 染色法

被称为拉康染色法。因含有联苯胺和硝普钠,对应用者有一定危害性,因此非特殊需要情况下,不推荐使用。

【试剂配制】

A 液:1% 联苯胺溶液　　　60ml

　　　2% 硝普钠溶液　　　10ml

　　　加蒸馏水至　　　　100ml

B 液:3% 过氧化氢溶液

【操作方法】

取尿沉渣 1 滴于小试管内,加 A 液 1 滴,立即混合,然后加 B 液 1 滴再次混合均匀。取出滴于载玻片上并加盖盖玻片,立即镜检。

【有形成分特点】

1. 红细胞 呈蓝色~紫色。

2. 白细胞 核染淡蓝色,胞质呈黄绿色。

3. 上皮细胞 不着色。

4. 管型 根据管型种类不同,呈蓝色或黄绿色。

5. 细菌和酵母菌 不着色。

【注意事项】

如果尿液呈碱性时,可加 10% 硝酸溶液 1~2 滴调整。如果为高比重尿,需要染色 5~8min。

【方法学评价】

此方法主要对红细胞着色比较好,尤其是红细胞数量少且需要确认时。可区分白细胞、红细胞和酵母菌。此方法染色后标本不要长时间放置,超过 5min 后背景会呈暗青色,使得各类细胞辨认发生困难。染液中含有致癌物质联苯胺,目前不推荐使用。

六、Prescott-Broolie 染色法

派 - 伯染色法(Prescott-Broolie staining)由两种液体混合而成。

【试剂配制】

A 液:2,7- 二氨基芴　　　0.30g

　　　四溴二氯荧光黄　　0.13g

　　　95% 乙醇　　　　　70ml

　　　充分溶解混匀

B 液:醋酸钠　　　　　　11.0g

　　　0.5% 醋酸　　　　 20ml

　　　3% 过氧乙酸　　　 1.0ml

　　　充分溶解混匀

应用液:使用前将 A、B 两液混合,过滤后备用。混合后的应用液可稳定 48h。

【操作方法】

离心后的尿沉渣约 0.2ml,滴加应用液 1~2 滴,混匀染色。取少许置于载玻片上并加盖盖玻片,显微镜下观察。

【有形成分特点】

白细胞:胞质呈淡蓝色,核染深蓝色,2min 后全部染呈黑色。

红细胞、上皮细胞和管型被染成红色。

【方法学评价】

Prescott-Broolie 染色法是一种早期采用的染色方法,主要用于观察细胞和管型。由于染色应用液寿命较短,染色时间需要控制,一般不使用。

七、其他染色法和商品化染色液

1. 冰乙酸 尽管并非染色液,但是在鉴别尿中红细胞以及在观察白细胞核形方面具有

显著作用,可配制 2% 的冰乙酸备用。当需要鉴别时,在尿沉渣标本中加入 1~2 滴 2% 的冰乙酸溶液,红细胞被溶解,从而将白细胞凸显出来,它还有突出白细胞核形的作用,可比较容易区分单个核白细胞和多个核白细胞。此外冰乙酸还具有溶解某些结晶或将结晶形态改变的特性。

2. 甲苯胺蓝　0.5% 的甲苯胺蓝溶液是一种非常容易使用的细胞核染色剂。0.5% 甲苯胺蓝染色液配制:取甲苯胺蓝粉 0.5g,10% 醋酸液 10ml,无水酒精 4ml,加蒸馏水 86ml。甲苯胺蓝水染液:取 0.5g 甲苯胺蓝,溶解在 100ml 蒸馏水中,即成 0.5% 甲苯胺蓝水溶液。染色后可突出观察细胞核的结构和形态特点。

3. 革兰氏染色　虽然革兰氏染色(Gram staining)作为微生物学检验的常规染液,用于鉴别革兰氏阴性菌与革兰氏阳性菌,但是其对尿液沉渣染色也很有帮助,它可以用于干片的染色,例如干燥涂片或使用甩片机制备的样本的染色,这些标本被固定后即可使用革兰氏染色液进行染色,便于对沉渣中的细胞和管型进行鉴别,同时可了解尿沉渣中感染细菌的情况。

4. COVA 染液　一种商品化尿沉渣染色液,是一种改良后的 SM 染色液,已经将原有的 A、B 液合并在一起,而且染色液可在室温条件下保持稳定,不需冷藏或冷冻保存,不会出现沉淀物,包装瓶内染液容量为 25ml。可对尿沉渣中的各种类型细胞和管型进行定性或定量分析,具有良好的鉴别效果。

染液生产商提供的染色方法是:离心后的尿沉渣 1ml,加入 COVA 染液 1 滴,将染液与沉渣混合均匀。将混匀后的染色标本滴加到 COVA 计数板上,将计数板置于显微镜物镜头下观察。在低倍镜头下寻找和辨认管型,用高倍镜观察和辨认其他有形成分。尿液中常见细胞和管型等有形成分的 COVA 染液染色特点见表 4-1。

表 4-1　COVA 染液尿液有形成分染色特点表

尿液有形成分类别		染色特点		评价
红细胞		酸性尿:淡淡的紫色 中性尿:粉色(未染色样) 碱性尿:深紫色		—
白细胞	中性粒细胞(深染细胞)	核:红紫色	胞质:蓝紫色~紫色颗粒	大于深染细胞,胞质颗粒有或没有出现布朗样运动
	闪光细胞	核:淡蓝色~无色	胞质:苍白蓝色	
上皮细胞	肾上皮细胞	核:深紫色	胞质:橙黄色~紫色	轮状细胞核与白细胞区分
	移行上皮	核:深蓝色	胞质:淡蓝色	
	鳞状上皮	核:紫色	胞质:粉红色~蓝紫色	
管型	透明管型	包含物:无	整体:粉红色~淡紫色	—
	细颗粒管型	包含物:紫色细小颗粒	整体:粉红色	—
	粗颗粒管型	包含物:深紫色颗粒	整体:紫色	—
	脂肪管型	包含物:不着色的脂滴	整体:粉红色	—
	红细胞管型	包含物:淡紫色完整的细胞	整体:粉红色	血红蛋白管型中血红蛋白来自破坏后的红细胞
	蜡样管型	—	整体:由浅至深的紫色	—

续表

尿液有形成分类别		染色特点	评价
细菌	死菌	深紫色	生物体的运动性能不被减弱
	活菌	不着色或粉红色	
菌丝体或真菌		淡紫色	—
阴道滴虫		淡蓝色	—

5. Sedi Concentrated 染色液　也称为 Sedi 染色液一种商品化的、稳定的改良 SM 染色液,虽然已经将 A、B 两种染液混在一起,但是不会像传统 SM 染液一样产生沉淀物,也不需要过滤使用。如果出现沉淀,表明该染液已经变质,不可再用。该染色液在室温保存即可,有12.5ml 和 60ml 两种包装规格。该染色剂的各种成分组成为:

结晶紫　　　　0.10%
番红 O　　　　0.25%
乙醇　　　　　10.00%
草酸铵　　　　0.03%
水和稳定剂　　89.62%

该染色液可对尿沉渣中的血细胞、上皮细胞和管型,以及其他有形成分进行快速染色,可用于对尿中有形成分的准确鉴别。

6. Baso 尿沉渣染色液　一种商品化尿沉渣染色液,具有两种类型,一种为采用 SM 染色原理的染液,已经将两种成分合并成应用液,方便使用,而且可保持稳定不出现沉淀物;另一种为采用 S 染色原理的染液,也已经将几种染色成分合并为应用液,方便使用且保持稳定不会出现沉淀物。

使用时在待的尿沉渣标本中加入染色液 1 滴,混合均匀,1min 后即可滴于载玻片或尿细胞计数板上,在显微镜下观察。若染色时间过长,可能使被染色成分颜色变深,因此染色后应该尽快镜检。其各类细胞染色特点请参考 S 染色和 SM 染色。

第二节　固定染色法

固定染色法首先需要对标本进行离心处理,取沉淀物制备涂片。制备涂片的方法有滩涂法和推片法。所制成的涂片薄厚适当,并尽可能迅速干燥。

如有条件可使用细胞涂片离心机(图 4-1)对尿标本进行制片。将标本细胞浓度控制在一定范围,先将滤纸和载玻片置于离心单元内(图 4-2),再吸取一定量的尿沉渣标本置于仪器的专用样品杯内,然后放入细胞离心机后进行离心制片,具体操作步骤请参考相应的细胞离心机说明书。制备好的涂片,其细胞会集中分布在滤纸圆形窗口后面的玻片上,直径一般在5~6mm(有单孔和双孔滤纸和玻片,图 4-2 为单孔滤

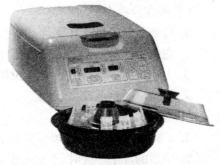

图 4-1　细胞离心机

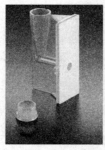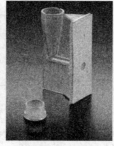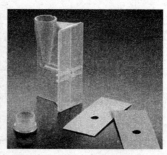

图4-2　滤纸和样本杯

纸和样本杯),取出玻片后,切忌触碰细胞区域,然后再进行相应的染色,将获得更好的、不易变形的细胞,形态特点更加典型和易于鉴别。

一、May-Giemsa 染色法

【染液配制】

A 液:(May-Grunwald 液):May-Grunwald 染料 3.0g,无水甲醇 100.0ml。

将染料倒入 200ml 圆锥烧瓶内,加入无水甲醇,在 50℃水中充分混合。取出烧瓶,立即摇动数次,室温下冷却,放置 24h 后过滤使用。

B 液:即吉姆萨(Giemsa)原液,吉姆萨粉剂 0.8g,甲醇 50.0ml,甘油 50.0ml。

将吉姆萨粉剂溶于甲醇中,在乳钵中充分研磨,溶解后再加甘油,混合摇匀,置 37~40℃温箱中 8~12h,用棕色瓶密封保存。

【操作方法】

1. 制片　吸取离心后的尿沉渣少许,滴于载玻片上。有形成分量少时可涂抹成较厚的椭圆形膜,有形成分量多时可采用推血片法推成薄膜。肉眼血尿时可采集红细胞表层,置于载玻片上拉片。

2. 干燥　制片后立即甩干或用电风扇急速吹干。

3. 固定　涂片表面干燥后,加 A 液固定 2min,如尿沉渣为血性,应固定 4min。

4. 缓冲　涂片上加磷酸盐缓冲液(pH6.4),混合 1~2min。用水冲洗玻片,待干。

5. 染色　用 Giemsa 应用染液(Giemsa 原液用 pH6.4 磷酸盐缓冲液稀释 30 倍),滴于玻片上,染色 15min(染色时间可因涂片薄厚、标本种类不同而各异)。

6. 冲洗和干燥　染色后用水冲洗,风干或保温箱中 40℃干燥,镜检。

【有形成分特点】

1. 红细胞　染呈粉红色。

2. 白细胞　核染紫红色,胞质染粉红色。

3. 上皮细胞　核染呈红紫~深紫色,胞质染呈灰蓝~蓝色。

4. 管型　淡紫色或深紫色。

【注意事项】

1. B 液为吉姆萨原液,可事先用 pH6.4 磷酸盐缓冲液稀释 30 倍作为应用液,备用。

2. 染后的片子冲洗时,不宜过度或用力冲洗,以免涂片中的沉渣固定不牢而被冲掉。

3. 制备沉渣涂片时,玻片表面应洁净,无油脂类物质。新投入使用的玻片应该适当洗涤,使玻片表面 pH 呈中性或略偏酸性。

4. 染色后的沉渣片可作为教学标本,保存在干燥处。为达长期保存目的,可在表面加一盖片,封片保存。

二、瑞特染色法、吉姆萨染色法和瑞 - 姬复合染色法

瑞特染色(Wright stain)、吉姆萨染色(Giemsa stain)和瑞 - 姬混合染色(Wright-Giemsa stain)为三种类似的染色法,常用在血片和骨髓片的染色工作中,但是也可用于尿沉渣细胞染色中。

【染液配制】

所用瑞特染液、吉姆萨染液、瑞 - 姬复合染色液同于血片染色时所用的染液,配制方法见有关参考资料,也可购买商品化染色液。缓冲液同于血片染色所用缓冲液。

【操作方法】

1. 制片 吸取离心后的尿沉渣少许,滴于载玻片上。有形成分量少时可涂抹成较厚的椭圆形膜,有形成分量多时可采用推血片法推成薄膜。肉眼血尿时可采集红细胞表层,置于载玻片上拉片。使用细胞离心机制片效果更好。

2. 干燥 制片后立即甩干或用电风扇急速吹干。

3. 染色 在沉渣涂片表面滴加所选择的染液 2~3 滴,覆盖整个沉渣涂片区域。染色 1min 后滴加等量的缓冲液。染色 10~15min 后,用水冲洗干净,晾干。

4. 镜检 可在高倍镜下直接观察或封片后镜检。

【有形成分特点】

1. 红细胞和白细胞 其染色特点基本同于血片染色特点,颜色深浅与染色时间有关。白细胞可区分出中性粒细胞、嗜酸性粒细胞、淋巴细胞等。

2. 上皮细胞 核染红紫色 ~ 深紫色,核仁染色与胞质类似,但颜色略深,胞质染灰蓝 ~ 蓝紫色。

3. 管型 颗粒管型和蜡样管型染淡紫色 ~ 深紫色,细胞管型可看清管型内的红、白细胞种类。可发现血小板管型,管型中血小板为紫红色颗粒状。

4. 黏液 染成蓝色,可与管型相区分。

5. 肿瘤细胞 可检出和识别肿瘤细胞。肿瘤细胞的核质比值、核形不整、染色质增多及粪便不匀,核膜肥厚、核仁增大等特征性改变清晰可见。但对鳞状上皮癌细胞的识别较巴氏染色法略差。

【注意事项】

1. 三种染色液用法基本相同,但瑞 - 姬复合染色法细胞核及胞质颗粒的染色效果最佳。

2. 如果因沉渣膜过厚或涂片上细胞过多而染色较深时,可将涂片置于水中或在涂片的膜上加少许水进行简单脱色。

3. 对变性的细胞染色效果不好。

【方法学评价】

操作同于血片染色法,简便快速,且无细胞被稀释和被破坏的缺点。可对沉渣中的白细胞进行细致分类,可发现一般染色法不能发现的血小板管型。与巴氏染色标本比较,细胞不易退色,滴虫更易识别,但重叠的细胞比较难辨认。染色后的标本可长期保存,用于教学和

科研工作。

三、巴氏染色法

巴氏染色法（Papanicolaou stain）是一种经典的细胞染色法，可用在细胞学和病理学细胞染色中。细胞核的主要成分是 DNA，其等电点为 1.5~2.0，当等电点 >2 时 DNA 带负电，能与带正电的染料阳离子结合。苏木精是染核的染料，氧化后成为氧化苏木精素（即苏木素红或苏木精），它的等电点是 6.5，当染液的酸碱度调节到 2.2~2.9 时，苏木精能析出阳离子，与带负电的 DNA 结合。因为苏木精阳离子电荷不强，与 DNA 结合不牢，所以染色不深。当加入硫酸铝钾（俗称钾矾）等媒染剂后，即成带强正电的大分子带色体——苏木精矾，后者具有强大亲和力，与 DNA 结合牢固，染成较深紫色，不易为醇、水洗脱。细胞质中的蛋白质等电点约为 6.0，在不同的酸碱度中能与不同的染料结合。但在 pH<4 时，不再与染料的阳离子结合；在 pH>8 时，不再与染料的阴离子结合。伊红、亮绿、橘黄、俾斯麦棕的发色部分都是阴离子，只能与蛋白质的阳离子结合。因此，染色环境不能太酸或太碱。较"年轻"的细胞如底层鳞状上皮细胞质中含有核蛋白体较多，易与亮绿结合而染绿色；成熟的细胞质中含有核蛋白体较少，如成熟的红细胞或表层角化鳞状上皮细胞易与伊红结合染红色；衰老的细胞如完全角化细胞，则可与橘黄结合而呈橘黄色。

【染液配制】

1. 赫氏苏木精（Harris hematoxylin）染液

苏木精	1.0g
95% 乙醇	10.0ml
硫酸铝钾（亚明矾）	20.0g
氧化汞	0.5g
蒸馏水	200.0ml
冰乙酸	2.0ml

取苏木精 1.0g，溶于乙醇 10ml 中；另取一容量为 1L 的烧杯，加入蒸馏水 200ml，加入已研细的硫酸铝钾 20g，加热溶解。90℃时加入苏木精乙醇液，继续加热迅速至沸。离开火源，将黄色氧化汞粉末 0.5g 徐徐加入，并随时搅拌。加汞时应该注意爆沸，再继续加热到溶液呈紫色为止。立即移入冷水中冷却，以免过度氧化为棕色沉淀。在冷却后的染液中加入冰乙酸 2ml。次日过滤，置棕色瓶中至少放置 2 周后方可使用。使用时用此原液加等量蒸馏水混合即可。如发现染料沉淀，并有大块结晶析出，染液即已失效。

2. 橘黄 G⁶（orange G⁶）染液

橘黄 G⁶	0.5g
钨酸	0.015g
无水乙醇	95.0ml
蒸馏水	5.0ml

取橘黄 G⁶ 染料 0.5g，先溶于蒸馏水 5ml 中，再加无水乙醇 95.0ml，磷钨酸 15mg，贮于棕色瓶中，用时过滤。

3. EA³⁶ 染液

0.5% 淡绿 SF（95% 乙醇溶液）	45.0ml

0.5% 黄色伊红（95% 乙醇溶液）	45.0ml
0.5% 俾斯麦棕（95% 乙醇溶液）	10.0ml
磷钨酸	0.2g
饱和磷酸锂水溶液	

先将三种染料各称 0.5g,分别溶于蒸馏水 5.0ml 中。待溶解后,各加无水乙醇至 100ml,分别保存于棕色瓶备用。用时按上述配方配制。

【操作方法】

1. 将干燥的尿沉渣涂片置于乙醚和 95% 乙醇等量混合液中,固定 15~30min。

2. 依次置于 80%、70%、50% 乙醇内,固定 0.5min,然后用蒸馏水冲洗干净。

3. 用苏木精染液浸泡染色 6~10min,然后用蒸馏水冲洗干净。

4. 置于 0.5% 盐酸液浸泡 5~6 次,洗去多余的苏木精液,至涂片转为淡红,即刻用蒸馏水冲洗干净。

5. 置于饱和磷酸锂水溶液中浸泡 1min,再用蒸馏水洗净。

6. 再依次将涂片置于 50%、70%、80% 乙醇内 0.5min,然后置于 95% 乙醇中至少 2min 脱水处理。

7. 在橘黄 G^6 染液中染色 1~2min。

8. 用 95% 乙醇迅速洗涤 2~3 次,去掉多余的橘黄。

9. 在 EA^{36} 染液中染色 1~2min。

10. 用 95% 乙醇迅速洗涤 2~3 次,去掉多余的染色液。

11. 再置于无水乙醇中脱水,然后置于二甲苯中洗 2 次,待干镜检。

【有形成分特点】

1. 红细胞 鲜红色。

2. 白细胞 胞质染淡蓝~绿色,核染呈深蓝~黑色。

3. 上皮细胞 核染呈深蓝~深紫色,核仁红色;胞质受色因细胞的类型和分化程度不同,可呈现橘黄色、粉红色或蓝绿色。

4. 管型 透明管型染呈淡蓝色或偶尔呈橙黄色;颗粒管型可染呈蓝色~灰色,基质中含有清楚或粗的折光性颗粒;肾小管上皮细胞管型的管型基质染呈蓝色、灰色或橙色,透明或呈颗粒状,其间充满肾小管上皮细胞;蜡样管型染呈一致性橘黄色或蓝色,并含有明亮的折射物,边缘有裂缝及切口状缺陷;脂肪管型染呈蓝色、橙色、灰色或棕色,管型中大的空泡为不被染色的脂肪滴;红细胞管型基质染呈蓝色,含有染呈暗红色或橙红色的红细胞;白细胞管型基质呈淡蓝色、灰色或橙色,内含白细胞。

5. 黏液丝 染呈淡蓝色或粉红色。

【方法学评价】

巴氏染色法优点较多,但多用于临床病理和细胞学检查染色方面,可使细胞形态及结构清楚,易于辨认和鉴别,尤其对鉴别泌尿系统中肿瘤细胞有诊断价值。还可用于科研以及示教片的染色。染色后标本可保存较长时间。

巴氏染色技术要求较高,试剂多样,染色步骤复杂,除检验泌尿道肿瘤细胞外,很少用于尿沉渣细胞检查,因此不适宜作为常规尿液有形成分的染色检查手段。

四、Hansel 染色法

也称为汉氏染色法,适用于区分尿中的中性粒细胞和嗜酸性粒细胞。

【染液配制】

0.3% 伊红和 1% 美蓝染液(Hansel 是注册商标,该染液为商品化出售的产品)。

【操作方法】

使用自配染料染色:

1. 制备沉渣涂片　按常规方法离心尿液,取沉渣涂片并干燥。最好制作两张沉渣涂片镜检。使用自动甩片机制备涂片更好。

2. 涂片用 95% 甲醇固定 1~2min,等干燥后加 0.3% 伊红染液数滴,染色 30s。

3. 水冲洗后用 95% 乙醇脱色 1min,再加入 1% 美蓝染液数滴,染色 1min。

4. 水冲洗后用 95% 乙醇脱色 1min。

5. 干燥后的片子加盖玻片后镜检。

6. 镜检方法:用 10 倍物镜观察全片,发现红色细胞用 40 倍物镜鉴别。在高倍镜下计数至少 200 个白细胞数量,计算其中嗜酸性粒细胞的百分比。

使用商品化 Hansel 染液染色:

1. 制备沉渣涂片,使用自动甩片机制备涂片更好。用 95% 的甲醇迅速固定约 5s。

2. 加 25 滴 Hansel 染液于涂片上,覆盖整个标本表面,染色 30~45s。

3. 加 25 滴蒸馏水于染液上,停留约 30s。

4. 用水冲去玻片上的染液后,加 95% 甲醇冲洗干净玻片,使其迅速干燥。

5. 染色好的片子可在油镜下观察。

【有形成分特点】

染色后尿中嗜酸性粒细胞胞质呈现红色或粉红色颗粒,细胞核不着色。其他白细胞胞质基本不着色。

【注意事项】

Hansel 染料配制时不需要加热处理。

在尿沉淀物中预先滴加 2 滴小牛血清或滴加 1 滴 5% 白蛋白溶液,然后制成涂片可保持细胞形态完整并提高染色效果。

【方法学评价】

Hansel 染色法是一种简便的染色方法,同瑞特染色法一样染色液主要由可溶于甲醇的美蓝和伊红 Y 组成,都属于罗曼诺夫斯基(Romanovsky)染色方法中的一种。Hansel 染色液能更好地显示尿液或分泌物中的嗜酸性粒细胞。Nolan 等认为此染色法比瑞特染色法检出急性间质性肾炎伴嗜酸性粒细胞的机会高 5 倍,对嗜酸性粒细胞检出的敏感性为 91%,特异性为 85%。一般以尿中嗜酸性粒细胞超过 1% 为阳性结果,Corwin 报道尿中嗜酸性粒细胞大于 5%,可增加急性间质性肾炎的诊断特异性。尿中嗜酸性粒细胞增加对诊断急性间质性肾炎有一定价值;还可见于肾盂肾炎、急性或慢性肾小球肾炎、肾结核、肾功能衰竭、肾病综合征患者、肾移植排斥反应和嗜酸性粒细胞性膀胱炎。

Hansel 染色也可应用于鼻、支气管、眼分泌物中的嗜酸性粒细胞检查。

第三节　特殊成分染色法

一、苏丹Ⅲ染色法

该方法是根据苏丹Ⅲ乙醇饱和液更容易溶入脂肪这一性质而建立的染色技术,常用于脂肪球、含脂肪颗粒的细胞和脂肪管型的染色。还可用于乳糜试验染色。

【染液配制】

苏丹Ⅲ饱和乙醇溶液:于70%乙醇中加入1~2g苏丹Ⅲ,振摇后密封,放58~60℃温箱中过夜,期间多次振摇。取出后室温保存和使用,使用前过滤,或取上清液使用。

【操作方法】

尿液标本离心后留取沉渣约0.2ml,在沉渣中滴加饱和苏丹Ⅲ溶液2~3滴,混合。

染色15~30min后镜检。也可在载玻片上先滴尿沉渣1滴,再加染液1滴,混合后即刻镜检。

【有形成分特点】

1. 脂肪球　染呈红~橙红色,胆固醇和中性脂肪可着色,中性脂肪着色较深。
2. 脂肪管型　其中的脂肪颗粒和脂肪滴均被染呈红~橙红色。
3. 卵圆形脂肪体(oval fat body)以及混入尿中的橄榄油、甲苯等也可着色。

【注意事项】

染色液有易挥发性,因此染色时间不宜过长。

苏丹Ⅲ饱和乙醇溶液染色液具有挥发性,使用后应即刻盖紧盖子。出现沉淀后需再次过滤后使用。

【方法学评价】

用于脂肪类成分鉴别的一种方便的染色方法,可配合偏振光显微镜检查法对尿液中的脂肪和脂肪管型、胆固醇结晶进行确认鉴定。可用于区分气泡和脂肪滴,但不适用于其他尿中有形成分的染色和鉴别。

二、碘染色法

本方法适用于碘淀粉反应,用于检出混入尿液中的植物性淀粉颗粒及动物性糖原。

【试剂配制】

碘	1g
碘化钾	2g
蒸馏水	100ml

先将碘化钾2g溶于5~10ml蒸馏水中,加入碘1g振摇溶解后,加蒸馏水至100ml。置褐色试剂瓶中,室温保存备用。

【操作方法】

于尿沉渣试管中滴加碘液试剂1~2滴,15min后将沉渣标本取一滴,置于载玻片上观察。急查时可将载玻片上的尿沉渣标本直接滴加1滴碘液试剂,摇动混合后镜检。

【有形成分特点】

1. 淀粉颗粒 染呈蓝紫色。依淀粉种类不同可有不同的颜色,直链淀粉染呈蓝色,支链淀粉染呈红~紫色。糖原染呈褐色。淀粉类(淀粉样蛋白)、黏多糖类也可着色。

2. 红细胞 淡黄~淡黄褐色。

3. 白细胞 无色~黄褐色。

4. 上皮细胞 淡黄褐色。

5. 管型 无色~褐色。

【方法学评价】

试剂简单,操作简便。主要用于鉴别淀粉颗粒或含淀粉成分的不明物质。

三、含铁血黄素染色法

也称尿含铁血黄素实验或 Rous 实验。本法是利用含铁血黄素颗粒中的 Fe^{3+} 与试剂中的亚铁氰化物发生普鲁士反应而呈蓝色这一原理,检测尿中含铁血黄素颗粒。

【试剂配制】

A 液:2% 亚铁氰化钾水溶液(用时新鲜配制)

B 液:3% 盐酸溶液

【操作方法】

按常规方法留取和制备尿沉渣标本。在尿沉渣标本中加入 A 液 2ml,B 液 2ml,充分混合均匀,室温条件下静置染色 10min。

将染色后的标本再次按常规方法离心后,取沉淀物涂片,加盖玻片后在显微镜高倍镜下观察,必要时可使用油镜观察。

【有形成分特点】

如见到分散或成堆的蓝色闪光颗粒,直径在 $1\sim3\mu m$,即为阳性。如见到位于细胞内的蓝色颗粒则更为可信。管型中亦可见到这种蓝色颗粒。

【方法学评价】

正常人为阴性。主要用于辅助诊断慢性血管内溶血性疾病,如阵发性睡眠性血红蛋白尿、溶血性贫血等。

有时因尿中血红蛋白量少,隐血实验阴性,则需要检查尿中的含铁血黄素颗粒。

在溶血初期,虽然有血红蛋白尿出现,但血红蛋白尚未被肾小管上皮细胞摄取并形成含铁血黄素颗粒,因此本实验可呈阴性反应。

四、过氧化物酶染色法

过氧化物酶染色法(Pereira 法)属于固定染色技术,是以粒细胞过氧化物酶反应为基础的染色方法,用于鉴别尿中粒细胞和非粒细胞,也可以鉴别颗粒管型中颗粒的来源。

【试剂配制】

含碘化钾磷酸盐缓冲液(pH5.8):0.067mol/L 的磷酸盐缓冲液 100ml,加入碘化钾 100mg,使充分溶解,备用。

瑞特染色液(Wright stain)

【操作方法】

1. 按常规方法离心和留取沉渣标本,涂片和风干。

2. 在沉渣涂片上滴加瑞特染色液数滴,覆盖全部涂片区域,染色 10~15s。

3. 等量滴加含碘化钾磷酸盐缓冲液,迅速与瑞特染色液混合均匀,染色 1~3min。

4. 水冲洗干净后,吸水纸立即吸干多余水分,显微镜高倍镜检查。

【有形成分特点】

过氧化物酶阳性细胞:细胞内出现蓝绿 - 棕黑色的颗粒。成熟的粒细胞(主要为中性粒细胞和嗜酸性粒细胞)呈强阳性反应;单核细胞可呈弱阳性反应或阴性;淋巴细胞、肾小管上皮细胞及其他各类细胞为阴性。

【注意事项】

1. 碘化钾磷酸盐缓冲液 pH 以 5.8 为最佳。

2. 染色后需立即将水分吸干并及时镜检,否则可因时间延长而导致褪色。

【方法学评价】

本实验的活体染色法还可用 Preseott-Brodie 或 Kaye 等染色方法,但因所用试剂不易获取而难以使用。

如使用固定染色技术,可选择 Washburm 法或 Pereira 法。前者方便易行,且染色效果好,阳性颗粒呈鲜明的深蓝~蓝黑色,但因所用试剂中含联苯胺,有致癌作用,在使用上受到限制。而本法的试剂配制和操作程序同样简单方便,适宜于常规使用。

第四节　染色方法的进展

一、一般介绍

目前已经有使用细胞化学、荧光抗体染色技术和酶免疫化学技术进行尿沉渣染色的报道。如采用酸性磷酸酶染色可区分透明管型和颗粒管型;采用 Hansel 染色技术识别尿中的嗜酸性粒细胞;使用 Naphy-AsD 染色识别尿中的单核细胞等。

国内有作者利用纺织染料碱性亚甲蓝溶液对尿液沉渣进行染色,可区分红细胞、白细胞、上皮细胞和各种管型,能够清晰地观察到红细胞的变形情况。这种染料还曾经被应用于血细胞血片染色中。

采用荧光抗体染色和酶免疫化学染色可更加清晰地辨认各种细胞和管型,更加清楚地了解管型的形态、结构和组成。Grupp C 等报道在丙酮固定后鉴别非鳞状上皮细胞核的凝集素染色法,即通过免疫荧光法检查提供了一种鉴别尿中有核细胞的可靠方法。

应用标记抗体法可检出尿中有形成分未见报道,但存在于尿中的血小板和血小板管型在依靠形态学检验的时代不可能准确辨认,可能被当作"颗粒"而忽略。血小板和血小板管型的检出为临床医学探讨肾脏疾病的发生、发展及在发病早期、中期和高凝状态的相互关系增添新的内容。

以往尿管型报告因形态学结果,只能是依据其种类和数量推论某种疾病的意义,应用单克隆标记技术检测尿中的各种管型,可以发现沉积在管型内的不同蛋白质,如球蛋白、纤维蛋白、各种补体蛋白、血小板膜糖蛋白、轻链蛋白、白蛋白等多种蛋白质成分,对肾脏疾病的诊断具有明显价值。如轻链沉积管型是临床对骨髓瘤患者判断是否进入轻链病肾病期的非创伤性尿液参考诊断,同时也是区分两种轻链分型的唯一依据。它对疾病的发生与进展程度具有十分重要的实验诊断价值。

有作者采用直接、间接荧光抗体法检测尿液有形成分,用荧光显微镜观察,在急性肾炎、慢性肾炎、糖尿病肾病、SLE 肾病患者尿中发现其管型显示黄绿色荧光,为阳性。表明管型内的蛋白成分主要是免疫球蛋白,还证明颗粒管型的成分除免疫球蛋白 IgA、IgG 外,还有纤维蛋白原及血小板成分存在。

单克隆抗体法,Marngafu 成功地将单克隆抗体检查技术用于各种肾病尿中细胞和细胞管型识别,判断其来源。如标记 FMC10 的细胞是粒细胞,标记 AMDT32 的细胞是单核细胞、标记 AMDT4 的细胞是 T 淋巴细胞;标记 URO1 的细胞是来源于肾小球或输尿管的上皮细胞,URO3 的细胞是来自近曲小管的上皮细胞,标记 URO5 的上皮细胞来自远曲小管或输尿管,标记 URO8 的细胞来自髓袢(亨利氏袢),标记 URO9 的上皮细胞来自输尿管。近而根据来自各部位不同的细胞种类和数量,有助于新月体肾炎、急性间质性肾炎及急性肾小管坏死的鉴别诊断。

吴凤桐等应用单克隆标记法检测尿液有形成分,使用 FITC 荧光抗体标记染色尿沉渣,将染色后的标本置于计数板上,在荧光显微镜下观察。计数每个方格中被标记上荧光染料、发出黄绿色荧光的阳性细胞,从而准确判断各类异常形态的红细胞、中性粒细胞、单核细胞、淋巴细胞、嗜酸性粒细胞和来源于各层的移行上皮和鳞状上皮细胞,肾小管上皮细胞和各种管型。在对管型的分类中,还确认了含有各类免疫球蛋白成分的管型和含有各种补体成分的管型,还可以鉴别血小板管型和轻链沉积 γ 链管型、δ 链管型等。

二、红细胞免疫球蛋白荧光染色法

此方法为西京医院检验科丁振若教授介绍推荐的一种染色方法,用于对肾小球性及非肾小球性红细胞的鉴别。方法如下:

【染色液】

兔抗人 Ig 荧光抗体(分别加入抗 IgG、IgA、IgM、IgE)

【操作步骤】

1. 制片

(1) 制片前载玻片的处理:用加有玻璃清洁液的水,浸泡新的载玻片 24h。清水冲洗载玻片后,用庆顺浸泡载玻片 24h,然后用蒸馏水浸洗 5 次,再浸泡 24h,晾干备用。

(2) 0.1% 多聚糖 -L- 赖氨酸包被载玻片:依据设定面积大小,决定包被载玻片的位置;用移液器吸取 10μl 的 0.1% 多聚糖 -L- 赖氨酸试剂置于载玻片的预定位置,用加样器的枪头涂匀预定面积,平放,自然干燥后储于 4℃冰箱条件下备用。

(3) 制片:取新鲜尿液标本 10ml,用 1 500rpm 离心 10min,取出试管,弃去上清液,加入 10ml 生理盐水洗涤 1 次,经相同条件离心,取出尿沉渣并进行涂片。每份尿液标本同时涂 4 处,自然风干后,丙酮(或 95% 乙醇)固定 10min,即刻放入 4℃冰箱内保存。染色必须在 1 周内进行。如果尿液清晰,定性后无尿蛋白,可不必经过生理盐水洗涤,直接用沉渣涂片即可。

2. 染色 将固定好的标本上滴加适当浓度的抗兔抗人 Ig 荧光抗体,放入湿盒,置于

37℃环境下孵育 40min,用 pH6.0 的磷酸盐缓冲液冲洗 3 次,滴加甘油缓冲液。用落射光荧光显微镜观察。

3. 计数　落射光荧光显微镜下计数 500 个红细胞,以荧光强度大于 2+ 的为荧光阳性细胞。根据所计数的红细胞总数求出阳性细胞百分率。每次染色过程中均宜用肾小球性血尿和非肾小球血尿病例做对照,并设置以磷酸盐缓冲液代抗 Ig 抗体的抗体替代对照。

【结果判断】

强阳性:显示荧光的红细胞 >90%(肾小球性血尿)

阳性:显示荧光的红细胞 60%~90%(拟为肾小球性血尿)

弱阳性:显示荧光的红细胞 30%~60%(拟为混合性血尿)

阴性:兔抗人 4 类 Ig 荧光抗体(IgG、IgA、IgM、IgE)染色后的红细胞均不显示荧光。

【临床意义】

1. 正常人尿中极少见到红细胞。

2. 非肾小球性血尿红细胞显示荧光细胞为阴性,肾盂肾炎患者尿中红细胞显示荧光阳性细胞在 10%~60%。

3. 肾小球性血尿红细胞显示荧光阳性细胞 >60%,对肾小球性血尿的诊断敏感性和特异性均达到 96.6%。

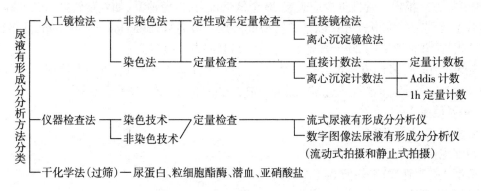

第五章

尿液有形成分检查方法

尿液有形成分检查方法可按不同的操作方法、染色与否、定量与否进行初步分类。具体每种方法都有其特定的标本留取要求、标本量、操作步骤、注意事项、特点和不同的参考范围。

从传统上来说，尿液有形成分检查经历了多年的历史发展，一直以非定量的定性方式进行，从 1925 年 Addis 开始逐渐建立了定量分析法。

尿液有形成分检查方法可根据实验特点分为定性检查法、定量检查法两大类，而具体两类做法中都可以有染色技术应用其中。各类尿液有形成分检查方法及分类参考图 5-1。

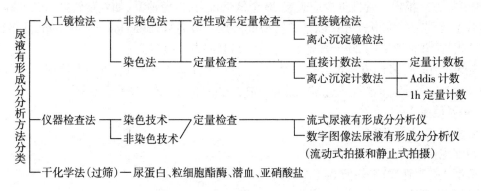

图 5-1　尿液有形成分检查方法分类

各类尿液有形成分仪器分析法不在本章介绍范围，请参考第八章。

第一节　定性检查法

尿液有形成分定性检查法可分为离心法和非离心法。无论离心法还是非离心法，都可实施染色技术，但目前国内常规镜检方法中多不采用染色技术。

一、离心镜检法

目前国内普遍采用的常规方法是离心镜检法，这也是《全国临床检验操作规程》第 4 版和中华医学会检验学会《尿沉渣检查标准化建议》推荐的方法。

【标本要求】

1. 收集当日上午排出的第一次新鲜晨尿标本或上午排出的第二次新鲜尿标本。

2. 急诊患者可随时留取新鲜中段尿标本。

3. 标本量应大于 10ml,以 20~40ml 为佳。收集后标本应尽快送实验室检查,以 1h 内送检为佳。

【操作方法】

1. 取刻度离心试管,倒入混匀后的新鲜尿液 10ml,以相对离心力(RCF)400g 速度离心 5min。

2. 待离心停止后,轻轻取出离心管,防止沉淀物重新浮起。

3. 手持离心管,倾斜 45°~90° 弃除上层清液,或用吸管吸取并弃除 9.8ml 上清液,留下 0.2ml 沉渣。轻摇离心管,使尿沉渣有形成分混合均匀。如使用带有特定沉渣乳头的尿沉渣离心管,可迅速倾倒掉上清液,管内乳头部存留的沉渣量为 0.2ml。

4. 取尿沉渣 0.02ml,滴在载玻片上,用 18mm×18mm 的盖玻片覆盖尿沉渣。注意不要有气泡出现。

5. 观察和报告方法:用 10×10 镜头观察有形成分,至少观察 20 个视野,注意发现较大的物质和管型。然后改用 10×40 镜头观察鉴定细胞成分和计算数量,应该观察 10 个高倍视野,计数镜下所见细胞数量的最低和最高值,记录结果。传统报告方式是以最低 ××~ 最高 ×× 个细胞 /HPF(high power field,高倍视野)的方式报告,但推荐采用 10 个视野的平均值 /HPF 的方式报告。管型至少应观察 20 个低倍视野,以免遗漏,如发现管型需转换高倍镜鉴定管型类别。传统报告方式以某类管型最低数 ~ 最高数 /LPF(low power field,低倍视野)的方式报告,并推荐采用 20 个视野的平均值 /LPF 的方式报告。

如果使用“+”号的方式报告检验结果,应尽量采用标准化模式,可参考使用中华医学会检验学会制定的《尿沉渣检查标准化建议》中推荐的报告方式,参考第十章。

【参考范围】

红细胞:0~3 个 /HPF

白细胞:0~5 个 /HPF

管型:(透明管型)平均值 0~1 个 /LPF

【注意事项】

1. 应采用水平式离心机,离心时应盖上盖子,以保证安全。离心时机内温度应尽可能保持 <25℃,离心机相对离心力(RCF)400g。

2. 离心后标本需尽快检验完毕。

3. 肉眼血尿或脓尿标本,盐类结晶过多的混浊标本不适宜离心镜检。若出现肉眼可见的结晶,需事先用加酸或加热等方法除去结晶后再做离心镜检,以免大量结晶的出现影响观察结果。

4. 尿量不足 10ml 的标本不适宜使用离心镜检法(或需要特殊注明尿量)。

【方法学评价】

离心法较费时且操作烦琐,但能够明显提高实验的敏感性和检出阳性率,一般通常认为比未离心法可提高 15~20 倍。若能严格按照操作规范执行,可获得比较满意的实验结果。离心法是目前尿液有形成分检查标准化方法,也是推荐方法。

二、直接镜检法

该方法采用不离心方式,取一滴混匀的尿液滴于载玻片上,直接镜检。

【标本要求】

1. 收集当日上午排出的第一次新鲜晨尿标本或上午排出的第二次新鲜尿标本。

2. 急诊患者可随时留取新鲜中段尿标本。

3. 标本量应在 5~10ml。收集后标本应尽快送实验室检查,以 1h 内为佳。

【操作方法】

1. 用一次性吸管取混合均匀的新鲜尿液,直接滴 1~2 滴于载玻片上。

2. 用 18mm×18mm 的盖玻片覆盖尿滴后镜检,注意盖玻片下不要有气泡出现。

3. 观察和报告方法同于离心镜检法中介绍的方法,但应该注明此标本采用非离心直接镜检法完成。

【参考范围】

红细胞:偶见

白细胞:0~3 个 /HPF

管型:透明管型偶见

【注意事项】

1. 未离心的尿液也需要混合均匀后镜检。

2. 适用于肉眼血尿、脓尿、婴儿尿、少尿和无尿患者,以及导尿、穿刺尿等标本量极少的标本。

【方法学评价】

1. 该方法具有速度快,标本用量少,适合于脓尿、肉眼血尿等标本的镜检。

2. 由于不离心,因此对有形成分形态的特点影响最低,对细胞数量和细胞形态的破坏力和影响力最小,适于对红细胞形态的观察。

3. 由于不离心浓缩标本,某些稀少有形成分因数量少和镜下观察区域的偶然性,比较容易造成漏检。不推荐使用此法作为常规镜检方法。

第二节　定量检查法

尿液有形成分定量检查有以下几种方式:离心定量计数法、直接定量计数法、12h 尿液有形成分计数法(Addis 计数)、一小时尿液有形成分定量计数法。无论离心法还是非离心法,都可实施染色技术,但目前国内常规镜检方法中多不采用染色技术。

本节内容介绍的方法不包含各种具有定量计数尿液有形成分的自动化仪器法。

一、定量计数板介绍

用于尿液有形成分定量的计数板有多种,只有了解了其构成特点、每个大方格或小方格的边长、计数板的深度,才可方便地将其用于定量计数工作。

1. FAST READ 10 计数板　一种专门用于尿液有形成分定量计数的、由透光性非常好的硬塑料制成的一次性使用计数板(图 5-2)。计数板可同时滴入 10 个样品。特点是计数区

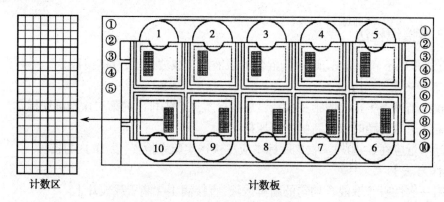

计数区　　　　　　　　　　　　计数板

图5-2　FAST READ 10计数板

位于板的边侧,计数区域(图左侧)划分为两列共10个大方格,每个大方格再划分为4×4共16个小方格。每个大方格的边长为1mm,计数板高度为0.1mm,故每个大方格体积为0.1mm³,10个大方格的总体积为1μl。

2. KOVA计数板　另一种专门用于尿液有形成分定量计数的、由透光性非常好的硬塑料制成的一次性使用计数板,每板可同时滴入10个样品。特点是计数区位于中心部位(图5-3),一个计数区域划分为3×3共9个大方格,每个大方格再划分成3×3共9个小方格。每个大方格的边长为1mm,计数板高度为0.1mm,故每个大方格体积为0.1mm³,9个大方格的总体积为0.9μl。

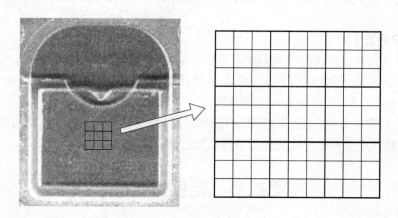

图5-3　KOVA计数板

3. Verti-plast计数板　一次性使用,结构和刻度类似于KOVA计数板。

4. UniSystem Slides　一种一次性的用于尿液中或体液中细胞计数的塑料计数板,有一板10个计数区和一板4个计数区两种规格。板内每个计数池可容纳14μl标本。

5. 改良纽鲍计数板(improved neubauer chamber)　国内常用的计数板,多用于血细胞计数,也可用于各种体液细胞的定量计数。该计数板多为玻璃制品,但目前国外也有用塑料制成的一次性计数板。计数板分为上下两个计数池,每个计数池的计数区划有"井"字形的9个大方格计数区,每大方格边长为1mm,计数板高度为0.1mm,每个大方格体积为0.1mm³(图5-4)。

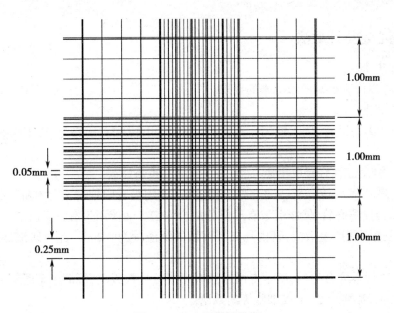

图5-4 改良纽鲍计数板

6. 富-柔计数板（Fuchs-Rosenthal chamber） 为玻璃制成的、用于血球计数的专业计数板，特别适用于对数量稀少的细胞的计数。该计数板划分为 4×4 共 16 个大方格，每个大方格的边长为 1mm。每个大方格再细分为 4×4 共 16 个小方格。该计数板的特点是深度为 0.2mm，因此每个大方格的容积是 $0.2mm^3$，整个计数区域的总体积为 $3.2mm^3$。因此对含有少量细胞，特别是含有管型的尿液有形成分以及其他体验细胞的计数，能明显提高计数的准确性和精密度（图 5-5）。

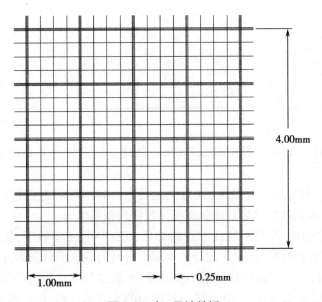

图5-5 富-柔计数板

二、离心定量计数法

【标本要求】

同于离心镜检法中对尿液标本的要求。

【操作方法】

1. 取刻度离心试管,倒入混匀后的新鲜尿液 10ml,以相对离心力(RCF)400g 速度离心 5min。

2. 待离心停止后,轻轻取出离心管,防止沉淀物重新浮起。

3. 手持离心管,倾斜 45°~90° 弃除上层清液,或用吸管吸取并弃除 9.8ml 上清液,留下 0.2ml 沉渣。轻摇离心管,使尿沉渣有形成分混合均匀。如使用带有特定沉渣乳头的尿沉渣 离心管,可迅速倾倒掉上清液,管内乳头部存留的沉渣量为 0.2ml。此时尿液标本被浓缩了 50 倍。

4. 将沉渣标本混合均匀,滴于专用尿液有形成分计数版上,沉淀一定时间后,分别计数 红细胞、白细胞、各类管型、上皮细胞等的数量。

5. 使用不同类型的计数板,需根据其大方格的容积特点进行计数,计数后的结果需要 换算成未离心标本中的实际结果,以标本浓缩 50 倍为例:实际结果 =N ÷ 50。

6. 以每微升尿液中所含有的有形成分数量报告结果。

【参考范围】

目前尚无可参考的统一标准,表 5-1 中作者报道可供参考。

表 5-1　离心法尿液有形成分定量计数参考范围

作者	白细胞 /µl	红细胞 /µl
陈国强等	男:0~3 女:0~6	男:0~3 女:0~5
李小龙等	男:0~5 女:0~10	男:0~4 女:0~6
丛玉隆等	男:0~5 女:0~12	男:0~4 女:0~9

【注意事项】

1. 尽量使用 1h 内收集的新鲜尿标本,离心处理方法需符合离心非定量镜检法中的相 关要求。

2. 使用低倍镜浏览整个计数区,查看细胞分布均匀情况和有否管型等较大的成分出 现,如分布不均,应重新滴盘计数。换高倍镜计数格内细胞成分。

3. 定量计数过程中,注意对压线细胞的处理,可采用数上不数下,数左不数右的方法。 避免重复计数。对管型计数,尽量采取计数全部大方格内的管型数量的方法。

4. 当细胞数量较少时,为提高计数的精密度,采取尽量多计数几个大方格的方式,最好 计数 1µl。对于数量较多的标本,可选择分布均匀的大方格计数,然后经换算得到 1µl 尿液 中细胞总数。

5. 尽量提高计数的准确性和精密度。根据统计学原理,所计数的粒子数量越多,则计数的精密度和准确性就会提高,其精密度计算公式为:$CV\% = 1/\sqrt{计数细胞量} \times 100$。根据这一原理,如为保持尿细胞计数精密度 <10% 时,应保证粒子计数总数在 100 以上,即每大方格细胞数量在 10 个左右时,至少应计数 10 个大方格。计数总数为 500 个细胞时,其精密度可降低至 4.5%。可依此原理选择计数区域。

6. 计数过程中还需注意其他有形成分,如异形细胞、结晶、寄生虫、滴虫、细菌等情况,必要时报告。

【方法学评价】

1. 采用离心法来浓缩尿液中的有形成分,对提高阳性检出率有明显价值。

2. 离心速度和沉淀过程,可能造成细胞的溶解和破坏,从而造成计数细胞数量偏低。还可由于沉淀不完全、细胞贴壁、重新悬浮等问题造成计数结果偏低。

3. 对于尿液中有形成分的定量检查,离心法往往低于不离心法。

4. 对于肉眼血尿、脓尿、混浊尿不适宜使用离心沉淀法。

三、直接定量计数法

【标本要求】

同于定性法中所要求的标本留取方法。

【操作方法】

1. 用吸管直接吸取混匀的尿液,充入计数板中。

2. 后续步骤和计数方法同于离心定量计数法,

3. 以 FAST-READ 10 计数板为例,如果计数 10 个大方格内所有细胞和管型数量,可直接报告每微升尿液中的细胞或管型数量。使用其他规格计数板,可按相关计数体积进行计算,并最终以每微升尿液中的细胞或管型数量报告。

【参考范围】

目前尚无可参考的统一标准,表5-2 为使用定量计数板法显微镜下直接计数所得到的不同地区、不同年龄组、不同性别人群的尿中三种常见有形成分在已发表的研究结果中的参考范围。

表 5-2　尿液有形成分定量参考范围

作者	性别	年龄/岁	n	红细胞/μl	白细胞/μl	上皮细胞/μl
丛玉隆等	男	1~12	297	0~4	0~3	0~2.5
(全国六城市)	男	>13	1 813	0~4.5	0~6	0~3.25
	女	1~12	169	0~6	0~4	0~3.8
	女	>13	1 460	0~7	0~14	0~28
张时民等	男	成年	635	0~6	0~11	0~5
(北京地区)	女	成年	587	0~10	0~23	0~31
曾黎峰等	男	成年	249	0~4	0~8.3	0~2.8
(南昌地区)	女	成年	134	0~5.2	0~15.2	0~18.4

【注意事项】

同于离心定量计数法中的相关要求。

【方法学评价】

1. 该方法具有简单操作、速度快、标本用量少,适合于脓尿、肉眼血尿等标本的直接定量计数分析。

2. 对有形成分形态的特点影响最低,对细胞数量和细胞形态的破坏力和影响力最小,可准确计数混匀标本中的各类细胞。有研究文章显示,其不离心法直接计数结果,与全自动尿液有形成分分析仪 UF-100 计数结果非常接近,具有良好的相关性和可比性。

3. 由于不浓缩标本,在细胞数量少的时候,其在计数板上的分布误差会增大,其计数精密度会大大下降。此时应该加大计数容积量,以便减少误差。管型等含量稀少的成分也应该加大计数范围,防止漏检。

4. 离心法与直接定量计数法在最终结果上会有所不同,甚至差异明显。详细讨论参考本章的第五节。

四、艾迪计数法

尿艾迪(Addis)计数即尿 12h 尿液有形成分计数,通过计数 12h 浓缩尿中的细胞、管型的数量,可以估计泌尿系统的病变程度和性质,有时还可发现尿常规检查中不易检出的某些特殊物质,用于诊断肾脏或泌尿系统疾病。目前此方法因操作复杂,影响因素过多,临床上实际应用较少。

【标本要求】

1. 当天早晨起进普通饮食后不再饮水,特别是在晚上不要饮水,当日禁服利尿药物,以利于尿比重能保持在 1.016 以上,留取晚 7 时至次日早 7 时之间的 12h 浓缩尿液,收集在一较大的容器中,量取总尿量。女性患者最好清洗外阴后留取尿液。

2. 患者可将全部尿液送实验室检查,也可在量取尿液总量后,将尿液混合均匀,取约 100ml 送检。

3. 夏季尽量防止因天气炎热造成标本腐败,必要时可添加适当的防腐剂。

【操作方法】

1. 取混合均匀的尿液 10ml,置于刻度离心试管内,以 400g 速度离心 5min。离心后用吸管吸取并弃去上清 9ml,保留沉渣量 1ml,轻摇混匀。此时尿液标本被浓缩 10 倍。

2. 用血细胞计数板计数尿中细胞和管型。将标本滴在血球计数板(也可使用 FAST-READ10 计数板)上下两个区域,沉淀 3~5min。

3. 用 10 倍物镜计数上下两个计数区内 10 个大方格内的管型总数,再用 40 倍物镜计数上下两个计数区内 10 个大方格内的所有红细胞或白细胞数量。

4. 计算　管型数量 = [(10 个大方格内管型总数 ×1 000)÷10]×12h 尿量(ml)

细胞数量 = [(10 个大方格内细胞总数 ×1 000)÷10]×12h 尿量(ml)

注:10 个大方格内细胞总数即为 1μl 内细胞总数;×1 000:将 μl 换算为 ml;÷10:尿液浓缩倍数。

【参考范围】

红细胞:$<0.5×10^6$ 个 /12h 尿

白细胞:$<1.0×10^6$ 个 /12h 尿

透明管型:$<5×10^3$ 个 /12h 尿

女性白细胞及上皮细胞数量可比正常男性参考值高；小儿细胞数量较成人值略低，但管型数量可比正常成人略高。

【注意事项】

实验前应尽量向患者告知留取标本的要求和方法，限制饮水非常重要，尿量过多和尿比重过低均可影响实验结果。一般 12h 浓缩尿量不应超过 800ml。

被检尿液 pH 最好在 6.0 或以下，碱性尿中的细胞容易破坏和溶解，强碱性尿液不适于进行此项实验。尿比重最好在 1.016 以上，如果比重过低，同样会引起被检尿液中细胞的溶解和破坏。

若尿液混浊，可混合均匀后，取少量样本置 37℃温箱水浴加温，除去尿酸盐造成的混浊干扰后再离心标本并计数。如果含有过多磷酸盐时，可加入 1% 冰乙酸 1~2 滴，使盐类结晶溶解后再进行计数。

【方法学评价】

1. 本实验适用范围为普通尿有形成分显微镜检查在可疑范围内，不能确诊的患者。

2. 可根据情况选用计数板和选择计数沉渣体积数量，根据所计数的沉渣体积数量进行计算。

【临床意义】

细胞数量超过参考范围可考虑为肾脏疾病，可进一步检查确认。各类肾炎时管型数量可高达 $50~100×10^3$ 个 /12h 尿，红细胞在 $15~400×10^6$ 个 /12h 尿，白细胞在 $2~50×10^6$ 个 /12h 尿。

五、1h 尿液有形成分定量计数法

原理和方法基本同于 Addis 计数原则，患者检查方便，时间较短，细胞不易破坏过多。

【标本要求】

1. 患者可不受饮食和饮水约束，但不能使用利尿剂药物或过量饮水。

2. 一般要求上午 6 时前膀胱中尿液排空，留取上午 6~9 时的全部尿样于一洁净容器中，立即送检。

【操作方法】

1. 量取 3h 尿液总量（ml），除以 3 得到平均 1h 尿量（ml）。

2. 离心及显微镜计数过程同于 Addis 计数法。

3. 计算   管型数量 = [（10 个大方格内管型总数 ×1 000）÷10]×1h 尿量（ml）

   　　　　细胞数量 = [（10 个大方格内细胞总数 ×1 000）÷10]×1h 尿量（ml）

注：10 个大方格内细胞总数即为 $1μl$ 内细胞总数；×1 000：将 $μl$ 换算为 ml；÷10：尿液浓缩倍数

【参考范围】

红细胞：男性 $<30×10^3$ 个 /1h；女性男性 $<40×10^3$ 个 /1h；2~7 岁小儿 $<82×10^3$ 个 /1h

白细胞：男性 $<70×10^3$ 个 /1h；女性男性 $<140×10^3$ 个 /1h；2~7 岁小儿 $<87×10^3$ 个 /1h

管型：小儿可偶见透明管型

【注意事项】

1. 除留取尿液方法不同外，对标本的处理和计数过程同于 Addis 计数原则。

2. 准确量取 3h 尿液容量，求出平均 1h 尿量。

【方法学评价】

本方法是 Addis 计数的简化版。因 Addis 计数需要 12h 浓缩的尿标本,而且需要限制患者的饮水情况,因此对获取良好的尿液标本有一定要求。同时尿液标本在膀胱或容器中储存时间过长,细胞和管型会出现明显的破坏和变形,影响计数的结果。而本方法对被检者生活和饮水无特殊限制,尿液留取时间短,对细胞形态和破坏性影响不大,能够真实反映患者尿中排出有形成分的情况。

测定过程中如酸性尿中出现尿酸盐结晶析出,可将标本置于 37℃ 条件下复温,使结晶成分溶解后再行检查;若在碱性尿中出现磷酸盐结晶析出,可滴加 1% 的冰乙酸 1~2 滴,使尿液的 pH 呈酸性后,结晶自然会消失,再行检查。

尿 Addis 计数和 1h 尿细胞计数时需乘一较大的系数,易有较大的误差,且操作繁杂,所以当尿常规检查已有较大变化时就不必进行这项检查。它对一些隐性或尿常规检查变化不大的肾脏疾病有一定价值。

【临床意义】

多用于肾脏疾患的诊断,各种肾脏疾病都可使用以上两种方法,所测尿中细胞和管型可轻度甚至显著增高,但是增加的成分和数量随疾病而不同。急性肾小球肾炎或慢性肾小球肾活动期,红细胞增加比白细胞增加明显,红细胞数量常可达到 200×10^3 个 /1h 以上。若出现大量白细胞,可能有泌尿系感染,如肾盂肾炎、膀胱炎、尿道炎或肾结核合并其他感染等,肾盂肾炎患者尿中白细胞数量可达到 400×10^3 个 /1h 以上。肾脏疾病严重时可出现更多的病理性管型。

第三节 染色检查法

为提高尿液有形成分的检查质量,防止误认、漏检以及识别某些特别成分,判断异常形态的红细胞等,需要对尿中的成分进行活体染色,以提高人们对这些成分的识别力。

有关染色剂配制、染色方法、染色种类、各类有形成分染色特点等内容在本书第四章中已经有详细介绍。

常规检验工作中,样本离心或不离心均可,特别是非定量法,可按常规方法制备尿液标本,然后加入适当的染色剂进行染色。如将离心沉淀后的尿沉渣 0.2ml 加 SM 染色液 1 滴,染色 5~10min 后,取 1 滴混合均匀的标本,滴在载玻片上,加盖玻片后镜检,后续镜检步骤和报告方法同于常规尿沉渣检查步骤。

定量计数法如果需要进行染色处理,需要注意加入染色液后对标本的稀释问题。需要使用定量加样器准确加入一定量的染色液,计数最终结果应该考虑加入染色剂后对标本的稀释倍数,并通过数学方法进行计算,得到正确的定量计数结果。

尿沉渣被染色后,细胞和管型的形态、结构更加清晰,易于识别,可提高细胞或管型等有形成分的检出率和准确性。近年来国外和国内都相应的开展了通过染色法鉴别尿液有形成分的实验,染色后的效果还有助于适当延长有形成分保持形态的时间,有助于教学工作。

尿液有形成分还可以通过荧光染色法进行识别和判断,例如可以对肾性或非肾性红细胞进行荧光染色识别与鉴别;可以对泌尿道脱落的肿瘤细胞进行鉴别;可以对管型内特殊成分进行识别,可以对肾脏组织切片中的病理成分进行识别等。

第四节　其他检查法

一、尿三杯试验

主要用于泌尿系统感染患者的辅助诊断,采用分段留取尿标本的办法,以初步了解疾病发生部位。

【标本收集】

嘱患者洗净尿道外口,依前中后顺序将一次尿液分别排于三个样本杯中,第一杯和第三杯尿量应在 10~20ml,中段尿排于一个大杯中。按顺序将尿杯编号,即刻送检。

【操作方法】

1. 首先分别观察每杯尿液的外观(颜色和浊度),并记录。

2. 按常规方法离心和镜检,可采用非定量法镜检,记录结果。

【结果分析】

尿三杯试验临床意义参考表 5-3。

表 5-3　尿三杯试验临床意义

第一杯	第二杯	第三杯	结果分析
有弥散脓液存在	清晰	清晰	急性尿道炎、前列腺炎
有脓丝存在	清晰	清晰	亚急性或慢性尿道炎
有弥漫脓液存在	同第一杯	同第一杯	尿道以上部位的泌尿系感染
清晰	清晰	有弥漫脓液存在	前列腺炎、精囊炎
有脓丝存在	清晰	有弥漫脓液存在	尿道炎、前列腺炎、精囊炎

二、倒置显微镜法

倒置显微镜(inverted microscope)又称为生物培养显微镜,再观察标本时,需要将显微镜的照明系统放在载物台上面,而将镜头组放在载物台下面。此类显微镜适宜观察活体标本以及标本沉淀中容器底部的样品。因此应用倒置显微镜可方便对沉淀与特殊容器下部的尿液中有形成分进行观察和定量计数。

1. 设备　倒置显微镜,加样器,孔底直径为 7mm 的 96 孔或 48 孔酶标板作为尿沉淀计数用板、网格刻度盘。

2. 操作方法　用加样器取混合均匀的尿液 50μl,滴加到尿沉淀板孔中,待自然沉淀10min 后,移至显微镜载物台上,先用低倍镜观察,再用高倍镜辨认或计数。若进行定量计数,还可选择专门设计的计数用网格刻度盘,装在接目镜内。通过计数一定的格子内的细胞数量,来计算单位体积内尿液有形成分的数量,用每微升尿内的细胞或管型数量报告。

3. 特点　使用倒置显微镜,直接沉淀法,用定量网格刻度盘对尿液有形成分定量分析和计数的方法,可避免离心过程造成的细胞破坏问题。对检验人员来说方便观察和定量计数,减少操作步骤,更加易于实现规范化操作。方法本身比常规镜检法更具良好的重复性,与 FAST-READ 10 尿计数板有很好的可比性。采用倒置显微镜,从标本底部进行观察,还可避免物镜与尿标本相接触,不会污染镜头。自然沉淀的细胞重叠和粘连不多,易于计数;当标本中有形成分过多的时候,还可采用稀释法。而在目镜中加入网格后使得计数更加方便,而且可减少计数量、避免漏数或重复计数。

三、相差显微镜法

相差显微镜也称为相衬显微镜(phase contrast microscope),是在普通光学显微镜中增加一个特殊部件——环状光阑而构成的。在人的视觉中可见光的波长(及频率)变化表现为颜色的不同,振幅变化表现为明暗的不同,而相位变化是肉眼感觉不到的。当光通过透明的活细胞时,虽然细胞内部结构和厚度不同,但波长和振幅几乎没有改变,仅发生相位的变化,这种相位变化人眼无法观察。而相差显微镜通过改变这种相位差,并利用光的衍射和干涉现象,将相位差变为振幅差来观察活细胞和未染色的标本。

在光学显微镜的聚光镜上安装一个环状光阑,在物镜的后焦面增加一个相位板,从而可使看不到的相位差变成以明暗方式表达的振幅差。图 5-6 为相差显微镜结构示意图。①相位板(phase plate)是安装在物镜中加了涂有氟化镁的环状相位板,可将直射光线或衍射光的相位推迟 1/4λ,并能吸收直射光(背景光)的光强度,使直射光与衍射光的光强度趋于一致,从而更好地突出干涉效果。光波的特点可以显示出被观察物体的亮部和暗部光线的明显变化。②衍射光。③物镜头。④样本。⑤聚光器。⑥环形光阑(annular ring)是位于光源与聚光器之间的一个环状设备,其作用是使透过聚光器的光线形成空心光锥,聚焦到样本上。⑦光源。

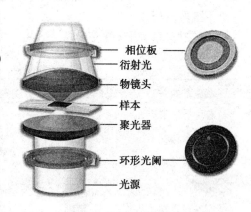

相位板
衍射光
物镜头
样本
聚光器
环形光阑
光源

图5-6 相差显微镜结构示意图

相差显微镜除了聚光器和物镜头有特殊设计外,其他部位的结构与普通光线显微镜基本一致。操作方法基本同于光学显微镜,使用时是需要先调谐聚光器上的环形光阑像与相应的相位板重合,再调节聚光器上光阑的位置,使光阑像与相位板暗环的中心重合。为了能达到满意的相差观察效果,要求标本层较薄,并尽可能应用单色光源。一般可以使用 ×4、×10、×20、×40 的物镜头。某些相差显微镜可以在相差和普通光学条件下任意转换,以便方便观察同一个物质在两种光学显像条件下的特点。

在尿液中,新鲜排出的细胞是活细胞,而且是未染色的细胞,因此很适宜用相差显微镜观察其细微的结构和改变,特别是内部结构和轮廓的变形。使用相差显微镜可用于对尿液中的红细胞形态进行细致观察,可用于对管型以及其内含物质的细微观察、对某些结晶体的鉴别。其镜检方法与普通光学显微镜类似,可定性观察,也可使用定量计数板对尿中各类有形成分进行定量计数。

四、偏振光显微镜法

偏振光显微镜(polarizing microscope)是利用光的偏振特性,对具有双折射形的晶态和液晶态物质进行观察和研究的工具。所谓双折射性是指可以将一束入射光经过折射后分成两束折射光的过程。

偏振光显微镜是在一般显微镜的基础上添加了使普通光线转变为偏振光和检测偏振光的装置,或观察干涉图样的特殊透镜。偏振光通过安置于目镜和物镜之间的镜台上偏振棱镜(polarizing prism)产生。光源前有偏振片(起偏器),使进入显微镜的光线改变为偏振光,显微镜筒中有检偏器(一个偏振方向与起偏器垂直的起偏器)。这种显微镜的载物台是可以旋转的,当载物台无样本时,无论如何旋转载物台,由于两个偏振片是垂直的,显微镜中看不到光线,呈现黑色。而载物台上放入旋光性物质后,由于光线通过这类物质时发生偏转,因此旋转载物台便能够检测到这种物体。

移相装置是偏振光显微镜在使用过程中不可缺少的附件。全玻片、半玻片和1/4玻片可以使通过玻片的偏振光分别延迟 2π、π 和 $\pi/2$ 的相位。而补偿器则可连续调节使通过的偏振光相位发生连续改变。移相装置对于观察光的偏振性质是十分必要的。

利用偏振光显微镜观察尿液中的某些特殊成分,如脂肪滴、脂肪颗粒、OFB 小体、脂肪管型、胆固醇结晶、胱氨酸结晶、药物性结晶、肿瘤细胞、毛发和纤维等具有很强的识别能力。

第五节　尿液结石检查

尿液结石为尿液中可见到的一种特殊有形成分,它可以自然排出,也可以通过药物或机械手段辅助排出。排出体外的尿液结石肉眼可见,也可在显微镜下详细观察表面结构。尿液结石分析可分为理学检查、化学分析和仪器分析几个方面。尿液结石检查可在临床检验实验室内进行,也可在泌尿专科实验室内进行。

一、理学检查

1. 外观　取得结石后应用水冲洗干净,除去黏附在结石外的黏液、血液等成分,肉眼观察结石大小、形状、质地、颜色等。

结石的外观与其发生部位有关,膀胱结石大而圆、表面粗糙;肾结石多为大圆形或鹿角形、表面光滑而硬;输尿管结石多为楔形、橄榄形或椭圆形,表面较粗糙。切开结石可观察核心的形状,结石的核心是结石最初形成的部分,其成分可反映形成结石当时体内代谢变化情况。结石核心多为草酸钙、磷酸钙、尿酸盐等,也可以是血块、纤维蛋白、细胞碎片、菌块、蛔虫、棉线等。同时应该观察结石切面有无同心层、放射条纹、小球体等特殊结构。

2. 硬度　尿液结石的硬度呈不均一性。尿液结石中晶体硬度由高到低依次是磷灰石、草酸、尿酸、胱氨酸、磷酸氢钙和磷酸铵镁。

表 5-4 列出常见尿液结石的外观和结构特点等特性,供分析时参考。

表 5-4　常见尿液结石的外观和结构特点

结石成分	外形	大小	表面	颜色	剖面	质地	X线显影
草酸钙	圆形或卵圆形	较大	粗糙呈桑葚状,也可光滑	棕褐色	环形层状	坚硬	显影
磷酸钙	小球形或卵圆形	大小不一	光滑或稍粗糙	灰白色	同心分层状	较硬、脆	显影

续表

结石成分	外形	大小	表面	颜色	剖面	质地	X线显影
磷酸铵镁	环形或树枝状	大小不一	粗糙	灰白、黄褐、红色	同心分层状	脆	显影
尿酸	环形或椭圆形	多细小	光滑或粗糙	乳白~褐红色	放射状	坚硬	显影差或不显影
胱氨酸	环形	大小不一	细颗粒状	浅黄褐色蜡样	放射状	较软	显影
黄嘌呤	圆形或卵圆形	大小不一	光滑	灰白~黄褐色	同心分层状	较软、脆	显影差
碳酸钙	成块状	大小不一	光滑或稍粗糙	白色或灰色		坚硬、脆	显影

二、化学成分分析

尿结石成分分析方法包括理学检查和化学分析法,目前临床上多采用简单的化学定性分析方法来初步了解结石的化学组成,可满足临床一般诊疗需求。但对由多种混合成分构成的尿结石则需要联合采用多种方法进行分析。

通过考察结石与某种化学试剂反应,产生特定的颜色、沉淀、气体等,即可初步判断结石是由哪些成分组成。例如采用烧灼法,结合拍摄 X 射线片,可初步判断结石主要是由有机还是无机物质组成,而点滴法、加热法、纸片法等是常用的化学定性方法。对于复杂组成的结石需要采用系统分析法。在定性分析的基础上进行定量测定,一般可采用滴定法、比色法和重量法,例如应用容量滴定法测定 Ca^{2+}、Mg^{2+},用比色法和分光光度法测定尿酸铵、胱氨酸和磷酸等。

一般化学定性分析方法比较简单,操作方便、无需特殊仪器和试剂、标本耗量少、检测快速,可对结石成分进行较准确地初步判断,是首选的常规检验方法。化学定性分析可分为常量分析法(滴定法)、微量分析法(加热法)和煮沸法等。常用不同结石的分析判别方法如下:

1. 尿酸　加尿酸试剂Ⅰ、Ⅱ各 2 滴后呈现蓝色为阳性反应。

2. 磷酸盐　加磷酸试剂 3 滴,渐呈黄色沉淀附在凹孔壁为阳性。

3. 胺盐　加胺试剂 2 滴,出现橘黄色沉淀为阳性。

4. 胱氨酸　先加试剂Ⅰ约 2ml,再加试剂Ⅱ、Ⅲ各 2 滴,渐呈蓝色为阳性。

5. 碳酸盐　将结石粉末放于小试管内,沿试管壁加入 3N 盐酸约 0.5ml,有气泡出现为阳性。振动后放置。

6. 草酸盐　用碳酸盐鉴定后的试管,加入少量草酸试剂粉末,有气泡出现为阳性。

7. 钙　将结石粉末放于小试管内,加入 3mol/L 盐酸 0.5ml,加热溶解;冷却后加入等量 20% 的 NaOH 溶液,出现白色沉淀表示有钙或镁。

8. 镁　将上面试管中溶液混匀,加镁试剂 2 滴,液面间有蓝色环为阳性。

化学定性和定量法操作简便快速,但是只适合已知组分的结石的鉴定,无法发现结石中新的组分。化学定量对有些微量元素的灵敏度不够,同时要注意试剂的有效性,以免某些组分未检出或发生假阳性。

三、尿液结石仪器分析进展

近年来仪器分析技术已经广泛应用于泌尿系统结石的组分分析和科学研究工作中。

许多现代化的仪器分析技术，如拉曼光谱、差热 - 热重分析、磁共振（NMR）、高效液相色谱（HPLC）、傅里叶变幻红外光谱（FTIR）和 X 射线衍射（XRD）、扫描电子显微镜和偏振光显微镜分析等技术都被应用于尿结石的定性和定量分析中。

1. 差热分析和热重分析（TGA/DTA）　差热分析是在程序温度控制下测量物质和参照物的温度差和温度关系的一种技术；热重分析是在程序控制温度下采用热天平测量物质质量变化与温度关系的一种技术。结石所含有的结晶水可导致不同生物活性，准确了解结晶水的含量和分布对结石分析非常重要，而差热分析和热重分析即可定性，也可定量鉴定结晶体的组分，能够准确测出含量在 1%~5% 的吸附水、结晶水、基质及晶体物质成分的量。所用设备相对简单，所需样品量较少。但对较复杂混合结石的定量分析仍然有一定的难度。

2. 拉曼光谱　拉曼位移是拉曼光谱进行物质定性结构鉴定的依据。不同的物质具有不同的振动和转动能级，因而也具有不同的拉曼位移，但同一物质的拉曼位移是一个确定的值。当固定入射光波长等实验条件时，拉曼散射光的强度与物质的浓度成正比，这是拉曼光谱用于定量分析的基础。拉曼光谱不但可以区分尿结石中的不同晶体组分，而且还能检测各种物相间的相互转换。拉曼光谱除了可对尿结石粉末进行测定外，还可通过激光束直接在尿结石表面进行检测。

3. X 射线光电子能谱（XPS）　不仅可直接了解尿结石中各原子的电子状态，而且可一次性同时定性和定量的检测尿结石中几乎所有的元素，且方法简单快速，甚至可检查到含量很少的 P 和 Mg 元素。

4. 质子激发 X 射线发射光谱（PIXE）　利用加速质子去撞击所测定样本，诱发样本发射出 X 射线，然后分析这种射线的光谱，即可鉴定该结石的化学成分，该方法是简单判断痕量元素是否存在的一种强有效手段，可以直接在试样上进行。

5. 电子束探针微区分析（EPMA）　利用经过加速和聚焦的极细的电子束作为探针，去激发试样中某个微小区域，使其发出特征 X 射线，测定该射线的波长和强度，即可对该区域所含元素做定性和定量分析，可对极其微小，甚至仅有几立方微米的样品进行分析。

6. 能量分散 X 射线分析（EDX）　探测器所接收的所有试样中所有元素发射的光谱组成的未色散的二次线束。探测器把所接收的 X 射线光子变成幅度与光子能量成正比的电流脉冲，脉冲高度及其强度可作为定性和定量分析的依据。EXD 用于分析尿结石时常和其他方法联合使用，如与扫描电镜联合分析胱胺酸结石等。

7. 原子光谱分析　原子发射光谱是根据受激发物质所发射出的光谱来判断物质的组成，原子吸收光谱是基于从光源发出的待测元素的特征辐射通过样品蒸气时，被待测元素基态原子所吸收，根据辐射的减弱程度计算样品中被测元素的含量。原子发射光谱和吸收光谱灵敏度很高，是分析结石微量元素较好的方法，可完成多元素的同时测定，对样本量要求少，一次进样可同时完成几十个元素的同时测定。火焰或石墨炉原子吸收光谱可对微量、痕量元素进行定量，准确度和精密度很好，测定精度可达到 10^{-14}~10^{-6}g，因此非常适用于尿结石中痕量元素的定性和定量分析。

8. 电感耦合高频等离子体发射光谱（ICP）　将试样在等离子体光源中激发，使待测元素发射出特征波长的辐射，然后测量其强度，进行定量分析的方法。

9. X 射线荧光光谱　利用能量足够高的 X 射线（或电子）照射样品，激发出来的光叫 X

射线荧光。利用 X 射线荧光光谱分析技术可鉴定尿液结石中所含有的元素,测定是不需要破坏尿结石样品原有的形态,而且用量很少,除最轻的激光元素外,其他元素都可分析。与化学法比较,它更加简便和快速。

10. 离子选择性电极 应用氟离子选择性电极,可测定尿结石中存在的微量氟元素。高氟饮水地区尿结石症发病率较高,推测氟可能对尿结石形成具有促进作用,是尿结石的诱发因素之一。

11. 红外光谱分析 是一种比较理想的结石定性和定量测定方法,可反映结石的结构特征和组分的含量,具有操作简便、分析快速的特点,能对结石内的晶体和非晶体物质、有机或无机成分进行分析,使用样品量少。该法是一种非破坏性分析法,可直接对样品本身进行分析,测定样品的组成。

12. 扫描电子显微镜观察 扫描电子显微镜的分辨率 <10nm,能直接检查大尺寸结石的表面原始状态。由于入射电子探针束能穿过标本表面的缝隙,产生次级电子,使影像能够显示出裂缝和小洞内部的结构,特别适合粗糙表面厚块结石的立体观察。在观察形态的同时可进行结构成分分析。对样本制作简单,几乎可以直接放入扫描电镜中观测,不需要制作成超薄切片,易于掌握。扫描电镜和 X 线衍射仪或 X 线能谱仪联合使用,在观察微区形貌的同时,可逐点分析标本的化学成分和结构,获得的结果更为理想。有力地促进了尿结石分析技术的发展。

13. 偏振光显微镜分析 能够初步鉴定尿结石的基本成分,并可在镜下直接观察尿结石剖面的细微结构,发现其他晶体成分,在研究成石的原因、方式和过程中具有一定意义。但是偏振光显微镜放大倍数有限,对尿结石的细微结构观测比较困难。可联合扫描电镜、X 射线衍射技术对结石的不同部位晶体组成进行分析,效果更好。

14. 原子力显微镜检测法 测定结石能达到纳米级的分辨率,在几百纳米内的扫描范围可观察到晶体和非晶体表明的超微三维结构,其观测能力远大于扫描电镜,达到了原子、分子、细胞水平。该技术样品制备相对于扫描电镜、X 射线延伸法更加简便,允许在低温、常温或液相条件下进行观测,是一个非常有发展潜力的方法。

15. 阴极发光分析法 采用地质矿物学的阴极发光技术能够解决尿酸、尿酸盐晶体和微晶混于其他成分的结石观测。该法可以看到介绍成分的取向附生现象,对了解结石成分的相互转化机制,防止结石症具有一定意义。对反光产生的原因有研究探讨价值。

16. 磁共振(NMR)光谱 核自旋量子数 $I \neq 0$ 的原子核遮磁场重产生核自旋能量分裂,形成不同的能级;在射频辐射的作用下,可使特定结构环境中的原子核实现共振跃迁。记录发生共振时的信号位置和强度,就可以得到磁共振谱。根据反应式分子局部的共振信号位置以及与分子中原子和有关的信号的强度,可对化合物进行定性和定量分析。Pichens 等使用 NMR 和质谱联合分析法测定得出一例尿结石主要成分是来自某种祛痰药物中的 β-(2-甲氧基苯氧基)-丙醇酸的钙盐成分。

17. 高效液相色谱 高效液相色谱法是以液体作为流动相,并采用颗粒极细的高效固定相的柱色谱技术。高效液相色谱法对样品的适用性广,不受分析对象挥发性和热稳定性的限制。例如可以从尿酸类结石中分析出含量很少的 1- 甲基尿酸、7- 甲基尿酸、2,8- 二羟基腺嘌呤(DHA)、黄嘌呤(Xan)等,这些低含量的组分是其他方法难以鉴定的。准确鉴定尿结石中的嘌呤及其含量能够为临床诊断由于嘌呤代谢异常而诱发的尿路结石病提供诊断参考。

第六章

尿液有形成分特点

尿液中可以发现的有形成分可粗分为有机成分和无机成分两大类,有机成分包括细胞、管型等常见的有诊断价值的成分,而无机成分多为结晶体。各种成分都有一定的形态特征和染色特点,显微镜检查所遵循的鉴别方法就是要根据各种特点,对其进行准确地辨认识别。尿液中可检出的有形成分的几大类别和所包含内容参考表6-1。

表6-1 尿液有形成分分类表

有机成分	细胞	红细胞、白细胞、上皮细胞、包涵体、肿瘤细胞
	管型	透明管型、颗粒管型、蜡样管型、红细胞管型、白细胞管型、肾小管上皮细胞管型、脂肪管型、宽大管型、混合管型、血红蛋白管型等
	其他	脂肪滴、黏液丝、细菌、真菌、寄生虫、精子、前列腺混入物、外界混入物、类管型、假管型等
无机成分	结晶	生理性结晶:草酸盐类结晶、磷酸盐类结晶、尿酸盐类结晶、尿酸氨结晶、马尿酸结晶等
		病理性结晶:胆红素结晶、胆固醇结晶、胱氨酸结晶、酪氨酸结晶、亮氨酸结晶
		药物结晶:磺胺类药物结晶、解热镇痛类药物结晶、青霉素类药物结晶、造影剂类结晶等

在本书的附图部分,著者根据多年临床实践,积累和拍摄了数千张有形成分的照片,精选后,将在显微镜下可以识别、鉴别的成分制成图谱,供广大检验技师、教师和学生在临床实践工作中以及教学和学习中参考。

第一节 细 胞

尿液中常见的细胞一般有红细胞、白细胞、吞噬细胞和上皮细胞等,这些成分是尿液有形成分显微镜检查的重要检查目标。

一、红细胞

尿中发现明显增多的红细胞(red blood cell、erythrocyte),具有明显的临床诊断价值,是尿液有形成分检查的重要发现。新鲜尿液中的红细胞形态与泌尿系统疾病有一定关系,准确辨认和鉴别尿中红细胞的形态,对肾小球性或非肾小球性血尿的鉴别诊断有很重要的意义。但是尿液中的红细胞形态又与尿的酸碱度、比重、渗透量、标本存放时间等有密切关系,所以在形态确认方面有很多需要注意的问题。

1. 正常红细胞(normocytic RBC) 尿中未染色红细胞与血液中的红细胞形态类似,直径在 7~8μm 之间,无核,形态为双凹圆盘状,淡浅黄色。正常红细胞示意图见图 6-1。

高渗尿中的红细胞可因脱水皱缩成颜色较深的星芒状(草莓样)球体,直径可缩小到 6~7μm;在低渗尿中红细胞可因吸收水分

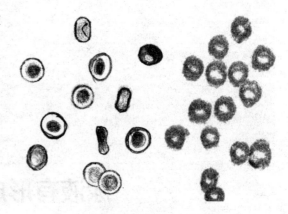

图 6-1 正常红细胞示意图

胀大,颜色变浅,甚至血红蛋白从红细胞中脱出,形成大小不等的空环形(面包圈样);若中心淡染区继续扩大,仅存留红细胞膜及少许血红蛋白,在普通光镜下仅见红细胞轮廓,此类红细胞称为红细胞淡影或影红细胞,国外称之为"鬼脸细胞"(ghost RBC)。

在酸性尿中,红细胞形态可保持正常;在碱性尿中,红细胞边缘可出现不规则样,膜内侧可出现颗粒状,或因出现溶血而呈脱血红蛋白样。

2. 异形红细胞(dysmorphic RBC) 尿中出现异常形态红细胞的机制可能与肾小球基底膜的作用有关。红细胞从肾小球毛细血管中通过病变的肾小球基底膜的狭窄裂隙处渗出,受到挤压和损伤后进入肾小管和集合管内,并反复受到微环境中尿液渗透量和 pH 的影响,致使红细胞出现明显的改变,形成大小不一、形态不一、血红蛋白含量不一的异形(畸形)红细胞,被排出体外。异形红细胞特征性改变的成因虽无统一的意见,但红细胞膜出现棘状突起或生芽样改变、细胞内所含血红蛋白不规则样缺损,导致红细胞出现多种异常形态变化,已经为肾脏病专家所认同,并作为肾性血尿诊断的特异性、标志性细胞。1979 年 Brich 和 Fairley 提出了用新鲜尿液中红细胞的形态变化来确立血尿来源的理论,这种对尿中红细胞异常形态的观察和分类逐步应用到尿液细胞形态分析

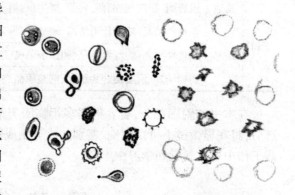

图 6-2 各种异常形态红细胞示意图

中。各种异常形态的红细胞示意图见图 6-2。

尿液中异常红细胞形态有多种类型,但分类和命名并无统一规定。参考各类专业文献和书籍,可大致从以下四方面进行分类:

(1) 大小:患者本身血液中红细胞平均体积(直径)的大小,直接决定着尿中红细胞形态的大小。①大红细胞:直径≥8μm,形态与正常红细胞无显著不同;②小红细胞:直径≤7μm,形态与正常红细胞无显著不同,但异常形态的红细胞也多有变小的现象。

(2) 外形轮廓:①棘形。细胞质内向外侧伸出一个或多个芽胞样突起,也称芽胞状红细

胞或 G1 细胞;②锯齿形(或车轮状)。红细胞外表面出现大小高低基本一致的突起状态,均匀分布;③皱缩形(桑葚状、星芒状)。红细胞因脱水而成的颜色较深的皱缩状球体,直径变小,厚度增加,高渗尿中常见。

(3) 血红蛋白含量:患者血液红细胞内血红蛋白含量多少与尿中排出的红细胞内血红蛋白含量有一定关系,但疾病状态下尿中红细胞血红蛋白含量的改变更具临床意义。①环形红细胞(面包圈样):因细胞内血红蛋白丢失或胞质凝聚,形成面包圈样空心圆环;②古币样红细胞:因血红蛋白丢失,形成四方形或三角形的中空状态,形似古钱币;③颗粒形红细胞:胞质内有颗粒状的间断沉积,血红蛋白丢失;④靶形红细胞:形状类似射击的标靶,靶心周边一圈出现血红蛋白空白区;⑤影红细胞:红细胞膜极薄,血红蛋白流失,红细胞呈淡影状态,即将破坏消失,低渗尿中常见。

(4) 破碎状态:包括自然破碎或机械性破碎,可形成各种形状的红细胞碎片,主要有以下几种类型:①新月形红细胞。形如半月状或半圆形;②三角形红细胞。形似各种大小不等的三角形;③星形红细胞。多边多角小星形;④其他不规则形红细胞碎片。

(5) 难溶性红细胞:此类红细胞大小和形态与正常红细胞类似,但细胞膜较为坚固,难以破坏,甚至添加少许弱酸都难使其破坏。瑞 - 姬染色观察可见细胞膜较厚,甚至有边缘加厚的感觉。这种红细胞导致干化学试纸潜血的反应敏感性降低,甚至可以导致假阴性。这可能与红细胞膜脂质成分变化、异常血红蛋白或肝病患者细胞膜改变有关。

3. 红细胞与类似物的鉴别 尿中的红细胞易与酵母菌、脂肪滴、草酸钙结晶、淀粉颗粒、尿酸盐结晶等在形态上发生混淆,特别是在不染色条件下,因其形态、折光性、大小等方面出现相似状态,在不能确认的情况下,有必要采用一定的方法进行鉴别,参考表 6-2 的鉴别点。

表 6-2　尿中红细胞与其他类似物的鉴别点

名称	形态	折光性	大小	排列	水破坏实验	化学实验
红细胞	淡黄色,双凹圆盘状	弱	一致	无规律	可破坏	隐血阳性
酵母菌	无色椭圆形	强	不一致	有规律,有连接	不破坏	隐血阴性
脂肪滴	无色圆形	强	不一致	无规律	不破坏	苏丹Ⅲ染色阳性
淀粉颗粒	无色圆形、椭圆形	弱	不一致	无规律	不破坏	碘染色呈蓝色
精子头部	无色椭圆形	较强	不一致	无规律	不破坏	潜血阴性
草酸钙结晶	无色椭圆形	强	不一致	无规律	不破坏	10%盐酸溶解
尿酸盐结晶	无色或淡红色小球	较弱	不一致	无规律	不破坏	加温 60℃可溶解

二、白细胞

新鲜尿液中出现的白细胞(white blood cell,leukocyte)主要是中性粒细胞,还有少量嗜酸性粒细胞,单个核的淋巴细胞和单核细胞也会出现。常规尿液检查不需对尿中白细胞进行分类。掌握尿中各类白细胞形态特征,鉴别与白细胞相似的肾小管上皮细胞和其他小型恶性肿瘤细胞,对各种疾病的诊断和疗效判定具有重要意义。不染色标本不易进行白细胞分

类,若采用相应的染色法则可以对尿中白细
胞进行分类。加酸处理后的尿标本可以根
据核形区别出单个核和多个核白细胞。白
细胞形态示意图见图6-3。

1. 中性粒细胞　中性粒细胞(neutrophil
granulocyte)是尿液中出现最多的白细胞,中
性粒细胞可有活细胞与死细胞之分,两者形
态不同。如果需要仔细鉴别,可根据下面的
描述来判断:

(1)中性粒细胞的活细胞:中性粒细胞
的活细胞在尿中有运动能力和吞噬能力,能

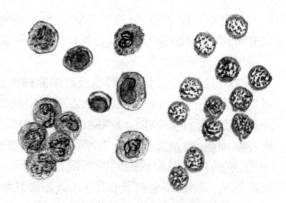

图6-3　白细胞形态示意图

吞噬细菌、真菌、红细胞、胆红素结晶等。新鲜尿液中完整白细胞的形态与外周血中的白细
胞结构基本一致,呈圆形,直径10~14μm。在某些情况下细胞外周可变为长40μm的棒状、
短粒状或椭圆状;圆球形细胞的周边可有丝状、皱褶状、曲线状和凹凸等改变。不染色时白
细胞呈灰白色,核较模糊,胞质内颗粒清晰可见,甚至可见到颗粒呈布朗样运动。加2%冰
乙酸处理后可看到分为2~4个叶的细胞核,核染色质呈细粒状。活细胞S染色后胞质很
少着色,细胞核染为蓝色;而SM染色后粒细胞的胞核呈紫红色,细胞质中可见紫色颗粒;
常分散存在。在低渗尿(hypotonic urine)及碱性尿(alkaline urine)中胞体常胀大,直径可达
18~20μm,约半数可在2h内溶解。

(2)中性粒细胞的死细胞:陈旧尿中的白细胞或死亡的白细胞。细胞形态因受尿渗透压
或pH影响而易膨胀或萎缩,死细胞崩毁后多无定型结构,细胞成分漏出,呈戒指状、舌状;
有的死细胞因胞质缺损只看到裸核。死细胞的胞体变化较大,直径为8~20μm,圆形或椭
圆形,边缘结构呈曲线状。不染色镜检,白细胞为白色或黄色,细胞颗粒粗,无运动性,可见
2~4个分叶核,染色质在核边浓缩。死细胞
用S染色效果良好,核呈蓝色,细胞质淡紫
红色。膨胀型死细胞核与细胞质均染成淡
桃红色。中性粒细胞的死细胞也称为脓细
胞(pus cell),在炎症过程中破坏或死亡的中
性粒细胞数量较多,结构模糊,胞质内充满
粗大颗粒,核型不清晰;细胞常成团存在,细
胞间边界不清晰。脓细胞与白细胞并无本
质上的区别,两者常相伴增多。脓细胞示意
图参考图6-4。

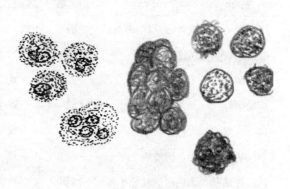

图6-4　脓细胞示意图

2. 淋巴细胞　淋巴细胞(lymphocyte)直
径多在6~12μm,圆形或类圆形,一般形态变化不大,胞质中颗粒成分很少,观察不到运动。
直接涂片镜检,色调呈灰或灰白色,表面结构均质化,细胞边缘明显。新鲜不染色标本经2%
的冰乙酸处理后可看到明显的细胞核,常处于中心,也可看到偏位,核圆形或类圆形,染色质
呈明显粒状或核边缘凝集状。S染色核染蓝色,细胞质染成淡紫红色。

3. 嗜酸性粒细胞　嗜酸性粒细胞(eosinophil granulocyte)直径多在8~20μm之间,为圆

形或类圆形;胞质内的嗜酸性颗粒直径为0.5μm的球状,有折光性,分布在全细胞质中;胞核通常分为两叶,多为圆形,比中性粒细胞核分叶大。新鲜标本S染色后嗜酸性颗粒不着色,核染蓝色,细胞质染成淡紫红色。

4. 单核细胞　单核细胞(monocyte)在尿中与中性粒细胞相同,有活泼的吞噬能力,常可吞噬红细胞、其他白细胞或细胞残骸,也可吞噬脂肪颗粒和精子细胞等。单核细胞吞噬其他有形成分后也被称为吞噬细胞,属小型吞噬细胞。单核细胞胞质有伪足伸出,具有活动能力,运动缓慢,大小为12~20μm,可呈现多种形态变化。直接涂片镜检,色调呈灰或灰白色,细胞边缘可有乳头状、皱褶状突起。新鲜标本不染色时细胞核不易观察,若用2%冰乙酸处理后可见核常偏位,呈肾形、马蹄形、飞镖形等,核染色质呈颗粒状,在核边缘浓集,有1~2个核仁。新鲜尿经S染色后可见到细胞核染呈蓝色,细胞质多染呈较淡的蓝紫色。

5. 嗜碱性粒细胞　人体血液中嗜碱性粒细胞(basophile granulocyte)数量很少,因此在尿中的排出也很少,且不易鉴别。可通过离心沉淀法,通过瑞-姬染色法,按照血涂片的细胞形态特点进行区分。

6. 闪光细胞　急性肾盂肾炎时,在低渗环境下,可见到中性粒细胞胞质内的颗粒呈布朗分子运动,由于光折射在油镜下可见灰蓝色发光现象,因其运动似星状闪光,故称为闪光细胞(glitter cell)。在高渗尿(hypertonic urine)及酸性尿(aciduria)中,白细胞常萎缩,直径多为8~10μm。使用相差显微镜观察易于发现。

三、吞噬细胞

尿中吞噬细胞(phagocyte)主要来源分为两类:来自中性粒细胞的小吞噬细胞,体积为白细胞的2~3倍,主要吞噬细菌等微小物体。来自组织细胞的大吞噬细胞,边缘多不整齐,呈圆形或椭圆形,胞质丰富,常有空泡,体积约为白细胞的3~6倍;在新鲜尿中可见阿米巴样伪足活动;核呈肾形或类圆形,结构细致,稍偏位;胞质内可见较多的吞噬物,有红细胞、白细胞、脂肪滴、精子、颗粒状物体、甚至其他小型吞噬细胞等。吞噬细胞示意图见图6-5。

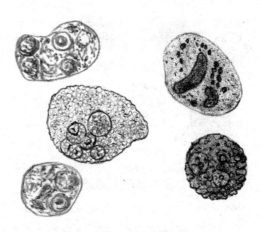

图6-5　吞噬细胞

四、上皮细胞

尿中脱落的上皮细胞(epithelium)多来自泌尿系统的肾小管、肾盂、输尿管、膀胱、尿道等处,阴道脱落的鳞状上皮细胞亦可混入尿液中。肾小管内被肾小管立方上皮细胞覆盖;肾盂、输尿管、膀胱和尿道近膀胱处的表面由移行上皮细胞覆盖;输尿管下部、膀胱、尿道和阴道表层由复层鳞状上皮细胞覆盖。这些部位出现病变,尿中相应的脱落上皮细胞会增加。

1. 肾小管上皮来源的脱落细胞

(1) 肾小管上皮细胞(renal tubular epithelium cells,REC):来自肾小管远曲小管和近曲小管立方上皮脱落的细胞,其形态不一,且在尿中容易变形,有小圆形或不规则形,也有呈多边形,又称多边形细胞。其形态特点与白细胞相似,体积是中性粒细胞的1.5~2倍,直径多不超过 20μm;单个核,较大且明显,多呈圆形,核膜厚而清晰易见;胞质中含有不规则的颗粒,有时颗粒甚多,导致看不清细胞核。肾小管上皮细胞也被称为肾上皮细胞,其形态和大小与底层移行上皮细胞相似,在未能确切鉴别的条件下曾同名,被统称为小圆上皮细胞。肾小管上皮细胞示意图见图 6-6。

在未染色尿中很难从小圆上皮细胞中区分出肾小管上皮细胞,因为从形态上看它们大小相近,结构类似。肾小管上皮细胞脱落在尿中可呈单一细胞存在,也会出现成对或群集状。而肾小管上皮细胞发生脂肪变性,其细胞内含的卵圆脂肪小体(oval fat bodies)对鉴别肾小管上皮细胞非常有帮助,会在鉴别上容易区分。相差显微镜检查对此会有帮助,如胞质的变化,见到脂肪滴、嗜酸性蛋白颗粒的存在,是肾小管上皮细胞中可出现的结构。若能使用偏振光显微镜观察更为明显,若能采用染色法来鉴别,也可易于辨认。

(2) 脂肪颗粒细胞(fatty granular cells):在某些慢性肾脏疾病时,肾小管上皮细胞易发生脂肪变性,胞质内出现较多数量不等、分布不均的脂肪颗粒或脂肪滴小体,这种细胞称为脂肪颗粒细胞。若此类脂肪滴小体充满胞质,覆盖胞核,又称为复粒细胞。此类细胞用偏振光显微镜观察更为明显。脂肪颗粒细胞或复粒细胞见示意图见图 6-7。

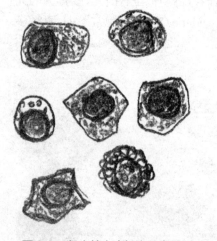

图6-6 肾小管上皮细胞示意图

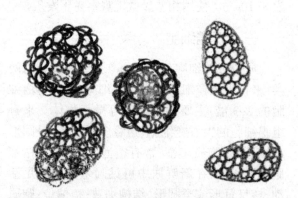

图6-7 脂肪颗粒细胞示意图

细胞内含有的脂肪滴小体被称为"卵圆脂肪小体(oval fat bodies,OFB)",是鉴别肾小管上皮细胞的特征性结构之一。这种脂肪滴小体相对比较容易鉴别,它们的直径一般在 2μm,折光性较强,内含胆固醇酯(cholesterol esters)。这种脂肪滴小体在偏振光显微镜下可显示出被称为"马耳他十字"的特殊结构,如果这些小滴很小,则这种结构可能不明显。

(3) 复粒细胞(compound granulosa cell):脂肪颗粒细胞的一种类型,见上条解释。

(4) 含铁血黄素颗粒:含铁血黄素(hemosiderin)是由铁蛋白(ferritin)微粒集结而成的色素颗粒,呈金黄色或微褐色,具有折光性,大小不一。红细胞破坏后游离的血红蛋白被肾小管上皮细胞重吸收,在肾小管上皮细胞内被分解为卟啉、铁及珠蛋白。铁以含铁血黄素形式沉积在上皮细胞内,由于铁蛋白分子中含有 Fe^{3+},故遇到铁氰化钾及盐酸后会出现蓝色反应,称为普鲁士蓝或柏林蓝反应。若在显微镜下观察到肾小管上皮细胞内出现有颗粒,经普鲁士蓝染色后若出现蓝色反应,可确认为含铁血黄素颗粒。

含铁血黄素尿主要见于慢性血管内溶血。急性血管内溶血时,含铁血黄素尿要几天后才阳性,并可持续一段时间。

(5) Decoy 细胞:也称为诱导细胞,是一种含有多瘤病毒包涵体的脱落的肾小管上皮细胞。1971 年人们就已经知道多瘤病毒 BK(Polyoma virus BK,BKV)感染与肾移植术后输尿管狭窄相关,近年来人们又发现持续 BKV 感染是移植肾肾功能不全的重要原因之一。国外资料显示,肾移植术后 10 个月,约有 5% 的病例发生 BKV 感染,其中 45% 的患者发展为不可逆转的移植肾功能衰竭。BKV 主要感染肾小管上皮细胞(尤其是远端小管及集合管)和输尿管上皮细胞,细胞脱落至尿液中出现"decoy 细胞"。这种细胞有典型的形态特征,可以通过巴氏染色或相位差显微镜观察来识别。其形态特点包括:①胞核增大("玻璃球"样结构)且胞核朝胞体周边移位;②染色质边集;③核包涵体("鸟眼"细胞);④胞质空泡化;⑤透射电子显微镜下核内见数量不一的病毒颗粒,直径约 0.45nm。此外尿液中巨噬细胞数增加,还可见含"Decoy 细胞"的管型。Decoy 细胞示意图见图 6-8。多数学者认为尿中"decoy 细胞"越多,发生多瘤病毒性肾炎(BK virus-associated Nephritis,BKV-N)的可能性越大,定量计数"decoy 细胞"可以增加诊断的特异性。此外胰腺移植患者的自体肾脏也可感染 BKV,尿中可发现"decoy 细胞",HIV 感染患者的尿液中也可发现"decoy 细胞"。

2. 移行上皮细胞　移行上皮细胞(transitional epithelium)由肾盂、输尿管、膀胱和尿道近膀胱段等处的移行上皮组织脱落而来。由于来源不同部位,移行上皮细胞的形态随脱落时器官缩张状态的差异而出现大小不同的变化,通常分如下三种类型。

(1) 表层移行上皮细胞:多为大圆上皮细胞,如果在器官充盈时脱落,胞体较大,约为白细胞的 4~6 倍,多呈不规则圆形,核较小,常居中;如在器官收缩时脱落,则胞体较小,为白细胞的 2~3 倍,形态较圆,核较前者略大,多居于中心。亦可称为圆形上皮细胞。表层移行上皮细胞示意图见图 6-9。

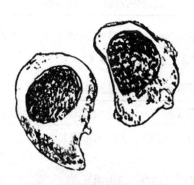

图6-8　Decoy 细胞示意图

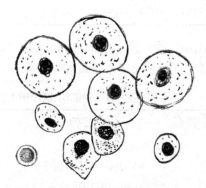

图6-9　表层移行上皮细胞

(2) 中层移行上皮细胞:体积大小不一,常呈鱼形、梨形、纺锤形或蝌蚪形,也称为尾形上皮细胞。长 20~40μm,核较大,呈圆形或椭圆形,常偏于细胞一侧。这种细胞多来自肾盂,故称为肾盂上皮细胞;有时亦可来自输尿管及膀胱颈部,这些部位发生炎症时,可见成片、大量脱落。中层移行上皮细胞示意图见图 6-10。

(3) 底层移行上皮细胞:亦称小圆上皮细胞,位于移行上皮底层或深层,形态较圆,体积虽小,但较肾小管上皮细胞略大,直径是白细胞的 1~2 倍,不规则形更大;胞核虽大,但较肾小管上皮细胞略小;胞质略为丰富;在临床检验工作中需认真注意两类细胞间的区别和不同,正确判别。底层移行上皮细胞示意图见图6-11。

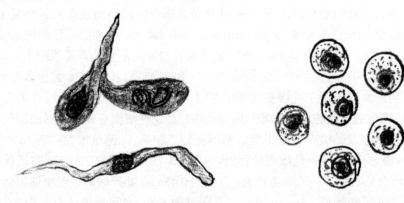

图 6-10 中层移行上皮细胞示意图   图 6-11 底层移行上皮细胞

三种常见移行上皮细胞特征和鉴别点见表6-3。

表6-3 三类移行上皮细胞鉴别表

名称	细胞形态	细胞大小	细胞核	其他
表层移行 上皮细胞	不规则圆形 圆形	为白细胞的 4~6 倍 为白细胞的 2~3 倍	核小且居中 稍大居中	多在器官充盈时脱落 多在器官收敛时脱落
中层移行 上皮细胞	多呈尾形、纺锤 形和梨形	体积大小不一,长度 20~40μm	核稍大,圆形或椭 圆形,常居一侧	
底层移行 上皮细胞	多呈圆形,椭圆 形和不规则形	体积较小,比肾小管上皮 细胞略大。胞质中颗粒少	稍大,但较肾小管 上皮细胞的核略小	需要与肾小管上皮细 胞鉴别

白细胞、肾小管上皮细胞和底层移行上皮细胞是三种来源不同、性质和形态不同的细胞,一般在光学显微镜下难以鉴别。表6-4列出三类细胞的特点供参考。

表6-4 白细胞、肾小管上皮细胞和底层移行上皮细胞鉴别要点

鉴别要点	白细胞	肾小管上皮细胞	底层移行上皮细胞
大小	中性粒细胞直径 10~14μl,淋巴细胞略小	为中性粒细胞的 1.5~2 倍	为白细胞的 1~2 倍
形态	多为圆形,边缘整齐	多边形或不规则形,也有 小圆形	多为圆形或卵圆形,也有多边形 或不规则形
核	多为分叶核	核大、圆形,边缘清晰,结 构细致。染色后核明显	圆形或卵圆形,比肾小管上皮细 胞核小。结构细致,染色后明显
胞质	胞质多,有颗粒,脓细胞 颗粒更加显著	胞质少,含有不规则颗粒、 脂肪滴等	胞质较多,一般无颗粒
过氧化物酶反应	中性粒细胞:阳性	阴性	阴性
病因	多见于泌尿系统炎症	见于肾实质损伤性疾病	偶见于炎症

3. 鳞状上皮细胞　鳞状上皮细胞（squamous epithelial cell）形体多扁平而薄，又称复层扁平上皮细胞（stratified pavement epithelial cell），主要来自输尿管下部、膀胱、尿道和阴道的表层，是尿路上皮细胞中体积最大的细胞。形状多呈不规则形，多边多角，边缘常卷折；胞核很小，呈圆形或卵圆形，为尿路中上皮细胞核中最小者；全角化者核更小或无核；胞质丰富。女性尿中来自阴道的表层鳞状上皮细胞，其外缘的边角更为明显。鳞状上皮细胞示意图见图 6-12。

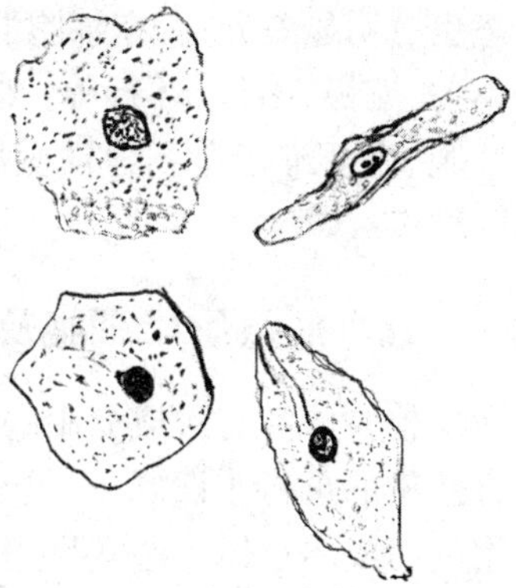

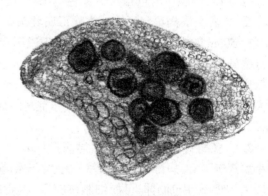

图 6-12　鳞状上皮细胞示意图

4. 其他细胞

（1）柱状上皮细胞（columnar epithelial cell）：大多呈圆柱形，细胞长 $15\sim30\mu m$，多呈圆柱形，上宽下窄；核偏于一侧，位于中下或接近底部。某些柱状上皮细胞在顶部有密集的纤毛。来自前列腺、尿道中段、尿道腺、精囊、子宫颈的一部分及子宫体等处。柱状上皮细胞示意图见图 6-13。

（2）多核巨细胞（multinuclear giant cell）：一般认为来源于尿道移行上皮细胞，一般会比鳞状上皮细胞大，主要有多角形和椭圆形，其体积大小可相差 10 倍，直径多在 $20\sim200\mu m$ 之间。细胞内有数个到数十个呈椭圆形的细胞核，核及胞质内有时可见到嗜酸性或嗜碱性包涵体。多核巨细胞示意图见图 6-14。

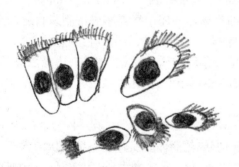

图 6-13　柱状上皮细胞示意图

图 6-14　多核巨细胞示意图

（3）异形细胞：尿液中的异形细胞是指肿瘤细胞以及与常见的正常形态的细胞有明显差异的细胞。肾脏和尿路的肿瘤细胞可以脱落后随尿液排出，因此采用离心沉淀法有助于浓缩尿液标本，提高对此类细胞的检出率。非染色法往往不能正确识别肿瘤细胞，仅仅能从细胞的大小、核/质（N/C）比例、核/质结构进行初步观察，若感觉异常，应制作涂片，应用固定染色法进行鉴别诊断（如瑞-姬染色法和巴氏染色法）。此检查属脱落细胞学范畴，尿中的脱落细胞学检查若查到肿瘤细胞，即可具有诊断价值，但不能确认肿瘤的原发部位。

尿中异常形态的脱落细胞形态学改变，有如下的特点：①细胞体积变大，尤其是核增大；②核/质比增加；③核染色质增加及分布异常，核质不均；④核膜不整且肥厚；⑤核增多及核形异常；⑥核仁增大及增多；⑦在细胞群体中，细胞大小及形态有明显差异，细胞核大小和形态也有明显差异;⑧在细胞群体中,细胞排列杂乱、拥挤、有立体感;⑨异常的核分裂象(二极不匀、三极、多极、环行等);⑩恶性背景:Ⅰ.涂片中有血液成分,以三种形式表现,即新鲜红细胞、血纤维蛋白和含铁血黄素;Ⅱ.有大量的淋巴细胞并有幼稚淋巴细胞出现;Ⅲ.吞噬细胞增多。

五、病毒感染细胞及包涵体

检验尿液有形成分中的病毒感染细胞及其包涵体(inclusion bodies),是诊断泌尿系统病毒感染的可行手段之一。包涵体是某些病毒在易感细胞的胞质或胞核内进行增殖、复制时聚集而成的小体。通常可用瑞-姬染色法进行显微镜检查,若能仔细查验,可获得一定的阳性率。检出尿中细胞被病毒感染的特征和包涵体,具有一定的诊断价值,但所得结果应密切结合临床资料进行综合分析判断。

1. 巨细胞病毒包涵体 巨细胞病毒(cytomegalovirus,CMV)属疱疹病毒属,为双链 DNA病毒。尿液中病毒感染细胞时,早期细胞核内出现小的颗粒状嗜碱性包涵体及核周晕,进而细胞膨胀增大,直径达 $20\sim70\mu m$,核也随之增大,核膜增厚呈单核或双核状,核内包涵体及核周晕更加明显。染色后胞质呈粉红色或淡粉红色,核周有光晕环形成,可见核内有猫头鹰眼样的包涵体。可见到小型核浓染、核染色质结构不清晰的细胞散在,核膜增厚的磨玻璃状核;还可见到细胞质内嗜碱性颗粒状包涵体。两种包涵体细胞化学染色,脱氧核糖核酸阳性,表示含有 DNA;细胞质内包涵 PAS 染色体阳性,说明含有多糖类神经氨酸。

2. 人乳头瘤病毒包涵体 本病毒属乳头病毒科,人乳头瘤病毒(human papilloma virus)为直径 50nm 的小型双链 DNA 病毒,为尖锐湿疣的病原体。尿中病毒感染细胞来自泌尿道本身感染或生殖道感染后的污染。受感染的表层鳞状上皮细胞,核肿大并占据胞质大部分,有核周晕,核染色质轻度增多,核型稍有不整;瑞特染色后胞质呈粉红色淡染,边缘浓染;可见大型空泡样细胞,似含有大型空泡,称空泡化细胞;核仁小,可见几个核仁。核内可见数量不等的嗜酸性包涵体。

3. 人多瘤病毒包涵体 人多瘤病毒(human polyoma virus)属乳头瘤病毒科,为直径 45nm 的小型双链 DNA 病毒,可在患者尿中的上皮细胞内形成包涵体。易感上皮细胞核内含有一个较大的嗜碱性包涵体,可使细胞核膨胀,胞质边缘薄,核/质比增大,核膜增厚,呈磨玻璃样核。有时可见到磨玻璃状核的"流星状"细胞,如果这种病毒包涵体存在于肾小管上皮细胞内,又被称为 Decoy 细胞。

4. 单纯性疱疹病毒包涵体 单纯性疱疹病毒(herpes simplex virus)为直径在 150~200nm 的双链 DNA 病毒。在尿沉渣中所见的细胞,多融合为多核巨细胞,在核周围可见淡染区光晕环,核内出现典型的嗜酸性包涵体。感染期可见凝块状的初期包涵体或核膜增厚磨玻璃状的铸型核。

5. 麻疹病毒包涵体 麻疹病毒(Measles virus)是直径在 120~150nm 的球状 DNA 病毒。此病毒特征性感染多核巨细胞,特别是在感染后期形成胞质内或核内的嗜酸性包涵体。可在小儿尿沉渣中检出感染细胞的包涵体,是小儿急性发疹性疾病的主要病原体。

6. 流行性腮腺炎病毒包涵体 流行性腮腺炎病毒(Mumps Virus)为小儿腮腺炎病毒,可通过飞沫传播,侵入口腔黏膜,成人也偶有感染发病。病毒属副黏病毒科,为直径 15~250nm 的 RNA 病毒。尿中病毒感染细胞中可见胞质内的包涵体,并伴有多核巨细胞出现为特征。

各类尿中病毒感染细胞及包涵体特征见表6-5。

表6-5　尿中病毒感染细胞特征表

病毒种类	感染细胞特征
单纯疱疹病毒	多核巨细胞,核内包涵体,磨玻璃状铸型核
巨细胞病毒	猫头鹰眼样核内包涵体,颗粒状细胞质内包涵体
人乳头瘤病毒	空泡化细胞,角化不良细胞核肿大
人多瘤病毒	磨玻璃状浓染核,"流星状"细胞
麻疹病毒	细胞质内包涵体,核内包涵体,多核巨细胞
腮腺炎病毒	细胞质内包涵体,多核巨细胞

第二节　管　型

管型(cast)是有机物或无机物,如蛋白、细胞或结晶等成分,在肾小管(远曲小管)和集合管内凝固聚合而形成的圆柱状物体,因此也被称为柱状体(cylinder)。管型是尿液中的重要病理性成分,尿液中出现管型往往提示肾脏有实质性损害。

管型一般多呈直或弯曲的圆柱体,其长短粗细不一,但两边多平行、末端多钝圆。因管型只在肾小管或集合管内形成,其外形长短和粗细基本可反映肾小管和集合管内腔的形状。尿管型的主要类型有透明管型、颗粒管型、细胞管型、蜡样管型及其他特殊形态的管型。

一、透明管型

透明管型(hyaline cast)是由 T-H 蛋白和少量清蛋白共同构成,也是各种管型的基本结构。管型基本呈规则圆柱体状,但长短粗细并不一致。一般为两边平行,两端钝圆(但有时一端可稍尖细),平直或略弯曲,甚至扭曲;质地菲薄、无色、半透明、表面光滑、但也有少许颗粒或少量细胞黏附在管型外或包含于其中;多数较窄而短,也有形态较大者;折光性较差,镜下观察时应将显微镜视野调暗,否则易漏检。透明管型示意图见图 6-15。

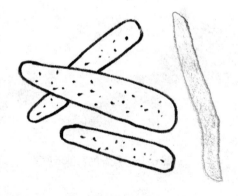

图 6-15　透明管型示意图

S 染色:透明管型可染成蓝色;SM 染色:透明管型可染成粉红色或紫色。

有学者认为透明管型在肾脏中滞留时间过久,可逐渐颗粒化或蜡样化,演变成颗粒管型或蜡样管型。透明管型在碱性尿或低渗尿中很易溶解和破坏,因此需尽快检验。

二、细胞管型

细胞管型(cellular cast)指脱落的细胞黏附或包容于凝结而成的透明管型之中而形成的管型。根据管型内包含的细胞不同可分为红细胞管型、白细胞管型及肾小管上皮细胞管型三类。也有两种以上的细胞成分出现在同一管型内的,称为复合细胞管型。管型内的细胞可完整,也可残缺不全,有时候细胞会聚集于管型一端。一般细胞堆积量占整个管型 1/3 以上时,可被称作某种细胞管型。

在某些情况下细胞或颗粒易堆积在一起,类似管型状。其特点是长度较短、宽窄不一、边缘不整齐,需注意鉴别。

1. 红细胞管型(red cell cast) 管型中以红细胞为主体,外观略带黄褐色,可见到完整清晰、形态正常或异常的红细胞个体,易于识别。但红细胞常互相粘连而无明显的界限,有时甚至残缺不全,在管型边缘可见形态完整的红细胞;有时因溶血仅可见到红细胞淡影或破碎的红细胞。红细胞管型在尿路中停留时间较长,管型内的红细胞会逐渐分解破坏,形成棕色到红色的颗粒,也可因溶血或均质化形成血液管型和血红蛋白管型(hemoglobin cast)。红细胞管型示意图见图 6-16。

S 染色:管型基质被染为淡蓝色,管型内红细胞被染为淡红~红色;SM 染色:管型基质被染为淡红色,管型内红细胞被染为红~紫色。

2. 白细胞管型(white cell cast) 管型内容物以白细胞为主,有时含有退化变性坏死的白细胞(或脓细胞),一般多为中性粒细胞。管型内的白细胞多为圆形,有时成团相互重合;管型内白细胞有时会因破坏呈残破状;在普通光镜下,非染色标本有时易与肾小管上皮细胞混淆,给鉴别带来困难。可用加稀酸的方法来显示细胞核,中性粒细胞多为分叶核,而肾小管上皮细胞一般为一个大的圆核;而作过氧化物酶染色,中性粒细胞呈阳性反应,肾小管上皮细胞呈阴性反应。用染色法能更加仔细观察细胞核及胞质形态和特点,较容易鉴别。白细胞管型示意图见图 6-17。白细胞管型在肾脏中滞留时间过长也会崩解破坏,形成粗颗粒管型、细颗粒管型,均质化后可变为蜡样管型。

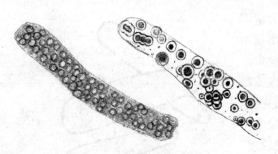

图 6-16 红细胞管型示意图

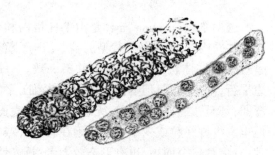

图 6-17 白细胞管型示意图

S 染色:管型基质被染呈淡蓝色,管型内中性粒细胞核呈分叶状,淋巴细胞为单个核,染深蓝色,白细胞质染淡红~红色;SM 染色:管型基质染淡红色,管型内白细胞质呈无色~淡蓝色,核染紫色~蓝色。

3. 肾小管上皮细胞管型(renal epithelial cast) 也称肾上皮细胞管型。因管型形成于肾小管内,所以被包容的上皮细胞就是脱落于肾小管壁的肾小管上皮细胞。可分为两大类:一类是由脱落的肾小管上皮细胞与 T-H 蛋白组成,成片上皮细胞与基底膜分离,脱落细胞黏在一起;另一类为急性肾小管坏死时,胞体较大,形态多变,典型的上皮细胞呈瓦片状排列,充满管型,细胞大小不等,核形模糊,有时呈浅黄色。此管型常难与白细胞管型区别,但管型内肾小管上皮细胞比白细胞略大,可呈多边形,形态变化比白细胞复杂,含有一个较大的细胞核,可用加酸法呈现细胞核。酯酶染色呈阳性,过氧化物酶染色呈阴性,借此可与白细胞管型鉴别。肾小管上皮细胞示意图见图6-18。

4. 复合细胞管型(mixed cells cast)　若管型中同时包含有两种以上的细胞时,可称为复合细胞管型。各种细胞间相互重叠交错,边缘界限模糊,特别是在未染色、普通光镜条件下,无法准确鉴别,可统称为细胞管型。

三种细胞管型的鉴别要点见表6-6。

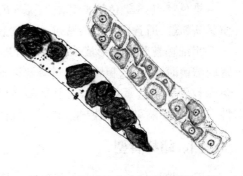

图 6-18　肾小管上皮细胞管型示意图

表 6-6　三种细胞管型的鉴别要点

鉴别要点	红细胞管型	白细胞管型	肾小管上皮细胞管型
管型颜色	淡黄~黄褐色	无色~灰白色	无色~灰白色
包容细胞大小 /μm	7~9	10~14	13~18
细胞核形	无核	多核、分叶核为主	圆形或椭圆形单核
稀酸破坏实验	红细胞溶解	白细胞不溶,核形清晰显现	上皮细胞不溶,核形清晰可见
过氧化物酶染色	红细胞:阴性	粒细胞:阳性	上皮细胞:阴性
背景细胞	出现散在完整或破损的红细胞为主	出现散在白细胞为主	见散在的肾上皮细胞

三、颗粒管型

颗粒管型(granular cast)内含大小不等的颗粒物,含量超过管型容积的 1/3 以上时,称为颗粒管型。颗粒管型中包容的颗粒来自崩解变性的细胞残渣、血浆蛋白及其他物质,这些物质聚集于由 T-H 蛋白和清蛋白为基质构成的管型内。颗粒管型一般较透明管型短而宽大,不染色标本呈淡黄褐色或棕黑色。颗粒管型还可按颗粒的粗细分为两种,粗颗粒管型中常充满粗大颗粒,多呈暗褐色;细颗粒管型含许多细沙样颗粒,不透明,呈灰色或微黄色。颗粒管型示意图见图6-19。

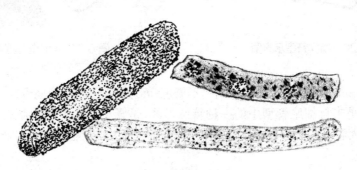

图 6-19　颗粒管型示意图

染色特点:S 染色管型基质呈淡蓝色,所包含颗粒被染呈红紫～深紫色;SM 染色管型基质呈淡粉红,所含颗粒呈淡紫色～淡紫蓝色。

粗细颗粒管型的形成一般有两种理论:其一是颗粒管型形成早期,多为粗大颗粒,如在肾内滞留时间较长,粗颗粒经过降解逐渐成为细颗粒,而变为细颗粒管型;另一种观点认为,粗颗粒管型经过氧化物酶染色呈阳性反应,因此是来自粒细胞,而细颗粒管型酯酶染色阳性、过氧化物酶染色阴性,是来自肾上皮细胞。

四、蜡样管型

蜡样管型(waxy cast)是一类不含细胞和颗粒成分、表面光滑、折光度高、均匀蜡质感的管型,但也有部分蜡样管型含有少量细胞或颗粒成分。其大小不一、宽窄不一、外形类似透明管型或有少许颗粒,为蜡烛样浅灰色或淡黄色,边缘清晰、常有切迹、折光性强、质地厚、易折断,多数较短而粗,两端常不整齐;一些蜡样管型还可略弯曲或扭曲、泡沫状,在低渗溶液、水和不同的 pH 介质内均不易溶解。典型的蜡样管型参考示意图 6-20。

染色特点:S 染色和 SM 染色整个管型呈均匀的红紫～深紫色。

蜡样管型由细颗粒管型或细胞管型继续破碎衍化而来,也有认为来自淀粉样变性的上皮细胞在管型内溶解后逐渐形成,或者是透明管型在肾小管内停留时间较长演变而成。

五、脂肪管型

管型内脂肪滴含量在 1/3 以上时可称为脂肪管型(fatty cast),管型内可见大小不等的、折光很强的圆形脂肪滴。若用偏振荧光显微镜观察,管型基质黑暗,脂肪滴显明亮,脂肪滴中心部位可见典型的"马耳他十字"形。脂肪管型示意图见图 6-21,左侧为普通光镜示意图,右侧为偏振光镜下形态示意图。

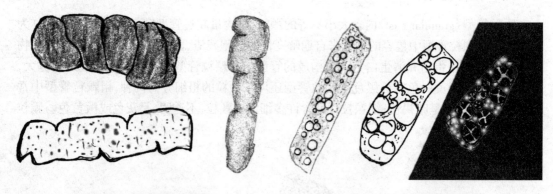

图6-20　蜡样管型示意图　　　　　　图6-21　脂肪管型示意图

染色特点:S 染色和 SM 染色脂肪滴均不染色;苏丹Ⅲ染色脂肪滴呈橙红～红色。

脂肪管型是来自细胞管型中的一种特殊形式,是肾小管上皮细胞脂肪变性、崩解,大量的脂肪滴进入管型内而形成,而含有脂肪变性肾小管上皮细胞的管型是脂肪管型的过度形式。

六、宽大管型

宽大管型(broad cast)也可称为宽幅管型,因其宽大而得名,其宽度可达 50μm 以上,是一般管型的 2~6 倍。宽大管型具有所有管型的特征,既宽又长,可横跨整个视野,不规则,易折断,有时呈扭曲形。宽大管型内可包容颗粒、细胞等各种成分,也可形成蜡样。因此可以有透明状宽大管型,颗粒状宽大管型,含有细胞的宽大管型和蜡样宽大管型。

也被称为肾衰竭管型,出现此类管型说明肾脏功能严重受损。宽大管型一般形成于较宽大的肾小管内,主要是在破损扩张的肾小管、集合管或乳头管内形成。多数宽大管型由颗粒管型和蜡样管型演变而来,但也可由其他管型演变而成。

七、细菌管型和真菌管型

细菌管型和真菌管型(bacterial cast and fungi cast),分别指管型的透明基质中含大量细菌(图 6-22)或真菌。此两种管型中的内容物在普通光学显微镜下呈颗粒状,易与颗粒管型混淆,需要借助相差及干涉显微镜或染色法鉴别,国外更有采用透射电镜技术来识别细菌或真菌管型的实验研究。

八、结晶管型

结晶管型(crystal cast)也称作盐类管型,因管型基质中含有尿酸盐、草酸盐、磷酸盐、药物等化学结晶体而得名。此类管型的形成与尿液的 pH、温度、结晶饱和度、胶状物质的浓度等因素有关。在普通光学显微镜下,需要认真观察管型内成分,注意其形态、结构和折光性,其比较容易与细胞管型和粗颗粒管型相混淆。必要时采用相差显微镜观察,可能对正确鉴别有一定帮助。结晶管型内常有的结晶成分为草酸钙或尿酸结晶成分。结晶管型示意图参考图 6-23。

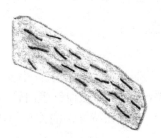   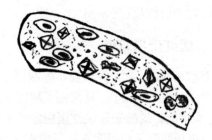

图6-22 细菌管型示意图　　　　　图6-23 结晶管型示意图

九、混合管型

混合管型(mixed cast)指管型内同时含有不同细胞及其他有形成分,如颗粒、细菌或脂肪滴等。管型内的细胞数量较少,外形与颗粒管型相似。S 染色、SM 染色或巴氏染色法则有助于识别其中内含物。图 6-24 为含有白细胞和颗粒的混合管型示意图。

十、血液管型

血液管型(blood cast)指血液进入肾小管后,以血液中的各种成分同时存在的管型,其基质可能是纤维蛋白(图 6-25)。若形成的管型呈颗粒纤维状,则称颗粒纤维状血液管型;若血液破坏后形成均质化管型,则称为均质状血液管型,不染色条件下也可呈现黄红色或红褐色颗粒样,在酸性尿液环境下可呈灰褐色。国外也有文献或图像资料称其为黄褐色管型(yellow-brown cast)。

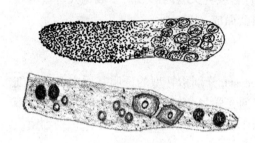

图 6-24　混合管型示意图

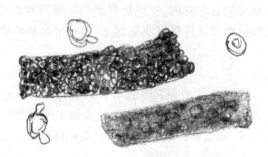

图 6-25　血液管型示意图

十一、血红蛋白管型

血红蛋白管型(hemoglobin cast)表现为管型内充满血红蛋白。其来源有两种:①血液管型或红细胞管型中的红细胞溶解,血红蛋白均质化。②溶血性输血反应或自身原因(如阵发性睡眠性血红蛋白尿症、自身免疫性溶贫血等)引起的血管内溶血时,过多的血红蛋白进入肾小管而形成血红蛋白管型。管型内一般无明显完整的红细胞,但含有血红蛋白,因此不染色状态下也可呈现均匀的橘红色(图 6-26)。

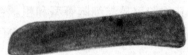

图 6-26　血红蛋白管型示意图

十二、肌红蛋白管型

由于肌肉组织损伤、大面积烧伤等原因,产生大量的肌红蛋白进入了肾小管,并形成肌红蛋白管型(myoglobin cast)。显微镜下观察管型呈淡橘红色,不易与血红蛋白管型区分。若要鉴别,需采用饱和硫酸铵尿肌红蛋白定性实验确认,更敏感和特异性的方法是用抗 Mb 的单克隆抗体进行酶联免疫吸附或放射免疫法测定。

十三、血小板管型

血小板管型(platelet cast)中包含有多量的血小板,在普通光学显微镜下形似颗粒管型,需用相差显微镜鉴别,管型内的血小板颗粒可出现明显的折光性。国外已有使用透射电镜对尿沉渣超薄切进行观察来确认血小板管型的研究报道。

十四、胆红素管型

胆红素管型(bilirubin cast)中充满金黄色的非晶体形胆红素颗粒。尿中出现此管型,尿胆红素试验常强阳性,同时可伴有亮氨酸和酪氨酸结晶。

十五、黄染管型

管型中充满的各种细胞或颗粒,被染为黄色或棕黄色,通常被称作黄染管型(yellow case),其命名仍按照原有包容物情况命名,一般无特殊临床意义。多出现于黄疸患者高胆红素尿中。

十六、复粒细胞管型

管型内含有多少不一的复粒细胞,复粒细胞内可见大小不一的脂肪小滴。需注意与白细胞管型和肾小管上皮细胞管型区别(图6-27)。

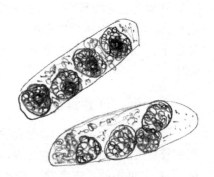

图6-27　复粒细胞管型示意图

十七、粗大棕色管型

该管型被称为粗大棕色管型(muddy-brown cast),完全是根据其形态特征进行的命名,也称为 muddy brown granular casts,因为管型内含有众多颗粒。其形态多为粗大、长短不一、棕黄色或咖啡色、内部均匀或者充满颗粒的管型,也被称为脏管型。此类管型出现对急性肾损伤(急性肾功能衰竭)患者的急性肾小管坏死具有高度提示意义。

十八、嗜酸细胞性管型

嗜酸细胞性管型(eosinophilic cast)非常少见,其内含有嗜酸性粒细胞,需要特殊染色方可鉴别。见于肾小管间质性肾炎,并多发生在变态反应性疾病中,如甲氧西林和非甾体抗炎药物引发的肾小管肾炎患者尿液中。

十九、蛋白管型

蛋白管型(protien case)来自血浆蛋白的凝集或颗粒管型中的一些颗粒。研究证明这些血浆蛋白有白蛋白、IgG、IgA、IgM、C3、纤维蛋白原、结合珠蛋白、转铁蛋白等。在骨髓瘤患者尿中可出现外形与蜡样管型类似的本周蛋白管型(Bence-Jones protien case);在全身性淀粉样变性时,可见到淀粉样蛋白组成的淀粉样蛋白管型。

二十、类脂管型

管型中含有一半以上的类脂颗粒,此类脂颗粒多由胆固醇酯构成,外形上与脂肪管型中的脂肪滴类似,具有强折光性。若用偏振光显微镜观察,可在暗视野背景下见到管型中大小不等的明亮球体,球体中心为黑色的十字架形状将明亮球体一分为四。

二十一、细小管型

细小管型(tiny case)也称为窄幅管型,相对于一般管型和宽幅管型来说,宽度明显细小,一般不超过 15μm,有时为仅能容纳一个细胞的宽度。多在肾小管深部或近曲小管内生成,或出现于新生儿或婴幼儿尿中。

二十二、空泡变性管型

管型内包含的肾小管上皮细胞中的糖原发生脂肪变性、融合、脱失导致形成大小不一的空泡,镜下可见泡沫样空泡改变,但并非为脂肪颗粒,偏振光显微镜下不见明亮球体和"马耳他十字"形。空泡变性管型(vacuolar denatured cast)多发生于重症糖尿病肾病综合征患者尿中。

二十三、嵌套管型

嵌套管型(nested casts)是指两个或两个以上的管型相互嵌套或包裹在一起,细小的管型被较宽大的管型嵌套或包裹在内,各自有相对独立的管型边缘和内含物;管型内含物成分可一致,也可不同。作者曾经观察到多例。其原因可能为在肾小管上端的位置形成的细小的管型形成后,在肾单位交替使用后随尿流流向肾小管下端,因某些因素被卡在下端更粗大的肾小管内,再次停留下来,被新形成的管型包裹在内,形成相互嵌套的结构。嵌套管型示意图见图 6-28。

二十四、椭圆形管型

管型外形呈椭圆形或卵圆形,与典型的条状形态有明显区别。椭圆形管型(oval casts)内可以不含任何颗粒,或者含有细小或粗大的颗粒,甚至可能含有部分细胞成分。该形态的管型因与典型的管型形态差异较大,往往被忽略不计,是错误的。其出现的临床意义等同于透明管型或颗粒管型等(图 6-29)。

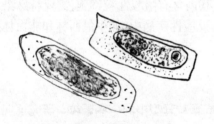
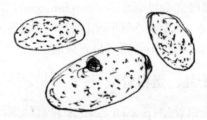

图6-28 嵌套管型示意图   图6-29 椭圆形管型示意图

二十五、管型残片

管型形成后可因体内存储时间过长,pH 或渗透压因素,或者排出体外后因存放时间或离心等物理或化学因素影响,发生破损或断裂,形成碎片或者残片。镜检中往往仅发现管型中的一部分。断裂的管型或者残片,其一端往往不整齐,有残破的迹象。

二十六、其他特殊类型管型

近年来通过各种新技术对尿液中的管型进行研究、详细了解其构成和来源、临床意义等方面,取得了一定的进展。

据报道吴凤桐等用染色法检测尿液有形成分,根据某些管型的特殊形态,结合病例报道了四种新奇形态且未见报道的管型。①球状管型:外观呈椭圆形,两端钝圆,在糖尿病肾病尿毒症期出现。②麻花样管型：因其外表粗、宽且拧成麻花形而得名，在急性肾炎和肾病综合征患者早期尿中出现，不染色标本容易漏检。③裂解形管型：因其形体宽而大，又存在横向及纵向的裂痕易漏认。④镶嵌形管型：可以有透明管型嵌套颗粒管型或透明管型嵌套细胞管型等多种形式。在狼疮性肾炎患者的早期，伴随尿中出现抗核糖体抗体时及中晚期病程中出现此类管型。

其他特殊构成的管型，如骨髓瘤管型（myeloma casts）是由免疫球蛋白轻链沉淀而形成；纤维蛋白丝管型（fibrin thread casts）由纤维蛋白原凝固沉淀而形成；吞噬细胞管型（macrophage casts）内包容有大量的吞噬细胞。根据管型内包容的成分，通过特殊染色还可鉴别出含有含铁血黄素颗粒及黑色素颗粒的管型等。目前根据形态或用各种方法尚无法准确鉴定的未知类管型（unknown casts）也有发现，有待进一步研究和确认。

二十七、管型类似物

（1）黏液丝（mucous strands）：为长线条形，边缘不清，末端尖细卷曲，大小不等，常见暗淡纹。可见于正常尿中，尤其妇女尿液中较多；如大量存在常表示尿道受刺激或有炎症反应（图 6-30）。

（2）假管型（pseudos cast）：为非晶形尿酸盐、磷酸盐等形成的圆柱体，其外形与管型相似，但无管型的基质，边缘不整齐、两端破碎、其颗粒粗细不均、色泽发暗，加温或加酸后即消失，而真管型不变。

（3）圆柱体（cylinder）：又称类管型，其形态与透明管型相似，但一端尖细，有时有扭曲或弯曲，如螺旋状，常伴透明管型同时出现。见于急性肾炎、肾血循环障碍或肾受刺激的患者（图 6-31）。

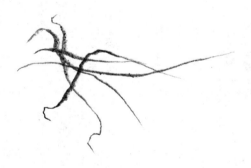
图 6-30　黏液丝示意图

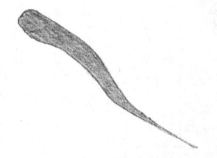
图 6-31　圆柱体示意图

（4）其他：衣物中的丝、毛、麻等各种纤维脱落物可污染尿液，易有人将其误认为管型。此类纤维一般两边缘不整齐，无特征性内含物，相对比较容易鉴别。另有吗啡晶体，呈折光性较强的细长圆柱体，应注意与管型鉴别。

第三节　结　晶

尿结晶以往根据其经常出现在酸性尿中还是在碱性尿中，将其划分为酸性尿结晶或碱性尿结晶。表 6-7 简单划分尿液结晶出现的情况，最适 pH、形态特点、化学判别方法及临床

表 6-7 尿液中结晶性质、形态特点、鉴别及评价简表

溶质	酸	中	碱	颜色	常见形态	溶解特性	评价与临床意义
胆红素	+	-	-	棕黄色,高色素	成簇的针状或颗粒状	溶于强碱、溶于强酸	罕见:存储中形成的结晶,胆红素尿
碳酸钙	-	+	+	无色	小颗粒球状或哑铃形,放射状条纹	加醋酸产 CO_2 气体(气泡)	正常;罕见
草酸钙	+	+	(+)	无色	二水草酸钙为八面体结构或正方,长方形信封状。一水草酸钙可为圆形或椭圆形等多种形态	可溶解于稀盐酸	正常、常见,经常伴随乙二醇的摄取过多
胆固醇	+	+	-	无色	有凹缺的平板状	溶于氯仿和乙醚	罕见:体内存储的脂肪尿,在蛋白尿中可见,以及其他形式的尿脂肪
胱氨酸	+	+		无色	六角板状,经常分层	溶于碱	罕见:胱氨酸贮积症或胱氨酸尿症;验证实验(硝普钠反应)
含铁血黄素	+	+	-	金棕色	颗粒状,散在或聚集,或在细胞及管型内		罕见:溶血发生后 2~3 天出现,验证实验(普鲁士蓝反应)
医源性 氨苄西林*	+			无色	长形、细针状或棱柱体		罕见:大剂量的抗生素治疗
放射性造影剂 (甲泛影胺,泛影葡胺)	+				静脉给药:扁平板状,细长的矩形板状;逆行肾盂造影:尖头状、板条状		造影剂导致
磺胺类药物	+			棕黄色	形状随药物不同而异:磺胺甲噁唑和磺胺嘧啶:球条纹状或致密小球状;乙酰磺胺体或条纹状	溶于碱	罕见:伴随抗生素治疗而出现。验证性(重氮)试验
亮氨酸	+			深黄至深棕色	同心圆球体或条纹状	溶于碱	罕见:肝病、氨基酸尿症伴酪氨酸出现,体内贮存过多而形成结晶
磷酸盐		+	+	无色、白色或浅黄色,可有沉淀	无定形,颗粒状	溶于酸	正常;常见
无定形磷酸盐 (Ca,Mg)							

续表

溶质	尿pH 酸	尿pH 中	尿pH 碱	颜色	常见形态	溶解特性	评价与临床意义
磷酸钙	(+)	+	(+)	无色	二价磷酸钙:玫瑰形状的薄棱镜,棱镜有锥形的末端,或薄针状。一价磷酸钙:不规则则形片状或颗粒形	溶于稀酸	正常,不常见
三联磷酸盐(PO₄,NH₄,Mg)		+	+	无色	三到六个面的棱柱形(屋顶或棺材形),平板形,蕨叶形等	溶于乙酸	正常,常见
酪氨酸	+			无色至黄色	精致的,细针状集束状	溶于碱	罕见;肝脏疾病,氨基酸尿症或体内积存
尿酸铵		+	+	深黄色至棕色	球条纹状或胃针状,"带棘的苹果"	溶于乙酸,加热至60℃可溶;用浓盐酸或乙酸可将其转化为尿酸	正常,新鲜尿中罕见;医源性碱化尿可诱导出现,老年人尿可见
非晶形尿酸盐(Ca,Mg,Na,K)	+	+		无色至黄色-棕色	无定形,颗粒状	溶于碱,加热至60℃可溶,加浓盐酸可转化为尿酸	正常,常见。肉眼可见橙-粉色沉淀(砖红色)
尿酸钠	+			无色至淡黄色	细长状,像细铅笔一样的棱状	溶于碱,加热至60℃可溶	正常
尿酸(Na,K,NH₄)	(+)	+		黄棕色	球形或球,如同二水尿酸盐	加热至60℃可溶解,加冰醋酸可转化成尿酸	正常。常见于老年人尿中
尿酸(pH<5.7)	+	−		无色-黄色-棕色	多种形态,通常为扁平菱形,橄榄形,或菱形多层集结形成花瓣形,颜色随厚度增加而加深	溶于碱	正常。结石病,化疗及痛风患者会增多
尿酸(pH>5.7)	+		+				

注:(+)表示可偶然出现。必要时应精确测定尿 pH 值用于鉴别

意义。为了便于临床应用,我们暂时将结晶划分为生理性结晶和病理性结晶,其实生理性结晶也会有独特的诊断价值,情况具体结晶描述。而各种化学药物的使用,使得尿中出现药物结晶的比例增多,在判断这种结晶时应及时了解患者药物治疗情况,及时与临床沟通。

一、生理性结晶

生理性结晶多来自食物及机体的正常代谢,一般无临床意义。但有些结晶,如草酸钙结晶,虽为正常人进食植物性食物尿中出现的结晶,但当其大量持续出现于患者新鲜尿液内时,又是尿路结石诊断依据之一。

本文介绍的鉴别方法中,加温指将尿液水浴加温至 60℃左右;加乙酸和盐酸指浓度为 30%(V/V)溶液;加氢氧化钾指加浓度为 10% 的 KOH 溶液。

1. 草酸钙结晶 草酸钙结晶(calcium oxalate crystal)多为无色、方形、折光性强的八面体,有两条明显、高亮的对角线相互交叉;有时呈哑铃形("8"字形)、椭圆形、小圆形等多种形态,椭圆形或小圆形常与红细胞形态类似。溶解度低,易在尿液中析出。

草酸钙结晶还可细分为单水草酸钙结晶和双水草酸钙结晶,两类结晶有不同的形态特点。双水草酸钙为常见的方形或长方形,有两条明显、高亮的相互交叉的、X 形对角线。单水草酸钙结晶则主要为两侧凹陷的椭圆形或哑铃状。两种不同类型的草酸钙结晶在临床诊断中没有详细区分的必要。草酸钙结晶参考示意图 6-32。

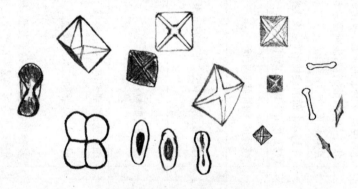

图6-32 草酸钙结晶示意图

鉴别方法:溶于盐酸而不溶于乙酸和氢氧化钠。必要时需与红细胞的区分,加乙酸后红细胞溶解而草酸钙保持不变。

2. 尿酸结晶 尿酸是核蛋白中嘌呤代谢的产物,以尿酸或尿酸盐的形式排出体外,常出现于酸性尿中。尿酸结晶(urine acid crystal)在尿液中初形成时本无色,但是根据其化学性质容易吸附尿中的颜色,而呈现深浅不一的黄色或黄褐色,这种着色有助于对其的识别。尿酸结晶体积大小相差悬殊,有时被黏液黏附一起形成类似管型形状。尿酸结晶形状呈多样化,常见有三棱形、斜方形、哑铃形、菱形、蝴蝶形(花瓣形)、针形、木楔形、立方体形、四边形、六边形、腰鼓形、"X"形及不规则形等多种形态,且大小不一。尿酸结晶参考示意图 6-33。

鉴别方法:尿酸结晶溶解于碱性溶液,而不溶于乙酸或盐酸;加氨水溶解后又形成尿酸铵结晶。

3. 非结晶形尿酸盐 非结晶形尿酸盐(non-crystal urate)主要是尿酸纳、钾、钙、镁的混

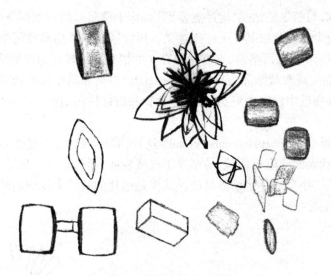

图6-33　尿酸结晶示意图

合物。外观呈黄色、非晶形颗粒状或小球状沉淀物,在低温、浓缩或酸性较强的尿液中容易析出并沉淀。尿酸钙结晶(uric acid calcium crystal)为淡黄色颗粒状,周围有刺状突起的球形或菱形,加热加酸后溶解,多在新生儿或碱性尿液中见到,一般无临床意义。

鉴别方法:加热、加盐酸后可溶解,加乙酸溶解后再形成尿酸结晶。

4. 马尿酸结晶　马尿酸结晶(hipuric acid crystal)在很多书中没有提及,是人类及草食性动物尿液中的正常成分,由于在人体尿液中的浓度较低,因此一般不会形成结晶而出现,但是在草食动物尿液中出现此结晶的频率较高。马尿酸是由苯甲酸与甘氨酸结合而成的产物,其结晶形态与结晶形成速度有关。此外如果食用含保鲜剂或防腐剂过多的食物和药物,或者在肝脏疾病以及高热患者发热期间,才可能排出高浓度的马尿酸,从而形成结晶。马尿酸结晶以长短不一,粗细不等的棱柱样出现,末端呈三角形或尖角形,还有针形(成丛状排列)、斜方形板状、斜方形柱状或三棱状。多出现于碱性尿中,偶然出现在酸性或中性尿中。如尿酸结晶一样,它本身是一种有形无色的结晶,但与尿液本身的颜色密切相关,呈现微黄色。马尿酸结晶示意图见图6-34。

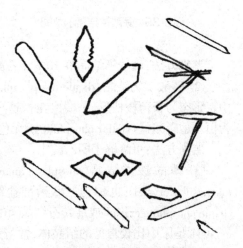

图6-34　马尿酸结晶示意图

鉴别方法:加热溶解,溶于乙酸、乙醚、氢氧化钾,不溶于盐酸。

5. 尿酸钠结晶　尿酸钠结晶(Sodium urate crystal)与尿酸结晶不同,为无色到淡黄色的棒状或细棱柱形,一般在酸性尿中可见。一些实验室人员称其为"尿酸矛(uric acid spears)",可单独出现或集结成束。尿酸钠结晶是关节腔液中最主要的尿酸结晶物质,可呈针状、束状或丛状聚集。在尿液尿酸钠饱和状态下也可出现针状结晶,但是多以成束的纤维状出现,其外形类似与酪氨酸结晶,应注意鉴别。临床上常将尿酸钠混同于尿酸盐结晶报告,许多专业书籍中很少提及此结晶。无临床意义。棒状尿酸钠结晶示意图参考图 6-35。

鉴别方法:加热到 60℃可溶解,在有盐酸存在的情况下可转变为尿酸结晶。

6. 磷酸盐结晶　磷酸盐结晶(phosphatic crystals)包括非晶形磷酸盐、磷酸铵镁、磷酸钙等。常可在碱性尿或近中性尿中见到,来源于食物和机体代谢组织分解时所产生,为尿液的正常成分。

(1) 磷酸钙结晶(phosphate calcium crystal):这种结晶体积大,不规则形片状、柱状、也有楔形和棱形,其片状表面常附有颗粒,易漂浮于尿液表面,形似泡沫。常见于弱碱性尿液中,多为无色～灰白色。小形的片状结晶易被误认作是退化的鳞状上皮细胞碎片。磷酸钙结晶示意图参考图 6-36。

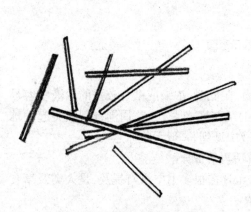

图 6-35　尿酸钠结晶示意图

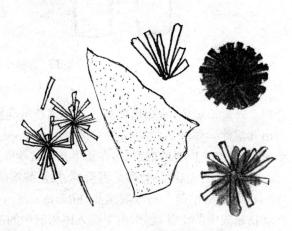

图 6-36　磷酸钙结晶示意图

鉴别方法:磷酸钙结晶溶 10% 于乙酸和盐酸,不溶于氢氧化钾。

(2) 磷酸二钙结晶(dicalcium phosphate crystals):是一种少见的形式,多出现于弱酸性尿中。形态为长薄棱柱形,一端聚在一起,另一端为终点,常呈扇形出现或交叉呈束状,也被称为恒星型磷酸盐(stellar phosphates),无色,无临床意义。

鉴别方法:可溶解于弱乙酸中。

(3) 磷酸铵镁结晶(phosphate ammonio magnesium crystal):也称为三联磷酸盐结晶(triple phosphate crystal)或鸟粪石结晶(struvite crystal),是尿中比较常见的结晶体,常与无定形磷酸盐结晶同时出现。此结晶为复盐,最常见形态为屋顶形和棱柱形,所谓屋顶形在西方国家常以英文"foffin-lid"表示,意思为"棺材盖"样;也可见信封状交叉形或羽毛状等形态,结晶体无色,体积大小相差悬殊,有很强的折光性,形态容易辨认。屋顶形磷酸铵镁结晶参考示意图 6-37。

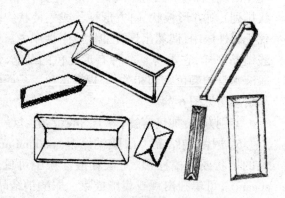

图 6-37　磷酸铵镁结晶示意图

鉴别方法：加热不溶，加乙酸和盐酸可溶解。

（4）非晶型磷酸盐（non-crystal phosphate）：常见于碱性和中性尿中。为灰白色非晶形颗粒状，一般属于正常代谢产物，无临床意义。参考图谱部分照片。

7. 尿酸铵结晶 尿酸铵（ammonium urate）也称为重尿酸铵盐（ammonium biurate），是形成尿酸铵盐结晶（uric acid ammonium crystal）的基本成分，是尿酸与游离铵结合的产物。尿酸铵结晶在新鲜酸性尿中很少出现，是碱性尿液中唯一出现的尿酸盐结晶。多为黄褐色不透明样晶体，形态奇特，其典型特征是树根状、海星状、棘球状，也可见哑铃样等形态，尿酸铵结晶参考示意图6-38。

鉴别方法：加热60℃可溶解，加乙酸或氢氧化钠均可溶解。如果加入浓盐酸，可转化为尿酸结晶。

8. 碳酸钙结晶 碳酸钙结晶（carbonate calcium crystal）常与无定型磷酸盐同时出现，其形态为小球形、双球并列并呈哑铃形、四联体交叉形式或为非晶形颗粒状，无色或黄褐色，有放射状条纹及较强的双折光性。碳酸钙结晶易在食用大量蔬菜者的碱性尿中出现，是比较少见的结晶体，非晶形颗粒形也很难从无定型磷酸盐中区分出来，其哑铃形也与哑铃形草酸钙结晶类似，需要注意辨认。碳酸钙结晶常在正常马、兔子、豚鼠和山羊尿中见到，在人体中较少见到。其临床意义也与无定型磷酸盐结晶相同。碳酸钙结晶示意图见图6-39。

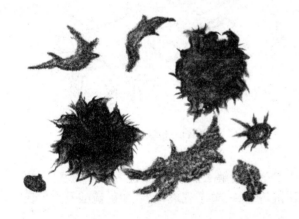

图6-38 尿酸铵结晶示意图

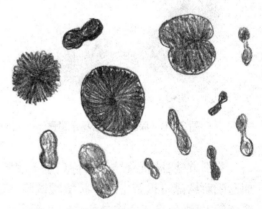

图6-39 碳酸钙结晶示意图

鉴别方法：加乙酸后溶解并可产生气泡。

9. 硫酸钙结晶 硫酸钙结晶（calcium sulfate crystal）仅在酸性尿中出现，为无色长薄针状或棱柱形结晶，也可呈放射状排列。是非常罕见的结晶，一般教科书上不会提及此结晶。

二、病理性结晶

尿液中出现病理性结晶，与各种疾病因素和某些药物在体内的代谢异常有关。若在尿液中检查出病理性结晶，应及时报告临床。病理性结晶的形态特点分述如下。

1. 胆红素结晶 胆红素是血红蛋白的代谢产物，因此尿中出现胆红素结晶（bilirubin crystal）可以考虑为病理性因素造成。胆红素结晶常出现在酸性尿液中，具有多样形态，如细针状（可成束分布）、颗粒状、菱形片状、圆片状、立方体样，有时可附着于白细胞或上皮细胞表面,由于氧化作用有时可呈非结晶体的色素颗粒状。胆红素结晶颜色从黄褐色到红褐色不同,因胆红素具有明显的颜色,如果在尿中出现,会将其他有形成分染上颜色,如将尿酸结晶、细胞和管型等染成深黄色。胆红素结晶常出现在肝性黄疸患者尿中,患者血清胆红素会有明显升高,尿干化学试带胆红素为阳性,Ictotest 胆红素片剂法阳性,都有重要临床意义。胆红素结晶示意图参考图 6-40。

鉴别方法:结晶可溶解于碱性液、丙酮、氯仿和酸中,不溶于酒精和乙醚。加硝酸后因被氧化成胆绿素而呈绿色,可溶于氢氧化钠或氯仿中。

2. 胱氨酸结晶　胱氨酸结晶(cystine crystals)是蛋白质分解而来的产物。形态比较一致,均为无色六边形薄片样结晶,边长可不等长,边缘清晰,折光性强,可上下重叠排列,也可单独出现。胱氨酸结晶示意图参考图 6-41。

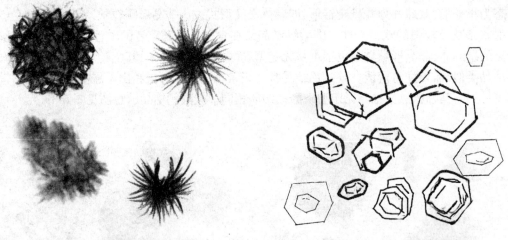

图 6-40　尿胆红素结晶示意图　　　　图 6-41　胱氨酸结晶示意图

鉴别方法:胱氨酸结晶的特点是不溶解于乙酸而溶解于盐酸;可快速溶解于氨水中,再加乙酸后结晶可重新出现。胱氨酸试验:取尿沉渣少许,置于载玻片上,加稀硫酸及卢戈氏碘液各 1 滴,出现蓝色或绿色反应可确认。

3. 亮氨酸结晶　亮氨酸结晶(leucine crystals)是蛋白质分解产物,不常在尿中发现。常与酪氨酸结晶同时出现,并出现在有相同的临床病症的病例中。亮氨酸结晶多出现在酸性尿中,为黄色到黄褐色、大小不一、折光性强的圆形或椭圆形球体,具有同心圆结构(有或无放射状条纹)和一个中心的核。亮氨酸结晶参考示意图 6-42。

鉴别方法:不溶于稀盐酸,溶于热酒精、热碱溶液、冰乙酸和氢氧化钾。亮氨酸试验:取少量尿沉渣,加少量蒸馏水溶解结晶;加 10% 硫酸铜溶液 1 滴,混匀。若呈现蓝色,且加热后也不还原,则可确认为亮氨酸结晶。

4. 酪氨酸结晶　酪氨酸结晶(tyrosine crystals)是蛋白质分解的产物,一般多出现在酸性尿液中,其外形为细针状,多成束、成团或呈羽毛状出现,并常与亮氨酸同时出现。酪氨酸结晶很细,可呈细针状和柔软的丝样柔滑毛发样。初形成时无色,如果尿中胆红素阳性时会呈现淡黄色(或有其他强颜色染料时,如 SM 染液可将其染为紫色)。当在显微镜下观察调整焦距时,这种结晶会呈现黑色。酪氨酸结晶示意图参考图 6-43。

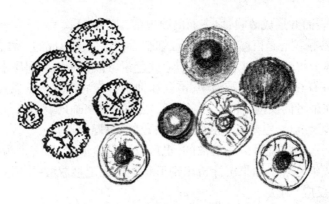

图6-42　亮氨酸结晶示意图

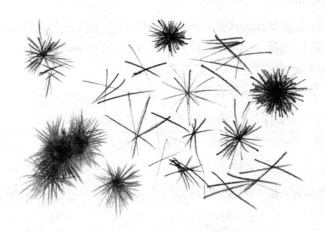

图6-43　酪氨酸结晶示意图

　　鉴别方法：加热可溶解，还可溶于盐酸和氢氧化钾、矿物质酸和乙酸。不溶于丙酮、酒精和水。可通过酪氨酸定性试验鉴别。

　　酪氨酸定性试验：尿中酪氨酸与硝酸亚汞和硝酸汞反应，生成红色沉淀物（millon反应）。试剂为汞1ml、浓硝酸9ml，混合后加热助溶，再加入蒸馏水10ml，静置数小时后过滤备用。实验时取尿液2ml置于试管内，加入等量试剂，混匀后煮沸并查看结果，出现红色沉淀可判断为阳性。

　　5. 胆固醇结晶　胆固醇结晶（cholesterol crystals）为宽型扁平的板状，多为缺角的长方形或方形，类似于相互层叠摆放的破碎玻璃样。无色透明或者被染上淡绿到黄色。因其脂类的性质，密度低，常浮于尿液表面，成薄片状。应注意其形态与某些X线造影剂类似，应认真鉴别。胆固醇结晶示意图参考图6-44。

　　鉴别方法：可溶于氯仿、乙醚和沸腾的酒精，不溶于温酒精。在尿沉淀物中很少见到胆

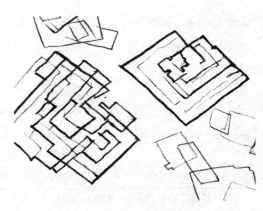

图6-44　胆固醇结晶示意图

固醇结晶,常浮于表面并形成薄膜,取表面薄膜观察,阳性率高。

6. 含铁血黄素颗粒　是巨噬细胞吞噬红细胞后在胞质内形成的一种色素。为血红蛋白被巨噬细胞溶酶体分解转化而成。细胞破裂后此色素可散布于组织间质中。当左心衰竭时,发生淤血的肺内可有红细胞漏出肺泡中,被巨噬细胞吞噬后形成含铁血黄素(hemosiderin)。这种细胞可出现在患者的痰内,称为心衰细胞。当溶血性贫血时有大量红细胞被破坏,可出现全身性含铁血黄素沉积,主要见于肝脏、脾、淋巴结、骨髓等器官。

含铁血黄素在尿中出现可以是游离的,也可以是晶体形状,形态多为黄褐色的小颗粒,可出现在细胞内或细胞外。如果沉淀析出则形状类似无定型尿酸盐,需要用含铁血黄素定性实验(普鲁士蓝反应)确认。

三、药物性结晶

尿中除了生理性结晶和病理性结晶外,随着患者使用各种治疗性药物的增多,以及越来越多的化学治疗药物的发展,尿中可见到的药物性结晶(drug crystals)也日益增多。药物结晶有磺胺类药物、解热镇痛类药物和放射造影剂等几大类。

一些药物性结晶的形态特点和临床表现见表 6-8。

表 6-8　药物性结晶汇总

药物	结晶形态	临床表现
普鲁米酮(primidone)	双折射六边形	单纯结晶尿、暂时性蛋白尿、血尿
草酸萘呋胺(naftidrofuryl oxalate)	双折射单面草酸钙	急性肾衰竭
维生素 C(vitamin C)	双折射单面草酸钙	急性肾衰竭
阿莫西林(羟氨苄青霉素)(amoxycillin)	针状、麦束样	单纯性结晶尿、血尿、急性肾衰竭
磺胺嘧啶(sulphadiazine)	小麦或带条纹的"壳"形的双折射	单纯性结晶尿、血尿、急性肾衰竭、结石
阿昔洛韦(acyclovir)	双折射细针状	单纯结晶尿、急性肾衰
茚地那韦(indinavir)	板状矩形、星形、不规则板形,强双折射样	单纯结晶尿、结石、急性肾衰竭
吡啶氧基化物(piridoxylate)	具有圆形末端矩形的非对称六边形	结石
环丙沙星(ciprofloxacin)	双折射针状、轮状、星形、扇形、蝴蝶形等	单纯结晶尿、急性肾损伤
非尔氨酯(felbamate)	Thin needle 细针状, Birefringent hexagons 双折射六边形	急性肾损伤
磺胺甲噁唑(sulfamethoxazole)	双折射"棺材盖,切口边缘提示尿酸晶体,花环形"	急性肾损伤
奥利斯特(orlistat)	单水或二水草酸钙	急性肾损伤

注:草酸萘替福酯、维生素 C 和奥利司他可导致尿中产生草酸钙结晶

鉴别可能为药物引起结晶性尿症的一般规律,可以考虑下面几点建议:①每当遇到不寻常的尿晶体时,特别是一些针状结晶体时,可以考虑药物因素;②及时询问医师或者患者是否服用过某种药物;③检查患者肾功能,防止发生肾功能损伤;④患者需要大量饮水并减少或停用药物的使用,以防止出现急性肾衰。

1. 放射造影剂　使用放射造影剂(contrast medium)如碘泛影剂、尿路造影剂等,可在尿中发现束状、球状、多形性结晶;尿比重可明显增高(>1.050)。此结晶溶解于氢氧化钠溶液,但不溶于乙醚、氯仿等有机溶剂。

2. 磺胺类药物结晶　磺胺类药物较多,其形成的结晶形态也不同。近年来因磺胺类药物药剂的改进,有些已经难以在尿中发现其结晶体。但因仍有某些磺胺类药物在体内乙酰化率较高,如磺胺嘧啶、磺胺甲噁唑等,在患者服药后饮水较少,尿液偏酸的环境下,易析出结晶,阻塞尿道,引起血尿、肾脏损伤甚至尿闭。磺胺类药物结晶示意图见图6-45。

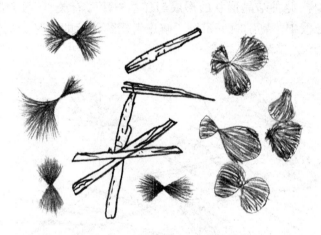

图6-45　磺胺类药物结晶示意图

(1) 乙酰基磺胺嘧啶结晶:药物有磺胺嘧啶(sulfadiazine),别名大力克、磺胺嘧啶大安、素他太先、太先、消发地亚净、大安净、磺胺嘧啶等。此结晶是磺胺嘧啶在体内乙酰化后溶解度降低,在酸性尿中形成的。形态为棕黄色,不对称的麦秆束状或球状,但其束常偏在一侧,两端不对称,有时呈贝壳状。

(2) 磺胺甲基异噁唑结晶:此类药物名为磺胺异噁唑(sulfamethoxazole),别名有新明磺、磺胺甲唑。此结晶是磺胺噻唑在体内乙酰化所形成的结晶体,在尿中溶解度低,因此在尿中生成结晶的机会较多。此结晶体为无色透明或微黄色、长方形、正方形的六面体结晶,似厚玻璃块,厚度大,边缘有折光阴影,散在或集束成"+""X"等形状排列。

(3) 乙酰基磺胺吡啶(sulfapyridine)结晶:此类药物有柳氮磺胺吡啶(水杨酸偶氮磺胺吡啶)、复方柳氮磺胺吡啶、磺胺吡啶(别名大健凰、普健龙、吡啶磺胺)等。此类药物乙酰化后形成的结晶为无色透明,形态不规则,多呈花瓣状或菱形,有时聚集成花簇样,多出现在酸性尿中,加碱液溶解。

(4) 氨苯磺胺结晶:氨苯磺胺药物很少用于人类疾病的治疗,目前多为兽医用药或宠物用药。此结晶透明,外形呈长方形柱状聚集,在酸性尿液中可形成一捆或一束菱形结晶。

磺胺类药物结晶鉴别方法:磺胺结晶的识别,除了形态学方法外,还可用化学法加以证实：①磺胺结晶可溶解于丙酮溶液。②醛试验：取少许尿液加在试管内，滴加测定尿胆原用的 Ehrlich 试剂 1~2 滴，若显金黄色，即表示磺胺试验阳性。③木浆试验：取木浆制成的纸片 1 片，滴加上被检尿液 1 滴，使之湿润。加 20% 盐酸 1 滴，若显出橙黄色即为阳性。其颜色的深浅与尿中所含磺胺含量成正比。

3. 解热镇痛药物　如服用阿司匹林等含磺基水杨酸类的药物时，可能在尿中出现双折射性斜方形或放射形结晶体。

鉴别方法：除了显微镜观察外，还可在尿液中加入 10% 氯化高铁，如尿中存在阿司匹林结晶时，则结晶被溶解，沉渣被染成紫色。

4. 青霉素结晶　青霉素结晶（Penicillin crystals）在尿中是很少发现的。如果出现一定是抗严重感染时（如脑膜炎和败血症）超剂量用药导致。氨苄西林经尿液代谢后形成的结晶呈细长、无色棱柱形或针状，可单个出现，也可成束出现。青霉素 -G 结晶呈矩形、长方形，一端为尖角样，此种结晶形状的形成与样本被冷藏有关，一般会出现在高剂量用药治疗患者的酸性尿液中。鉴别时一定要了解患者用药治疗的情况。氨苄西林结晶示意图见图 6-46。

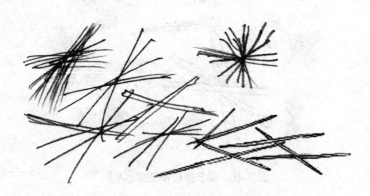

图 6-46　氨苄青霉素结晶示意图

由于一些新型化学药物的不断发展，各种新型的药物结晶可能会不断出现，应及时了解患者用药情况，了解药物的副作用，了解是否可以形成结晶及导致肾损伤的可能性。

5. 阿昔洛韦结晶　阿昔洛韦（别名：无环鸟苷、无环鸟嘌呤、无环嘌呤核苷、羟乙氧甲鸟嘌呤）是一种高效广谱抗病毒药物。当过量使用该药物时，会在尿中出现细针样、类似于尿酸钠的阿昔洛韦结晶（acyclovir crystals）。这种结晶多出现在中性或弱碱性尿中，鉴别时一定要了解患者用药治疗的情况。

6. 阿莫西林克拉维酸钾结晶　是近年来发现较多的一种药物结晶，形态以细针状和成束细针状为主。

第四节　细菌和真菌

在正常生理情况下，肾脏、输尿管和膀胱是无菌的，尿道也是无菌的。但是在接近尿道口部位 1~2cm 处，特别是女性，可能会有少数细菌寄生，此外尿道周围皮肤的污染也是造成尿液可能被细菌污染的因素。因此我们说新鲜排出的尿液是基本无菌的,不离心尿液涂片、干燥、染色后镜检,平均每油镜视野中细菌数量应该小于 1 个。当尿中携带的细菌的数量超过 10^5 个 /ml 时,可称为菌尿(bacterinuria)。

引发尿路感染的细菌或可在尿中查到的,根据形态学可辨认的细菌有杆菌、葡萄球菌、链球菌、真菌、酵母菌等。在尿液有形成分检查过程中,若可识别出的细菌数量较多时,应在报告中大致描述其种类和形态,并应及时向临床提出进行尿细菌培养和鉴定的建议。常规尿液有形成分检查不能确认细菌存在与否,更不能确认细菌种类(图 6-47)。

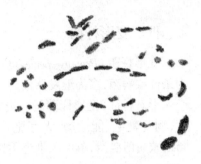

图 6-47　尿液中的细菌示意图

一、大肠埃希菌

尿中出现的杆菌主要为大肠埃希菌(*Escherichia*),大肠埃希菌被习惯称为大肠杆菌(*Escherichia coli*),分类于肠杆菌科,归属于埃希氏菌属,多不致病。由于大肠杆菌是人肠道中的正常寄居菌,常随粪便从人体排出,广泛散播于自然界,所以一旦在尿液中检出大肠杆菌,即意味着尿标本直接或间接地被粪便污染,或泌尿道被感染。

形态学特点:长度 1.0~3.0μm,宽度 0.4~0.8μm,无芽胞,有菌毛或鞭毛,有些菌株有包膜,多单独存在或成双,革兰氏染色为阴性。在光学显微镜高倍镜下可见到长短不一的杆状菌,活菌可有明显的运动性。

二、葡萄球菌

葡萄球菌(*Staphylococcus*)广泛存在于环境中,因常堆聚成葡萄串状,故而得名。多数为非致病菌,少数可致病。葡萄球菌是最常见的化脓性球菌,是医院交叉感染的重要来源。引起中毒的葡萄球菌主要是能够产生肠毒素的葡萄球菌,其中以金黄色葡萄球菌致病力最强。尿中若发现葡萄球菌,可能是污染造成,或尿路被葡萄球菌感染而导致。

形态学特点:呈球形或稍呈椭圆形,直径 0.5~1.5μm,排列成葡萄状,无鞭毛,不能运动,无芽胞,除少数菌株外一般不形成荚膜。革兰氏染色为阳性,其衰老、死亡或被白细胞吞噬后,以及耐药的某些菌株可被染成革兰氏阴性。在光学显微镜高倍镜下可见到大小不同,无规则成堆、葡萄样分布的小球形菌。

三、链球菌

链球菌(*Streptococcus*)是化脓性球菌的另一类常见的细菌,广泛存在于自然界和人及动物粪便和健康人鼻咽部,引起各种化脓性炎症、猩红热、丹毒、新生儿败血症、脑膜炎、产褥热以及链球菌变态反应性疾病等。

形态特征:球形或卵圆形,直径 0.6~1.0μm,呈链状排列,长短不一,短者由 4~8 个细菌组成,长者由 20~30 个细菌组成,可见到透明质酸形成的荚膜,无芽胞,无鞭毛。革兰氏染色阳性,被中性粒细胞吞噬后,转为革兰氏阴性。光学显微镜高倍镜下可见长短不一、相互结成链状分布的球形菌。

四、变形杆菌

变形杆菌(*Proteus species*)广泛存在于水、土壤、腐败的有机物以及人和动物的肠道中,为条件致病菌,多为继发感染。

形态特征:变形杆菌是一类大小、形态不一的细菌,有时球形,有时丝状,呈明显的多形性,周身鞭毛,能运动,无芽胞荚膜,易与其他肠道致病菌混淆,革兰氏染色阴性。

五、酵母菌

酵母菌(yeast)形态特征:无色,圆或椭圆形,大小 2.5~5μm,外形清晰,大小不等,有时可见生芽状,有的可见到菌丝。易与红细胞混淆,可通过适当的染色法加以鉴别。有时因芽生孢子数量多而聚集成群。图 6-48 表示为酵母菌的示意图。

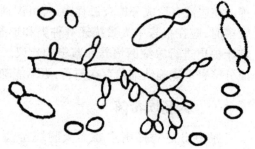

图 6-48 酵母菌示意图

酵母菌的鉴别:①尿液标本直接涂片镜检:寻找芽生孢子或假菌丝,如尿液常规观察细胞时也可直接寻找典型的孢子,菌丝根据形态而确定;②氢氧化钾法:10%KOH 溶液透明标本,破坏其中的红细胞、白细胞、上皮细胞,使视野更为清晰,容易辨认。

六、真菌

真菌(molds)在分类上属于真菌门的各个亚门,即能长出可见菌丝的一类真菌,种类众多。构成真菌菌体的基本单位称为菌丝(hyphae),呈长管状,宽度 2~10μm,可不断自前端生长并分支。无隔(如毛霉、根霉)或有隔(如青霉、曲霉),具 1 至多个细胞核。在固体基质上生长时,部分菌丝深入基质吸收养料,称为基质菌丝或营养菌丝;向空中伸展的称气生菌丝,可进一步发育为繁殖菌丝,产生孢子。大量菌丝交织成绒毛状、絮状或网状等,称为菌丝体(mycelium)。

尿中有时会混入青霉、曲霉、镰刀菌等空气中的真菌。夏季较为多见,具有分生孢子和菌丝特征。有时染色液被污染,在染色过程中也可发现真菌。

七、念珠菌

尿中检出的念珠菌多为白色念珠菌,是尿路感染真菌中最常见的一种类型,它是一种腐物寄生菌,平时生存于人体的皮肤、黏膜、消化道及其他脏器中,当机体抵抗力降低时,白色念珠菌就会迅速繁殖,达到一定量时,人体就会发病。

形态特征:菌体为圆形或卵圆形,2μm×2μm,出芽繁殖(芽生孢子),有假菌丝,革兰氏染色为阳性。显微镜检查:尿液或脓、痰标本、皮肤(先用 10% KOH 消化)镜检,可同时观察到出芽的酵母菌和假菌丝,可初步判定为白色念珠菌。一般作尿沉渣涂片直接镜检就可以明确诊断,有条件的也可作白色念珠菌的培养,能更明确诊断。取少许尿沉渣标本置于玻璃片上,加一滴氢氧化钾或等渗的氯化钠溶液,覆盖上玻片,置于显微镜下,可见到白色念珠菌的芽生孢子和假菌丝。

第五节 其他有形成分

一、粪尿

尿中混入粪便成分称为粪尿。尿中发现未完全消化的食物残渣,如来自蔬菜类室温的植物表面细胞和导管,来自肉类食物的肌肉纤维,来自豆类的棚状细胞,来自主食的淀粉类颗粒,来自脂肪类食物的脂肪球等。寄生虫感染患者排出的虫卵,也可落入尿中,患者服用灵芝孢子粉类营养液,其排出的未被消化的灵芝孢子可随粪便污染到尿液中。患者使用的留取粪便或尿液的便盆未被冲洗干净,会造成此类污染。

二、植物花粉

环境中的植物花粉可随风或空气流动,被带入患者留取尿液标本的容器中,最终在尿液显微镜检查中被发现。多见于住院患者。花粉的大小、形态、颜色可因植物的种类不同而各异。笔者曾发现患者服用灵芝孢子粉类营养液,其排出的未被消化的灵芝孢子可随粪便污染尿液,而在尿液中检出。

三、淀粉颗粒

尿中淀粉颗粒(starch granules)多为无色,一般呈带有棱角的圆形或椭圆形,大小不等,有时因破碎可呈半圆形。淀粉颗粒出现于尿液中大多属于外来物污染,可因使用外用药剂或医用手套上面的滑石粉落下并混入尿中,导尿时污染尿液,也可因粪尿污染,另外可能来源于身上的爽身粉污染。鉴别时可加碘液,淀粉颗粒被染呈黑蓝色。

四、脂肪滴(脂肪球)和石蜡油

脂肪滴多为大小不等的折光性较强的圆形光亮小球体(图 6-49)。多为外界污染造成。

因导尿管的插入,石蜡油起润滑作用。导尿标本,或取出导尿管后留取的尿液标本,可被残留的石蜡油污染。石蜡油滴在显微镜下呈大小不等的圆形,折光性强。

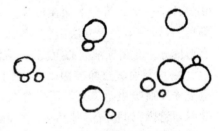

图 6-49 脂肪滴示意图

五、精子

前列腺液中常含有精子(sperm),间歇性地排入尿中,因此成年男子尿液中出现少量精子并不罕见。遗精后或性交后男女患者尿中可发现精子,包括可运动的活精子以及死精子。性生活后男性尿液出现暂时的混浊,很可能是性生活过程中出现逆向射精,膀胱与尿道连接处的膀胱内括约肌收缩但不能关闭,致使尿液中混有精液,逆向射精的原因有多种,如膀胱和尿道炎症、尿道狭窄、糖尿病等。

六、前列腺液成分

按摩采集前列腺液后留取尿液,可在尿中发现淀粉样小体、前列腺小体、甚至前列腺颗粒细胞。在老年患者、某些前列腺疾病患者尿中可偶见。

七、螨虫类

多来自食品、医药品、皮肤表面的污染，在收集尿液标本时混入尿液中并被检出。因离心等人为因素可使螨虫体变形或断肢断足。

八、大分生孢子

链格孢属（*Alternaria Nees*）本菌属广泛存在于自然界，是实验室常见的污染菌之一，属较大的分生孢子（图6-50）。在尿中发现的也多属于实验室或环境污染。该菌属有一定的致病性，主要引起皮肤、皮下组织脓肿和溃疡，还可引起足菌肿。有时可引起人类过敏性肺部疾患。

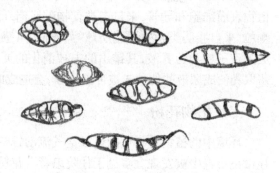

图6-50　分生孢子示意图

九、寄生虫

常见有阴道滴虫、埃及血吸虫卵、肾膨结线虫卵、微丝蚴等。

1. 阴道滴虫　阴道滴虫是一种原虫，常寄生于女性阴道和尿道中，也可感染和/或侵入男性泌尿系统中，引起滴虫性阴道炎、尿道炎和前列腺炎。

形态特点：滋养体呈梨形或椭圆形，大小为(7~32)μm×(5~15)μm，无色透明，有折光性。前端有4根鞭毛，后边有1根鞭毛。鉴别方法：①直接涂片。将标本涂在载玻片上，再加1滴生理盐水后加盖盖玻片，用10~40倍物镜镜检，可见原虫鞭毛波动膜活动。在生理盐水中加5%的中性红，滴虫不死亡也不着色，而周围背景成粉红色，对白色的原虫易于认出。②涂片染色法。将标本涂在玻片上，待自然干燥后可用不同染液染色，如革兰氏染色、瑞特染色、吉姆萨染色等方法染色，不仅可看到滴虫的形态，而且能同时看到标本中存在的其他有形成分。③将尿液离心沉淀后，取沉淀物检查，有助于提高阳性率。

2. 埃及血吸虫卵　1910年人们在两具埃及木乃伊肾脏中发现有钙化的埃及血吸虫卵，可见埃及血吸虫感染人类历史之久。埃及血吸虫成虫寄生于人体泌尿生殖系统中，主要在静脉血管内，如膀胱静脉丛、骨盆静脉丛、直肠小静脉中，偶然还可寄生于肠系膜静脉、肝门静脉系统。可在膀胱壁上产卵，因此虫卵可从尿中排出，也可从粪便中出现。尿中检查到虫卵即刻确诊。

虫卵形态：埃及血吸虫卵大小多为(100~153)μm×(43~53)μm，椭圆形，淡黄色褐色，无卵盖，壳薄，纺锤形，一端钝圆，另一端呈锥形逐渐成尖的终刺，端刺长6.6~15μm，内含毛蚴。

3. 肾膨结线虫　肾膨结线虫俗称巨肾虫，分布广泛，通常寄生于动物体内，偶然感染人体，引起肾膨结线虫病。人的感染的方式可能与误食了吞噬幼虫卵的蛙或鱼类引起。幼虫进入人体消化道后可穿过肠壁随血流移行致肾盂，发育成熟为成虫并产卵。虫体也可在膀胱、卵巢、子宫、肝脏、腹腔等部位寄生，引起相关部位感染。当引起尿路阻塞时，会出现急性尿中毒症状。

检查方法：尿液离心沉淀后，取沉渣镜检。尿中可排出活的或死亡的虫体，因此在尿中会查到虫体和虫卵。寄生于人体的成虫长 9.8~22cm,圆柱形,活体呈血红色。虫卵为椭圆形棕黄色,大小为(60~80)μm×(39~46)μm,卵壳厚,表面有许多明显的小凹陷。

4. 血丝虫 血丝虫是由吸血昆虫传播的、在组织内寄生的线虫,可引起丝虫病。在我国主要为寄居于淋巴系统的班氏丝虫和马来丝虫。丝虫的幼虫称为微丝蚴,除了从血液查找微丝蚴外还可从鞘膜积液、淋巴管抽出液以及乳糜尿中查找。

慢性或晚期丝虫患者,乳糜尿中直接涂片镜检或离心沉淀后涂片镜检,可查到微丝蚴,但阳性率较低。可使用乙醚将脂肪充分溶解,除去上面脂肪层,加水稀释 10 倍后,再以 1 500~2 000rpm 速度离心 3~5min,取沉渣直接涂片检查微丝蚴,可获得较高的阳性率。

5. 其他可能感染或污染的寄生虫 蛲虫、棘球蚴、螨虫、人体虱、蛔虫卵、鞭虫卵、钩虫卵、粪类圆线虫等可因不洁净的留尿容器或粪便污染而偶然出现在尿中。

十、其他混入物

其他外界混入物包括一些不可能的成分的混入,例如人为或者因某种原因将动物血,特别是禽类动物血液加入到尿液中,人为制造"血尿"。蚊蝇羽翅、蝴蝶翅膀落入尿液容器中。还有毛发、滑石粉、衣物纤维、灵芝孢子、空气中飘浮而来或风吹入容器中的尘土以及各种不可知成分。

第七章

尿液有形成分分析的临床意义

尿液有形成分检查是尿常规检查中的重要组成部分,经过百余年来的实践证明其对肾脏疾病、泌尿道疾病、循环系统疾病以及感染性疾病等,有重要的诊断价值和鉴别诊断价值,在尿液一般性状检查或化学检查中不能发现的一些异常变化,常可通过尿有形成分检查发现。我国肾内科专家董德长教授在《尿液沉渣检查不可忽视》一文中指出:自 Purdy 1900 年证实尿液有形成分分析的临床价值以来已经整整一个世纪,充分说明尿液有形成分分析经久不衰,而且有新的发展。用显微镜检查尿液发现肾疾病是用其他检查不可取代的"金标准";尽管近年来已发现不少新的检查手段,但尿沉渣镜检仍是一项筛选性常规检查,它在临床上的意义不可掉以轻心。尿液有形成分检查更被当代美国著名的尿液分析专家费利博士称之为"体外的肾活检"。可见尿液有形成分检查的重要性不言而喻。

国内外已有大量文献强调尿液有形成分分析的重要性,一个完整的尿液分析,一定要包括尿液有形成分检查。尿液有形成分的显微镜检查是诊断泌尿系统疾病的重要指标之一,在显微镜下能够看到的有形成分包括红细胞、白细胞、上皮细胞、管型、巨噬细胞、肿瘤细胞、细菌、精子以及由尿液中沉析出来的各种结晶(包括药物结晶)等。这些有形成分的识别鉴定,对肾脏和尿路疾患的诊断和鉴别诊断,疾病严重程度和预后的判断,都有极重要的意义。近年来,虽然尿干化学分析有很大进展,各种类型的尿液有形成分分析仪相继问世,但是只能起到为减少显微镜检查而做的过筛作用,而尿液有形成分的确认,除了具有一定尿液形态学检验经验的专业人员外,尚无任何自动化仪器能够全部正确检出,尚无完全代替显微镜检查的人工智能化设备问世。

而近年来通过观察尿中红细胞形态的变化情况,对血尿来源进行分类,更是离不开显微镜检查技术手段的帮助。目前对应用相差显微镜或者普通光学显微镜对肾性和非肾性血尿进行的研究表明,棘形红细胞[也被称作芽胞状红细胞(G1 细胞)]在肾性出血红细胞总数中所占的比率明显高于非肾性出血,因此认为棘形红细胞是肾性出血和非肾性出血鉴别诊断中一项有价值的特征性标志物。

尿液检查的优点还在于其方便性和无创伤性。肾穿刺活检虽可直接观察到病理变化的程度,但却是一项创伤性检查,部分患者往往不能接受,而且也不宜重复进行。而尿液有形成分检查可以重复检查,标本来之容易。重复实验还有利于对疾病治疗过程中的变化有所了解,对治疗效果和预后有很大帮助。

尿液有形成分的显微镜检查被认为是临床检验医学工作中的高难度技术,是一类特殊的形态学检查技术。虽然已出现许多泌尿系统检查新方法,但是仍有必要强调尿液检验尤其是尿液有形成分分析的重要性。我们知道尿中有形成分检查的进展、自动化和标准化远不如血液常规甚至尿液化学检查发展的迅速,因为其具有特点的形态学内容是比较难解决的问题。

第一节 细 胞

一、红细胞

尿中检出较多的红细胞可称为血尿。血尿分两种,一种是每升尿液中含血量超过 1.0ml 时,且肉眼可观察到不同程度的淡粉色～红色混浊,称为肉眼血尿;另一种指离心尿沉渣,显微镜下红细胞数量超过 3 个 /HPF 时,称为镜下血尿。女性患者尿中出现过多红细胞时,需要排除月经污染的影响。

肉眼血尿多见于肾脏或泌尿系统结石、外伤、泌尿系统感染等疾患,也可偶然见于剧烈运动后出现的一过性血尿。正常人在运动后出现的一过性血尿,经化验和临床检查找不到任何病因,且很快可以恢复正常。患者多表现为镜下血尿,少数呈肉眼血尿,一般除有疲劳感外很少出现其他异常症状。运动性血尿消失的速度很快,一般不超过 3 天,其原因目前还不清楚,一般认为与运动时肾血流量减少,局部缺氧使肾小球毛细血管通透性增加有关;还有认为与膀胱黏膜损伤有关。注意休息和减少运动量可消除血尿症状。镜下血尿见于以下情况:

1. 泌尿系统疾病 泌尿系统各个部位的炎症、肿瘤、结核、结石、创伤、肾脏移植排斥反应、先天性疾病等都会引起血尿。如急性肾小球肾炎伴有肉眼血尿者可达 40%,持续数日后可转为镜下血尿。肾盂肾炎、泌尿道感染、肾结石、肾结核、肾外伤、肾活检后、多囊肾、肾积水、肾脏和泌尿道良性或恶性肿瘤等都是造成血尿的直接原因。

2. 生殖系统疾病 前列腺增生、前列腺癌、前列腺炎或脓肿、精囊炎等也可引发血尿现象;过度手淫可导致暂时性血尿。

3. 全身其他系统疾病 各种原因导致的出血性疾病,如血小板减少性紫癜、再生障碍性贫血、DIC、白血病伴血小板减少、血友病、维生素 C 缺乏症等;某些免疫系统疾病如系统性红斑狼疮、风湿性肾炎等;感染性疾病如钩端螺旋体病、流行性出血热、猩红热、血丝虫病等;心血管系统疾病如动脉粥样硬化合并肾小管动脉硬化、心力衰竭等;遗传性疾病如遗传性毛细血管扩张症等,都可引起尿中红细胞增加,形成镜下血尿。

4. 尿路邻近器官疾病 阑尾炎、输尿管周围炎症、盆腔炎、输卵管和附件炎、结肠癌、直肠癌、子宫颈癌、卵巢恶性肿瘤等,均可侵犯到泌尿系统,造成尿中红细胞数量增加。

尿中红细胞形态的观察和分析,有助于分析红细胞的来源,确定肾性血尿和非肾性血尿,用于肾脏疾病与非肾脏疾病的初步鉴别(表 7-1)。

表 7-1 肾性血尿和非肾性血尿特点

肾性血尿特点	非肾性血尿特点
尿中红细胞数量少、异常形态为主、尿蛋白质增多	尿中红细胞数量增加,正常形态为主,尿蛋白质少
伴有肾小管上皮细胞和 / 或管型出现	无肾小管上皮细胞和 / 或管型出现

目前多采用相差显微镜法或用普通显微镜加染色技术,观察尿中红细胞的形态变化,用以区分肾性血尿和非肾性血尿。但可因操作者之间的差异和局限性,重复性不高,使得实际应用尚有一定困难,须结合临床其他资料综合分析。若尿中出现的红细胞以正常形态为主,可考虑为非肾性血尿;若尿中异常形态红细胞出现为主(常 >80%),可考虑为肾性血尿。

1. **肾性血尿**　指尿中红细胞来源于肾小球,临床上表现为单纯性血尿或血尿伴有蛋白尿。血尿可以表现为持续镜下血尿(或肉眼血尿),也可表现为间断血尿。多见于原发性肾小球疾病,如 IgA 肾病、系膜增殖性肾炎、局灶性肾小球硬化症;也可见于继发性肾小球疾病,如紫癜性肾炎、狼疮性肾炎以及遗传性疾病如薄基膜肾病、Alport 综合征等。肾性血尿中红细胞出现较多且伴有蛋白质排出过多现象为特点。

肾性血尿的发病机制目前认为与免疫有关,即抗原抗体复合物沉积于肾小球基底膜和系膜区,破坏肾小球基底膜的滤过屏障,同时引起系膜细胞和系膜基质增生,引起肾性血尿。而遗传性肾炎和薄基底膜肾病,因肾小球基底膜比正常薄三分之二到三分之一,易导致红细胞漏出。

肾性血尿有以下一些特点:①显微镜下有红细胞管型或颗粒管型中有 IgG 类物质;②伴严重蛋白尿(≥2+ 或≥1g/24h);③尿畸形红细胞≥80%,或红细胞数量≥8 000 个 /ml;④尿中红细胞平均容积(MCV)<72fl;⑤使用流式尿液有形成分分析仪,其 RBC 的前向散射(Fsc)<80ch 的细胞数量在 80% 以上,并显示"dysmorphic RBC"。

2. **非肾性血尿**　红细胞来自肾小管以下部位和泌尿道,主要指输尿管、膀胱和尿道。红细胞形态比较正常。暂时性(一过性)血尿属于非肾性血尿;正常人、特别是青少年在剧烈运动后、急行军、冷水浴、重体力劳动后,可出现这种情况。泌尿系统疾病如炎症、肿瘤、结核、结石、创伤等情况和其他疾病如各种出血性疾病(血小板减少性紫癜、血友病、再障、白血病等)出现的血尿。DIC、高血压、动脉硬化、高热、SLE 泌尿系统周围器官炎症等均可在尿中出现形态较为正常的红细胞。非肾性血尿的特点是尿中红细胞增加明显而蛋白质增加不明显。

判断血尿来源可用尿三杯试验:即将开始排出的尿留作第 1 杯,快尿完时的尿留作第 2 杯,再用力排出的尿留作第 3 杯。然后用肉眼和 / 或显微镜观察。如第 1 杯尿色最红,镜下红细胞最多,提示前尿道(前列腺病亦可)出血;如第 3 杯色最红,红细胞最多,则为膀胱基底部、前列腺(精囊),后尿道出血;如三杯出血程度相同则为膀胱颈以上包括膀胱三角区、输尿管、肾脏的出血或膀胱出血。

二、白细胞

正常人尿中没有或仅有很少的白细胞。尿液中的白细胞增加一般多为中性粒细胞的增加,主要见于泌尿系统炎症,如肾盂肾炎、尿道炎、前列腺炎、结核、结石症,以及膀胱癌、尿道癌等恶性肿瘤疾病。尿中其他类别的白细胞出现也有各自不同的诊断价值。

急性炎症时尿中出现的多为中性粒细胞,慢性炎症则以淋巴细胞或单核细胞为主,肾移植排异反应时尿中淋巴细胞显著增多,过敏性炎症、变态反应性疾患引起的泌尿系炎症,可见嗜酸性粒细胞增多。

1. **中性粒细胞增多**　①泌尿系统炎症,特别是细菌性感染时中性粒细胞明显增多,如急慢性肾盂肾炎、膀胱炎、尿道炎等;②生殖系统疾病:前列腺炎、阴道炎、宫颈炎、附件炎时,可因前列腺液或阴道分泌物混入尿中,导致尿中中性粒细胞增加,若伴有白带混入还可见大量扁平上皮细胞;③其他系统疾病导致泌尿道的感染等。

2. 淋巴细胞和单核细胞增多 多见于泌尿道慢性炎症和肾移植术后发生排异反应,淋巴细胞白血病患者等。应用抗生素、抗癌药物引起的间质性肾炎和新月体性肾小球肾炎,也以淋巴细胞、单核细胞数量增加为主。

3. 嗜酸性粒细胞增多 如果尿中出现过多的嗜酸性粒细胞,可称为嗜酸性粒细胞尿。常见于某些急性间质性肾炎患者、药物所致变态反应、过敏性炎症等疾病患者。变态反应性疾患引起的泌尿系及其他部位的非特异性炎症,也可见尿中嗜酸性粒细胞增多。

4. 脓细胞增多 新鲜尿中出现过多陈旧性脓细胞,则可能与泌尿系统原发性感染,如肾盂肾炎、肾脓肿、尿道炎、淋病有关;也与泌尿系统继发感染,如泌尿系统结石感染和尿道梗阻性疾病感染有关;还与泌尿生殖道周围器官和组织的疾病,如肾周围炎、尿道旁脓肿、阑尾周围炎症有关。

5. 闪光细胞 肾盂肾炎活动期或慢性肾盂肾炎急性发作期可见到闪光细胞,膀胱炎、前列腺炎、阴道炎时也可偶见闪光细胞。

6. 吞噬细胞 尿液中出现吞噬细胞提示泌尿道急性炎症。见于急性肾盂肾炎、膀胱炎、尿道炎等,常伴有白细胞和脓细胞的增加,并伴有细菌。

7. 男性患者脓尿来源判断 可采用尿三杯试验的方法进行初步筛查(表7-2)。

表 7-2 尿三杯试验判断脓尿来源

第一杯	第二杯	第三杯	初步判断
混浊/有脓液(白细胞增多)	清晰	清晰	急性尿道炎,且多在前尿道
有脓丝	清晰	清晰	亚急性或慢性尿道炎
混浊/有脓液(白细胞增多)	混浊/有脓液(白细胞增多)	混浊/有脓液(白细胞增多)	尿道以上部位的泌尿系统感染,如肾盂肾炎、肾小球肾炎等
清晰	清晰	混浊/有脓液(白细胞增多)	前列腺炎、精囊炎等
有脓丝	清晰	混浊/有脓液(白细胞增多)	尿道炎、前列腺炎等

三、肾小管上皮细胞

正常人尿中不会出现肾小管上皮细胞或偶然发现,当该类细胞明显增多时表示肾小管出现病变,导致肾小管上皮细胞脱落。急性肾小球肾炎时可在尿中发现较多肾小管上皮细胞;当大量或成堆出现时,表示肾小管有坏死性病变。肾移植术后一周内,尿内可发现较多的肾小管上皮细胞,随后可逐渐减少至恢复正常。当发生排异反应时,尿中可再度出现成片脱落的肾小管上皮细胞。

在慢性肾炎、肾脏慢性充血、充血性肾梗阻或血红蛋白沉着时,肾小管上皮细胞内会出现含铁血黄素颗粒,可在盐酸中与亚铁氰化钾作用,经普鲁士蓝反应而呈蓝色,可以鉴别。当在某些慢性疾病时,肾小管上皮细胞发生脂肪变性后,会检出脂肪颗粒细胞和复粒细胞。

四、移行上皮细胞

来自于肾盂、输尿管、膀胱和尿道近膀胱段等处的移行上皮细胞脱落,一般数量较少时无明显临床意义,但当大量脱落或成片脱落,特别是白细胞数量增多时需引起注意。

1. 表层移行上皮细胞(大圆上皮细胞)　膀胱炎时可成片脱落,并可伴有较多的白细胞出现。

2. 中层移行上皮细胞　此类细胞多来自肾盂,也称为肾盂上皮细胞,有时亦可来自输尿管及膀胱颈部。在上述部位有炎症时,可成片脱落,出现在尿中。脱落增多往往提示肾盂肾炎。

3. 底层移行上皮细胞(小圆上皮细胞)　因其来自输尿管、膀胱和尿道,若见到较多的脱落或成片脱落,表明从肾盂到尿道有炎症或坏死性病变。底层移行上皮细胞过多出现表示炎症发展较为严重。

4. 磷状上皮细胞(扁平上皮细胞)　来自于输尿管下部、膀胱、尿道和阴道的表层。正常男性尿中少见,成年女性尿中略多,女性尿中鳞状上皮细胞的数量高于男性5倍以上。当大量出现同时伴有白细胞数量增加时,表示泌尿道有炎性病变。在正常妇女尿中,常见到来自阴道的阴道表层鳞状上皮细胞污染,一般无临床意义。

五、多核巨细胞

多核巨细胞属于一种特殊类型的移行上皮细胞,尿中出现多见于麻疹、水痘、腮腺炎、流行性出血热等病毒性感染患者;也可见于泌尿系统炎症和放射治疗术后患者的尿液中。

六、柱状上皮细胞

柱状上皮细胞一般尿检中很难发现。若在自然排尿情况下出现较多柱状上皮细胞,提示慢性尿道炎、慢性性腺炎或膀胱炎。若在上述部位进行医疗性插管或其他机械性刺激和损伤,可见柱状上皮细胞大量增加或成片脱落。

七、病毒感染细胞及包涵体

1. 巨细胞病毒包涵体　巨细胞病毒(CMV)可通过胎盘、乳汁、接触、输血或输液(灌注综合征)、器官移植、产道生产等方式感染;免疫缺陷患者则易导致重症和全身性感染;获得性免疫缺陷综合征(艾滋病)患者免疫缺陷状态时肺感染率很高,可波及全身各脏器。在肾、胃黏膜等处细胞内形成包涵体,病毒感染细胞常在痰液、宫颈分泌物、尿沉渣标本中检出。

2. 人乳头瘤病毒包涵体　人感染此病毒,多属良性瘤,常见于增生性疣和湿疣。

3. 人多瘤病毒包涵体　该病毒呈不显性感染,成人受感染机会较多,在肾移植患者(使用免疫抑制剂,免疫功能低下)和糖尿病患者中阳性率较高。

4. 单纯性疱疹病毒包涵体　该病毒感染比较普遍,可引起多种疾病,如急性龈炎性口腔炎、疱疹性湿疹、脑膜炎、急性三叉神经痛及角膜炎等。

5. **麻疹病毒** 儿童多发病,是小儿急性发疹性疾患的主要病原体。

6. **流行性腮腺炎病毒** 本病毒可引发小儿或成人腮腺炎,还可引发脑膜炎、睾丸炎、卵巢炎、胰腺炎、神经炎等,传染性很大。

第二节 管　型

一、透明管型

正常人晨尿中可偶见透明管型,儿童尿中透明管型较成人略多,老年人尿中透明管型较为常见。剧烈运动、发热、心脏功能不全时可见透明管型略微增多。

尿中透明管型明显增加多见于急慢性肾小球肾炎、急性肾盂肾炎、肾病综合征、肾淤血、高血压、肾脏动脉硬化和肾淀粉样变性。急性肾小球肾炎时,透明管型常与其他病理性管型同时出现;慢性间质性肾炎患者尿中可长期大量出现透明管型,肾炎晚期常可出现异常粗大的透明管型,称为肾衰竭管型,是宽幅管型的一种类型。

透明管型可分为单纯透明管型和复合性透明管型,前者管型内不含有任何颗粒和细胞,后者可包含少量颗粒和细胞以及脂肪滴等,但不超过管型整体的1/3。复合透明管型比单纯透明管型更加具有诊断参考价值。透明管型包含少量红细胞为肾出血的标志;透明管型包含少量白细胞则提示肾脏有感染;透明脂肪管型提示肾小管上皮细胞可能有脂肪变性,是肾病综合征的特有标志。

二、白细胞管型

正常人尿中不会出现白细胞管型。若尿中检出白细胞管型则提示肾脏有化脓性或细菌性感染,常见于急性肾盂肾炎、间质性肾炎、狼疮性肾炎、急性肾小球肾炎和细菌尿伴有尿路感染的患者。

三、红细胞管型

正常人尿中无红细胞管型、血液管型和血红蛋白管型。若尿中检出红细胞管型和血液管型则提示肾单位有出血性改变。常见于急性肾小球肾炎、慢性肾小球肾炎急性发作、肾出血、肾充血、系统性红斑狼疮、急性肾小管坏死、肾移植排斥反应等疾病;还可见于狼疮性肾炎、亚急性细菌性心内膜炎、肾梗死、肾静脉血栓形成、恶性高血压等。

血红蛋白管型:血红蛋白管型可见于输血血型不符造成的溶血反应、急性肾小管坏死、肾出血、肾脏移植术后排异反应等患者的尿中。

四、肾小管上皮细胞管型

正常人尿中无肾小管上皮细胞管型。尿中检出肾小管上皮细胞管型表示肾小管上皮细胞有脱落,可见于急性肾小管坏死、毒素反应、高热、子痫、重金属或化学品中毒、肾移植术后排异反应期、肾淀粉样变等。在肾小球肾炎晚期,管型内的肾小管上皮细胞形态仍可保持完整。

五、颗粒管型

正常人尿中无颗粒管型，但在剧烈运动后、高热、脱水等情况下可偶见细颗粒管型。尿中的颗粒管型往往同透明管型同时存在和出现。尿中细颗粒管型的出现和增加，提示肾脏有实质性病变，常见于急慢性肾小球肾炎、肾病综合征、肾小管硬化症、药物中毒等患者。在一般情况下，尿中细颗粒管型是相对于粗颗粒管型而说，并无明显区分标准，细颗粒管型出现一般表示症状较轻，而粗颗粒管型出现提示病情加重；如肾功能衰竭时会出现宽幅粗颗粒管型。

六、蜡样管型

正常人尿中无蜡样管型。尿中检出蜡样管型是预后不良的征象，提示病情严重，肾小管有严重坏死或肾单位慢性损害。长期少尿和无尿则可导致管型长期滞留于肾小管内。多见于慢性肾小球肾炎晚期、慢性肾功能衰竭、肾淀粉样变、肾功能不全、肾移植慢性排异反应等。

七、肾衰竭管型

肾衰竭管型是肾炎晚期可出现异常粗大的透明管型，是宽幅管型的一种类型。

八、宽幅管型

提示肾脏局部有严重的尿液滞留，导致肾小管扩张形成粗大的管型。常见于肾功能不全患者的尿液中。在血型不符的输血后溶血反应、急性肾功能衰竭时可见到。

九、血液管型、血红蛋白管型、肌红蛋白管型

分别见于肾脏出血性疾病（如急性出血性肾炎）、骨折、异型输血的溶血反应、血红蛋白尿症、挤压伤、大面积烧伤后患者等。

十、棕色粗大管型

尿中出现明显增多的这类棕色粗大管型（muddy brown granular casts），或者称为泥褐色颗粒管型、脏管型时，提示急性肾损伤（急性肾功能衰竭）的患者出现了急性肾小管坏死，也可以认为是急性肾小管坏死的特征性发现。

十一、其他管型

发现含有细菌或真菌的管型多与感染性肾脏疾病有关；而发现各种结晶管型，其临床意义等同于发现相应的结晶体；胆红素管型多见于严重的阻塞性黄疸患者的尿中；血小板管型可见于 DIC 患者尿中。

十二、管型类似物或黏液丝

管型类似物形似管型，其可能来源于集合管内产生的黏液丝。如伴有透明管型出现提示肾脏血液循环障碍或受到刺激，也可在急性肾炎患者尿中发现。黏液丝多见于正常人尿

中,女性尿中尤为多见,若大量出现可能与尿道受到刺激或炎症反应有关。

第三节 结　晶

尿中出现结晶的情况非常常见,但并不是所有结晶的出现都有临床诊断价值。尿液结晶可分为酸性尿中出现的结晶和碱性尿中出现的结晶。但为便于临床应用,将结晶分为生理性结晶和病理性结晶更加便于临床应用。

一、生理性结晶

生理性结晶多来自食物及机体的正常代谢,一般无临床意义。但有些结晶,如草酸钙结晶,虽为正常人进食植物性食物后尿中常出现的结晶,但当其大量持续出现于患者新鲜尿液中时,却是尿路结石的诊断依据之一。尿中生理性结晶种类较多、形态各异。

1. 草酸钙结晶　属正常代谢成分,比较常见。植物性食物中的草酸(有害成分)经体内代谢作用,与钙结合成无毒无害的草酸钙物质,随尿液排出体外。食用含高草酸的食物如橙子、卷心菜、芦笋、豆芽菜、番茄、菠菜、椰菜和浆果类食物,尿中出现草酸钙结晶的可能性会增加;此外在大黄、肉桂、姜黄和酢浆草、芋头、猕猴桃、茶叶、海芋中的也有一定的含量。

尿中出现草酸钙结晶一般无诊断意义,但在新鲜尿中伴随红细胞而大量出现此结晶,且同时有肾或膀胱刺激症状,多为肾或膀胱结石的征兆。尿中草酸钙晶体是人体肾结石中最常见的成分,尿路结石约90%为草酸钙结晶,有些是草酸钙与磷酸钙的混合结石,与碱性尿易析出磷酸盐结晶及尿中黏蛋白变化等因素有关。另外尿中出现草酸钙晶体也是乙二醇中毒患者的毒性作用之一。

2. 尿酸结晶　正常人尿中较常见的结晶类型。正常情况下,如多食含高嘌呤的动物内脏可使尿中尿酸增高,一般无临床意义。但尿中尿酸浓度增高,可引起尿中尿酸结晶增多,在痛风、白血病、淋巴瘤患者尿中可较多发现。大量尿酸沉淀于肾小管及其间质中,可产生高尿酸肾病及尿酸结石,引起肾小管堵塞及肾小管间质病变。肾小管对尿酸的重吸收发生障碍时,尿液呈现高尿酸盐状,最终可引起肾功能衰竭。高尿酸亦可见于急性痛风、儿童急性发热、慢性间质性肾炎等。如果患者在化疗期间出现尿酸结晶增加,表明嘌呤代谢加快,说明细胞的破坏增加。

3. 非结晶形尿酸盐　在尿液浓缩或温度低时易析出,一般无临床意义。

4. 马尿酸结晶　只出现于酸性尿中,一般少见,无临床意义。

5. 磷酸盐类结晶　常在碱性尿或中性尿中见到,为尿液的正常成分。尿中长期出现磷酸盐结晶时,应该注意有形成磷酸盐结石的可能。

(1)磷酸钙结晶:如长期在尿液中见到大量磷酸钙结晶,则应该结合临床资料,考虑是否患有甲状旁腺功能亢进、肾小管酸中毒、长期卧床骨质脱钙等。

(2)磷酸铵镁(三联磷酸盐):慢性尿路感染患者尿中易发现,可导致尿路阻塞,引起尿路结石。

(3)非晶型磷酸盐:常见于碱性和中性尿中,属正常代谢产物,无临床意义。

6. 尿酸铵结晶　碱性尿液中唯一出现的尿酸盐结晶,为尿酸与游离胺结合的产物。常在陈旧尿液中发现,一般无临床意义。如在新鲜尿液中见到大量尿酸铵结晶,提示膀胱有细菌性感染。

7. 碳酸钙结晶　常与磷酸盐同时存在和出现,一般无临床意义。

8. 硫酸钙结晶　多在新生儿或碱性尿液中见到,一般无临床意义。

二、病理性结晶

1. 胆红素结晶　见于各种黄疸患者(如黄疸性肝萎缩、溶血性黄疸、肝癌、肝硬化)和有机磷中毒患者等。在尿中胆红素增高的患者尿中应注意查找。

2. 胱氨酸结晶　正常尿液中少见。大量出现多为肾或膀胱结石的征兆。在遗传性胱氨酸尿症,严重的肝脏疾病、风湿病或梅毒患者尿中也有检出。

3. 亮氨酸与酪氨酸结晶　出现此结晶提示预后不良,见于严重的肝脏疾病,如急性重型肝炎;还可见于组织大量坏死性疾病,急性磷中毒、糖尿病昏迷、白血病、伤寒等,也见于代谢紊乱性疾病。在罕见的高酪氨酸尿症、遗传性酪氨酸代谢症患者尿中常可发现酪氨酸结晶。亮氨酸与酪氨酸结晶常可以同时出现。

4. 胆固醇结晶　尿中检出胆固醇结晶可见于膀胱炎、肾盂肾炎、淋巴结病、乳糜尿、严重的泌尿道感染和肾病综合征患者,也偶见于脓尿患者。

5. 含铁血黄素　当体内红细胞被大量破坏时,各组织中均可有含铁血黄素沉积,如沉积于肾脏时,即可在尿中见到,在溶血性贫血患者尿中比较常见。它的出现是血管内溶血的指征。

三、药物性结晶

与患者使用的检查或治疗用药物有关,一般无诊断价值。药物结晶的出现可表示所用药物过量,发现后可及时提示临床医生暂停用药,或减少用药量。①放射造影剂:尿路造影术后的遗留物,对人体无显著影响,多次排尿后可被自动清除。②磺胺类药物结晶:服用磺胺类药物的患者,须定期进行尿液有形成分分析,在服药后饮水较少情况下和尿液偏酸的环境下,易析出结晶。如尿液中大量出现磺胺类药物结晶,表示在输尿管、肾盂等处形成了沉淀,有阻塞尿路的危险,可导致无尿或伴有血尿、引起肾脏损伤甚至尿闭。若尿中检出此类药物结晶与药物过量使用有关,应及时报告。③解热镇痛药物:如阿司匹林、磺基水杨酸类药物结晶出现,表示此类药物使用过量。④抗生素类药物结晶,如阿莫西林等也会在尿中出现针状结晶,如有发现应及时了解患者用药治疗情况后报告。

随着各种新药在临床上广泛的应用,尿液中还可能出现一些新的结晶,尚未被人们注意、了解和识别,因此对尿中出现的异常不能确认的结晶体,应多加研究,最好配合临床治疗和用药情况加以观察和研究,以正确识别判断其出现的临床价值。

第四节　其他有形成分

一、细菌

尿常规检验中发现的细菌,并不能根据简单的形态学特点进行确认,最终结果应该依据细菌培养鉴定的结果。因此所有关于尿中发现细菌的临床意义,均以细菌培养鉴定结果为准。

1. 大肠埃希菌的致病性 肠道外感染以泌尿系感染为主,造成尿道炎、膀胱炎、肾盂肾炎等,上行性尿道感染多见于已婚妇女,消化道感染可造成急性腹泻。

2. 葡萄球菌的致病性 葡萄球菌尿路感染多数为表皮葡萄球菌和腐生葡萄球菌所引起,前者造成的尿路感染常见于老年患者或住院患者,往往有留置导尿史,90% 无症状,常对多种抗生素耐药,治疗后菌尿症状常持续;后者造成的尿路感染多为青壮年门诊女性患者,其中 90% 患者有症状,对治疗反映良好,罕有复发。

3. 链球菌的致病性 链球菌可引起急性肾小球肾炎,多见于儿童和少年,大多数由 A 族 12 型链球菌引起。临床表现为蛋白尿、水肿和高血压。肾小球肾炎是一种变态反应性疾病,链球菌的某些抗原与肾小球基底膜有共同抗原,机体针对链球菌所产生的抗体与肾小球基底膜发生反应,属第Ⅱ型变态反应。由链球菌的 M 蛋白所产生的相应抗体形成的免疫复合物沉积于肾小球基底膜,造成基底膜损伤,属于第Ⅲ型变态反应。

4. 变形杆菌的致病性 变形杆菌食物中毒可引起胃肠炎,引发的泌尿系统感染患者尿中可查到变形杆菌。

5. 酵母菌的致病性 常导致泌尿系统感染,糖尿病患者尿中也可查到。

6. 白色念珠菌的致病性 常引起白色念珠菌性阴道炎(也称真菌性阴道炎),是一种常见的妇科疾病,在妇女中容易传播,引起白带增多、阴部瘙痒等症状。由于本病可以通过性生活传播,故将其列入性传播疾病之中。在男性可引起真菌性尿道炎,当大面积烧伤、急性肾功能衰竭、重症糖尿病时,机体抵抗力下降;或长期使用广谱抗生素时,又长期应用皮质激素,引起体内菌群失调,体内的真菌迅速生长繁殖。可直接产生真菌性尿道炎,也可上行到上尿路。

二、精子

一般发现后可不必报告,有特殊医嘱要求的除外。成年男性或者性交后进行检验的男性或女性患者尿中都有可能查到精子。

一般无临床意义,但可造成蛋白定性出现假阳性,应注意排除干扰。

三、前列腺颗粒细胞

在老年患者、某些前列腺疾病患者尿中可发现前列腺颗粒细胞。

四、寄生虫

1. 阴道滴虫 滴虫性阴道炎是妇科常见的疾病。滴虫通过性交可直接传给男性,因为在男性患者的尿道及前列腺的分泌物中,常可以找到同种类型的滴虫。滴虫不仅寄生于阴道内,亦可寄生于泌尿道下部(尿道及尿道旁腺)及子宫颈管内,阴道滴虫若在尿道或膀胱寄生,则可引起滴虫性尿道炎和膀胱炎,一些感染者可不出现任何明显临床症状,多数感染者可出现轻重不同程度的临床症状,如外阴瘙痒、白带增多、分泌物增多且呈黄色泡沫样、分泌物伴有特殊气味。尿道感染可出现尿急、尿频、尿痛等症状,尤其是在妊娠期和月经期间症状加重。男性感染可导致慢性前列腺炎。

2. 埃及血吸虫　感染者主要表现为尿频、尿急、尿痛、排尿不畅和血尿,严重者可出现肾盂积水,继发细菌感染、尿毒症等并发症,在重症感染时甚至可引发膀胱癌。

埃及血吸虫病是流行于非洲和中东的常见病,血吸虫成虫寄生于肠或膀胱小静脉内,因而可引起血吸虫性膀胱炎,表现为血尿及尿路感染等症状。在埃及血吸虫病流行区,如有血尿等症状者要考虑到有埃及血吸虫感染的可能,应及时送尿或大便检查,必要时查大便集卵试验将有助于诊断。有文献报道,在 31 例感染者中,出现血尿者有 23 例,出现脓尿者 5 例。病原学检查,大便直接镜检找到埃及血吸虫卵者 5 例,集卵后找到埃及血吸虫卵者 18 例,尿液直接镜检找到埃及血吸虫卵者 12 例。

3. 肾膨结线虫　因为寄生在肾脏中,所以可导致肾脏体积显著增大,致使肾小球和肾盂黏膜乳头变性。病变晚期被感染肾出现萎缩,未感染肾出现代偿性增大。患者会出现腰痛、肾绞痛、血尿、尿频等症状,直接导致并发肾盂肾炎、肾结石、肾功能衰竭等疾病。

4. 血丝虫　可引发急性过敏反应和炎症反应,表现为周期性发作的淋巴管炎、淋巴结导致的阻塞性病变,使淋巴管部分或全部阻塞,淋巴液回流受阻,形成淋巴管曲张,甚至破裂,还可引发乳糜腹水和乳糜尿现象,因此在乳糜尿中可以检查到微丝蚴。

5. 其他寄生虫　蛲虫可行异位损害,如侵入阴道、子宫、输卵管和尿道等处,引起这些部位的损害,出现炎症反应,因此在阴道分泌物或尿中可偶然检出。

棘球蚴是细粒棘球绦虫(包生绦虫)的幼虫,可寄生在人体的肾脏,尿液涂片镜检若查到棘球蚴砂或棘球蚴碎片,可确诊。

螨虫和人体虱可寄生于生殖器和肛门周围,以及内衣裤上,排尿过程中有可能污染尿标本。粉螨体积小而轻,常悬浮于空气中,随呼吸或食物侵入人体,可造成过敏症。但也偶然侵入泌尿道,引起尿道刺激症状和夜尿症等问题,有时还可引起继发感染,称为尿螨症(urinary acariasis),此情况下尿中可检出粉螨。

五、外界污染物

尿中发现的外界污染物不会引起疾病,可能与周围环境有关,在收集尿液标本时可能出现污染。这种外界污染物易造成检验人员判断错误,这是需要注意的。需要对尿中发现的疑似物如花粉、淀粉颗粒、孢子等进行认真辨认和排除,不要误认作尿中的病理性成分。卧床患者,使用便盆或自备容器的患者,早晨尿液被污染的可能性会增加。可通过询问患者,搞清楚不明污染物成分的来源和特点。

第八章

尿液有形成分分析的自动化

本书自 2008 年第 1 版出版以来,受到临床检验专业工作者广泛关注和欢迎。而第八章所介绍的尿液有形成分分析设备,这 10 年来变化很多很快,有许多新的进展,因此本章几乎为重新编写的内容,而且只是选择了一些有代表性的仪器进行介绍。根据检测原理,可将尿液有形成分分析设备分为以下几大类:流式尿液有形成分分析系统、流动型影像尿液有形成分分析系统、静止型影像尿液有形成分分析系统;根据仪器所选用计数板不同,还可分为使用一次性计数板和使用固定式计数板两大类,而固定式计数板还可细分为单通道板和多通道板。这些仪器研发初期一般为半自动检测模式,但近些年来已经发展为全自动进样和测定模式,甚至已经形成了与干化学分析设备连接在一起的流水线模式或一体机模式。

尿液有形成分检测一般采用非离心样本进行检测,具有速度快、形态学成分易于识别、可准确定量分析等特点。近年来由于计算机人工智能技术的进展,特别是在形态学检验方面的进展,许多设备都采用数字图像技术,通过算法、人工智能技术、神经网络、大数据分析等现代化技术手段完成对尿液中有形成分的分析,已经取得一定的成果。而采用流式及核酸荧光染色的分析设备,在分析原理、试剂调整、分析参数和研究参数等方面也与早期产品不同,有了许多的更新与进展。

本章各节以目前国内广泛应用的尿液有形成分分析系统为代表,介绍其发展过程、检测原理和检测流程、检测项目、参考区间、设备性能、特点和主要性能参数等指标,供使用者参考。

第一节　尿液干化学分析系统

一、概述

尿液干化学分析系统严格上说并不属于尿液有形成分检查系统,但是它的出现启动了尿液分析自动化的进程,在目前更是包含有尿液干化学分析系统、尿液有形成分检查系统在内的全自动尿液分析系统的必要组成成分。而且尿液干化学检查的许多项目,都与尿中出现各种有形成分密切相关,因此是尿液有形成分分析的一个重要参考和相关指标。

尿液干化学试纸最早开发于 1956 年,而尿液干化学分析系统最早出现于二十世纪七十年代,图 8-1~ 图 8-3 展示了不同系列的干化学分析仪。

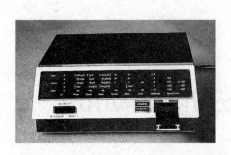

图 8-1 早期半自动尿 8 项干化学分析仪 CLINITEK

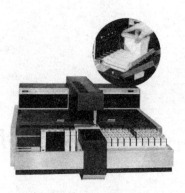

图 8-2 早期全自动尿 8 项干化学分析仪 CLINILAB

不可否认,尿液干化学检查和自动化仪器分析,对于尿液有形成分检查是一个非常有用的补充,是一个非常有价值的筛选设备。

尿液干化学检查中的蛋白质定性项目,可以作为筛查肾脏疾病的一个非常有用的指标,而大多数尿液中管型的出现都与蛋白质出现有密切关系,因此该指标与筛查尿中管型的出现密切相关。

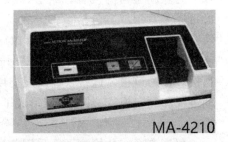

图 8-3 国内最早合资尿液干化学分析仪 MA-4210

尿液干化学检查中的隐血(红细胞)项目,是比较早的用于筛查尿红细胞的一个指标,而且无论尿中红细胞是完整的还是破坏的,无论是正常形态还是异常形态的,都可以通过此项目进行筛查。当然不排除有干扰因素存在造成的假阳性和假阴性问题,这需要通过显微镜检查和其他技术手段进行分析确认。

尿液干化学检查中的亚硝酸盐项目,与泌尿道感染密切相关,而且这个项目往往容易被临床医师忽略。在严格保证留尿不被污染的情况下,这个项目出现阳性反应,可能与尿中发现白细胞、细菌等成分有关,可以作为诊断尿路感染的快速敏感的过筛指标。

尿液干化学检查中的粒细胞酯酶特定用于表示尿中出现粒细胞的可能性,是比较晚出现的一个干化学检测项目。阳性结果表明尿中出现中性粒细胞,而此中性粒细胞可能是破坏溶解的,也可能是完整的,当然还需要排除各种干扰因素。

尿液干化学分析中的尿胆红素阳性,进行显微镜检查时要注意观察尿中是否可能出现胆红素结晶体。

二、尿液干化学反应基本原理

1. 尿比重(SG) 预先处理的高分子电解质与尿中各种离子浓度的关系导致的电离常数的负对数(pKa)发生变化。尿中含有以 NaCl 为主的电解质,在水中解离为 Na^+ 和 Cl^-,可和离子交换体中的氢离子置换,在水溶液中放出氢离子(H^+)。随着尿液中不断增加的氢离子浓度,使得指示剂溴麝香草酚蓝的颜色发生改变。

尿比重结果对尿液中的红细胞、白细胞,特别是红细胞的形态测定具有一定的影响力。

2. 尿酸碱度(pH)　使用甲基红和溴麝香草酚蓝两种酸碱指示剂,可反映尿液pH5.0~9.0的变色范围。

尿 pH 对尿液中的红细胞、白细胞,特别是红细胞的形态测定具有一定的影响。

3. 尿蛋白质(PRO)　利用"指示剂蛋白质误差"(protein error of indicators)原理,即蛋白质存在时,由于蛋白质离子对带相反电核指示剂离子吸引而造成溶液中指示剂进一步电离,在不同的 pH 时,可使指示剂改变颜色。常使用四溴酚蓝或四溴苯酚肽乙酯作为本项试验的指示剂。例如:构成蛋白质的 α- 氨基酸的氨基可与四溴酚蓝分子中的羟基置换,而使四溴酚蓝由黄色变为黄绿色及绿蓝色。变色越深表示蛋白质含量越高。

尿蛋白质测定结果对筛检尿中的管型具有显著意义。

4. 尿葡萄糖(GLU)　尿中葡萄糖在试纸上的葡萄糖氧化酶催化下,生成葡萄糖酸内酯和过氧化氢,试纸上的过氧化物酶进一步将过氧化氢分解为水并放出新生态氧,可使试纸条上的色原指示剂改变颜色。可根据颜色的深浅判断尿中葡萄糖含量的多少。

5. 尿酮体(KET)　尿中的丙酮或乙酰乙酸与试纸上的硝普钠反应,产生紫色变化。

6. 尿胆红素(BIL)　根据偶氮耦联反应原理,在强酸介质中胆红素与重氮盐发生耦联反应,生成红色偶氮化合物。

尿胆红素测定可了解机体胆红素的代谢情况,同时提示尿中出现胆红素结晶的可能性。

7. 尿胆原(UBG/URO)　一种原理是以 Ehrlich 醛反应为基础,另一种则利用尿胆原与重氮盐化合物产生偶联反应,根据试纸出现红色的深浅判断尿胆原的含量。

8. 亚硝酸盐(NIT)　尿中含有的亚硝酸盐在酸性环境中先与对氨基苯磺酸反应形成重氮盐,再与 α- 萘胺结合而产生粉红色偶氮化合物。

亚硝酸盐对于提示泌尿道感染具有意义,对提示尿中白细胞、细菌的出现提供参考。

9. 红细胞(隐血)(ERY/OBL)　血红蛋白中的亚铁血红素具有过氧化物酶样作用,可以催化过氧化氢放出新生态氧,进一步氧化指示剂而产生颜色变化。

对尿中出现完整的红细胞、溶解的红细胞、血红蛋白、肌红蛋白具有很好的过筛提示作用。

10. 白细胞(酯酶)(LEU)　中性粒细胞本身特异性地含有一种酯酶,而这种酯酶在红细胞、淋巴细胞、血小板、血清、肾脏及尿液中均不存在。试纸反应基质是吲哚酚羟基酸酯,在酯酶作用下将其转变为吲哚酚,再经氧化而产生靛蓝。

对尿中出现白细胞,特别是中性粒细胞具有很好的过筛提示作用。

11. 尿微量白蛋白(MAU)　尿中白蛋白与染料,在酸性条件下,通过静电吸引力和氢键结合等作用形成粉红色复合物,该反应对白蛋白非常敏感,其颜色的深浅与白蛋白含量成正比。所用染料有四氯 - 四碘 - 荧光素钠、溴甲酚绿、溴酚蓝、考马斯亮蓝等。

正常人尿液中仅含有浓度很低的白蛋白,一般不超过 20mg/L,而干化学法的微量白蛋白检测范围通常在 30~150mg/L 之间,因此被称为"尿微量白蛋白定性试验"。干化学法是用于尿微量白蛋白定量测定的初筛方法。

尿微量白蛋白测定可反映早期肾病、肾损伤情况,早期尿微量白蛋白阶段是肾病发生的早期信号和预兆,此时肾脏损害处在尚可逆转的时期,如能及时治疗,可以终止或逆转肾病的发展进程。病理性增高还可见于糖尿病肾病、高血压、妊娠子痫前期。尿微量白蛋白检测可作为全身性或局部炎症反应的肾功能指标。

12. 尿肌酐(CR) 根据置换反应原理,肌酐将金属氯化物酸性染料复合物中的染料置换出来,使得试纸颜色由绿色变化为黄色。正常范围:2.0~22.0mg/L。

尿肌酐主要来自血液,经过肾小球过滤后随尿液排出体外,肾小管基本不吸收且排出很少。 干化学法仅仅为定性过筛指标,如果进行定量尿肌酐测定并配合血肌酐测定结果,可作为内生肌酐清除率的必需指标。

13. 尿钙(Ca) 检测试纸上复合的试剂有 pH 缓冲物质、二价铜盐、吡啶偶氮萝、萘酚、EDTA、乳化剂等。在弱碱性条件下,萘酚与金属离子发生置换反应,形成红色螯合物。试纸对尿钙的检测范围为 2.5~10mmol/L。选用甘氨酸、氢氧化钠缓冲体系。试纸不受镁离子的干扰。

三、尿液干化学分析仪

尿液干化学分析系统一般由机械系统、光学系统和电路系统、显示和打印系统构成。机械系统是用于吸纳试纸条,运输试纸条到检测位置,最后排出试纸条。光学系统是仪器检测化学反应的关键性组件。电路系统用于控制整个系统的程序化运行,机械性运动,并涉及对检测信号的分析和计算等功能。显示和打印系统用于检测结果的输出。

尿液干化学分析仪一般是通过检测尿干化学试带表面的颜色变化来判断物质含量多少的,尿试纸各个试剂块可与尿液中相应成分进行特定的化学反应,显示不同的颜色,颜色的深浅与尿中相应成分的含量成比例关系。试剂条中还可带有一个"白色"色块,不含有任何化学试剂,用作尿液颜色异常的颜色补偿,对尿液颜色异常造成的误差进行修正,也可通过这个色块表达尿液的颜色改变。

仪器将特定波长的光线照射到试带反应区表面,当试带反应区的颜色比较浅时,大部分光线将被反射回去,如试带反应区颜色变深时,表明大部分光线被吸收。不同型号的仪器用于接收和分析反射光信号的方法不同,如球面积分仪、光电二极管、光导纤维和光电二极管、CCD 等方法来接收和分析反射回的光线强度,再根据光电转化原则,将反射信号转换和换算为相应物质的浓度值。目前无论半自动还是全自动的尿干化学分析仪,多采用类似的技术来分析尿中特定物质的含量。许多仪器为了适应化学反应色块的不同颜色特点,设计了多波长反射光测量系统,例如,采用 3~6 个不同的波长检测各个项目。

仪器的检测基本过程是:光源发出特点波长的光,照射在试剂带相应的试剂块上,试剂块颜色的深浅对光的吸收和反射是不同的。颜色越深,吸收光量值越大,反射光量值越小,反射率也越小;如果颜色越浅,表明吸收光量值越小,反射光量值越大,反射率也越大。其反射率可以从式 8-1 中求出。

$$R\% = \frac{Tm \cdot Cs}{Ts \cdot Cm} \times 100\% \qquad \text{式 8-1}$$

说明:R,反射率;Tm,试剂块对测定波长的反射强度;Ts,试剂块对参考波长的反射强度;Cm,空白块对测定波长的反射强度;Cs,空白块对参考波长的反射强度。

目前最新型的尿干化学分析仪改为采用比较新颖的光学元件 CCD 技术进行光电转换,

他将反射光分解为红绿蓝(RGB:610nm,540nm,460nm)三原色,又将三原色中的每一种颜色细分为 2 592 色素,这样整个反射光被分为 7 776 色素,可精确分辨颜色由浅到深的各种细微变化。CCD 元件具有非常好的广电转换特性,已经比球面积分仪、光电二极管、反射光度计等初期设备性能提升许多。他的识别模式类似于数码拍照模式,通过每个试纸反应颜色的变化,由数字相机拍摄并识别颜色深浅变化,进而通过计算得出尿中相应的化学成分的含量,某些项目甚至可以换算为半定量检测结果。某些仪器甚至可以通过 CCD 相机记录及保存尿干化学各个项目反应的颜色信息的图像资料。

1. 半自动尿液干化学分析仪器 半自动尿液干化学分析仪需要采用人工进样方式,即需要由操作者将试带浸入尿液样本中,然后立即转移到尿分析仪的试带条测定台上,再由仪器将试带条转移到仪器内部的测定部位进行测定。半自动化尿液分析仪有两类,一类为单条试纸进样方式,即一个试带条测定完毕后,再进行下一个试带条的测定,此类仪器测定速度约为 60 个/h,仪器小巧简单,价格低廉;另一类为连续进样方式,其操作时操作者可按照一定的间隔时间(例如每 7s)浸入尿试带,然后立即将试带放于检测台上,仪器的推杆可立即将试带推入到检测系统中,等待一定时间后到达检测部位进行反射光测定,然后自动排出废试带条。操作者可每 7s 浸入一条试带,连续进行,因此测定速度约为 514 个/h。

2. 全自动尿液干化学分析仪器 全自动化尿液干化学分析仪在测定原理方面与半自动化仪器基本相同,所不同之处在于有些品牌的仪器在尿比重测定方面采用比较精密的折射计法或其他方法。其整个操作基本可在无人看管情况下自动运行。操作者只需要将装有尿液标本的试管安放在专用试管架上,并启动仪器测定键即可。仪器可以进行样本的条码扫描、自动混匀样本、自动定量吸取样本、准确定量将尿标本点滴于试带上、自动移动试带到检测部位、准确到达检测部位并进行测定、自动排出废试带、自动清洗取样针和管道等特点。

此类仪器应用的尿干化学试带根据仪器设计要求各有不同,例如 Clinilab Atlas 采用卷筒样试带,每个包装内可进行 490 个样本的测试;cobus U601 采用盒式试带,每个包装盒内可容纳 400 个样本的测试;而 AUTION MAX™ AX-4280、COMBI SCAN XL 和迪瑞 H-800 等类型的全自动尿液干化学分析仪则使用筒状单条尿试带,放入试带仓内,由机械手取单条试带放置于仪器的特定部位进行测定。

3. 半自动与全自动尿液干化学分析系统的特点 两种不同类型的尿液干化学分析系统各自特点见表 8-1。

表 8-1 尿液干化学分析系统特点

类型	半自动化	全自动化
速度	需人工逐条进样,速度 50~600 个/h	全自动进样,速度 200~300 个/h
试带	单条试带;容易找到替代品试带(不推荐使用替代品)	专用试带,有盒装、卷装或单条试带。基本为原厂配套试带,质量有保障
操作	界面简单,操作简单	界面略复杂,功能众多
应用特点	机动灵活,随时测定单份标本速度快	最好测定成批标本,适合人员少工作量大的医疗、体检单位

续表

类型	半自动化	全自动化
比重测定	干化学法比重测定	可干化学法,也可采用光学折射法,光学法比重测定有专用的校正程序
空白或质控	有或无	有
标本混匀	需手工混匀标本	可自动混匀标本
条码	一般无自动条码扫描,需选配	可自动扫描试管或试管架上的条码
标本传送	无专用试管架,可在尿杯中直接浸入尿试带。不可直接连接其他仪器	必须将尿标本放在配套的尿试管内。有轨道和通用试管架,某些品牌可连接到流式尿液有形成分分析系统
点样	点样量和时间控制精度差,反应时间精确性差	可准确把握点样量和点样时间,反应时间可精确控制
试块间污染	人工浸入试带,可因某试块区颜色过深、尿液过多渗出而污染邻近颜色浅的试剂块	点样式加样方式可保证加样量准确,不会污染到邻近试剂块
环境影响	敞开式人工浸入试带,易污染到操作者和实验台等环境。标本气味问题	自动进样,可保证进样安全、不易洒出污染操作者和环境。可减少气味影响
尿量	可适宜用少量尿,例如新生儿的尿检	必须有一定量的尿液,根据各厂家设定不同而定
价格	仪器、试带价格低廉	仪器和专用试带价格略高
体积	较小,便于携带和安放	较大,需稳定及充裕的工作台面
耗电量	较小,某些品牌可使用干电池	耗电大,需稳定的电源和电压

四、尿液干化学分析项目的临床意义

尿液干化学分析有 10 项结果之多,阅读和分析起来有一定难度。我们可以将这些众多的结果进行大致的组合分类,可能更适合于临床应用及发现问题。

组合 1:尿比重、蛋白质、红细胞、白细胞。如果出现阳性可能与肾脏疾病有关,例如各种急慢性肾小球肾炎、肾盂肾炎、各种病因造成的肾损伤、泌尿系肿瘤、结核;还可能与妊娠中毒症、多发性骨髓瘤、自身免疫病、溶血性疾病、高热、中毒等疾病有关。

组合 2:白细胞、红细胞、亚硝酸盐。如果出现阳性结果,可能与泌尿系感染及邻近器官疾病有关,如泌尿系感染、膀胱炎、肾盂肾炎、尿路结石、前列腺炎、阴道炎、盆腔炎、创伤等问题有关。

组合 3:尿比重、葡萄糖、酮体。如果出现阳性结果,可能与内分泌系统疾病有关,如糖尿病、肾性糖尿病、糖尿病酮症、甲亢、肢端肥大症,也与妊娠期糖尿、妊娠呕吐、腹泻、脑血管意外等疾病有关。

组合 4:胆红素、尿胆原。如果出现阳性结果,可能与肝胆系统疾病有关,如病毒性肝炎、肝硬化、溶血性疾病、胆石症、胆管癌等。一般情况下肝细胞性黄疸尿胆红素阳性和尿胆原都为阳性;而溶血性黄疸只有尿胆原为阳性;阻塞性黄疸只有尿胆红素呈阳性。

组合5:pH、尿比重、维生素C。这三个项目可以对化学实验的进行监测,它们有可能干扰尿蛋白、葡萄糖、红细胞和白细胞测定的敏感性,并没有临床诊断价值,特别是维生素C。如果这三项指标有问题,实验室工作人员首先应该想办法排除干扰,给患者发出正确的结果,或者建议患者复查。

当然各种生理性问题也会造成尿蛋白、尿红细胞、尿葡萄糖、酮体等项目出现暂时性阳性反应。如青少年、剧烈运动、精神紧张、过度兴奋、饮食、饥饿、月经前后等。此时作为临床医生应该积极询问患者相关情况和注意其生理变化,必要时进行复查。

组合6:尿微量白蛋白、尿肌酐。这两项是诊断糖尿病早期肾功能损伤的早期指标,是诊断慢性肾病的重要指标;对心血管疾病的发生,肾脏病预后及死亡的独立预测因子。干化学试纸法仅适合筛查,必要时应采用定量方法测定。

尿钙增高可见于高钙血症、甲状旁腺功能亢进、甲状腺功能亢进、维生素D中毒、多发性骨髓瘤、白血病、肾小管酸中毒等情况。尿钙降低见于低钙血症、甲状旁腺功能低下、甲状腺功能降低、妊娠晚期、维生素D缺乏、肾病综合征等。

五、尿液干化学分析的方法学评价

尿液干化学分析仪是一类操作简便、体积小巧、成本低廉的仪器,是各个常规实验室均应配备的仪器。质量上乘的尿液干化学分析仪应配备有良好的质量控制措施,例如空白校正、质控试带、质控液和校正液、配套的尿干化学试带、方便和完善的操作软硬件系统,使其测定结果具有良好的稳定性和重复性,易于实现标准化操作。在试带质量和仪器质量优良和稳定的情况下,可保证过筛实验结果的可靠性。

尿液干化学分析仪主要依靠干化学试带法进行检测,而干化学法尿液化学成分定性或半定量分析是目前应用非常普遍的一种尿常规检查方法,具有测定速度快、检测项目多、灵敏度高、操作简便、易于标准化等许多优点,是一种非常良好的尿常规过筛性检查方法。在目前技术条件下干化学分析仍然受到一定的限制,特别是受到尿液新鲜程度、酸碱性、药物、尿液本身颜色异常、某些化学物质含量、抑制物等很多因素的影响,一些结果仍会出现假阴性或假阳性问题。

尿液干化学分析仪器是一类过筛性检验仪器,它的质量和特性与相应的尿液干化学试带密切相关,所有影响干化学反应的事项,同样会影响干化学分析仪器的测定结果。因此在必要情况下,需对出现的某些不确定结果应该进行复核,例如通过显微镜检查法、湿化学法、折射计法对化学成分和有形成分进行确认。

六、尿液干化学分析的质量保证

1. 质量控制措施 尿干化学半自动或自动化仪器,均应该实施质量控制计划,定期进行校正、保养和进行日常维护。各厂家生产的尿试带,其反应原理和项目排列方式有所不同,反应时间、颜色变化、灵敏度等各不一致,选用的测定单位也不一致,因此不能混合使用,不匹配的尿试带和仪器不能混用。有条件的情况下,应对每批号试纸在启用前,用特制的质控条或质控制品进行正确性和敏感性验证。

2. 应用条件 应用尿液干化学分析仪之前,应仔细阅读仪器说明书及尿试带说明书,熟悉本室尿干化学分析仪的SOP文件。每台尿液分析严格按照尿分析仪操作规程进行操作。仪器使用最佳温度在18~25℃,相对湿度在30%~80%。试剂带无需冰箱储存,保存在相同室温条件下即可。

3. 维护 半自动型仪器,当检测台上有过多的残留液体时,应用吸水纸擦拭干净,以免影响下一个标本的检测。全自动化仪器应更加注意仪器的保养和每个样品测定后的清洗过程,防止出现交叉污染。保持仪器的清洁,使用完毕后应用吸水纸擦拭和清洁检测台,并关闭电源。需要有专人维护和保养尿液干化学分析仪,建立专用的仪器登记本,对每天仪器操作的情况、出现的问题、维护、维修情况进行登记。

第二节 IRIS 系列尿液有形成分分析仪

一、概述

这是一款采用数字图像技术为分析原理的,以移动拍摄为检测方式的尿液有形成分分析仪。于 1983 年面世的、世界上首款用于尿液有形成分析的自动化仪器——Yellow IRIS,是全球最早以模拟电视摄像形式出现的尿液分析系统。Yellow IRIS 系列仪器型号包括 M250 型、M300 型和 M450 型。1995 年推出尿液 & 体液工作站 M500 型。1996 年推出具有离机操作的 M900 尿液病理分析系统。1999 年推出具有自动化识别功能的 M939UDx™ 尿液病理分析系统。2003 年推出体积更为精简的 iQ200 全自动尿液显微分析系统。随着技术的革新,陆续对仪器进行更新和升级。目前普遍应用的是新型的 iQ200 系列,即 iQ200 Sprint、iQ200 Elite 和 iQ200 Select 全自动尿液有形成分分析系统,他们都可与 iChemVELOCITY 尿液化学分析系统联机组成 iRICELL 系列全自动尿液分析流水线系统(型号分别为 iRICELL3000,iRICELL2000,iRICELL1500),见图 8-4。

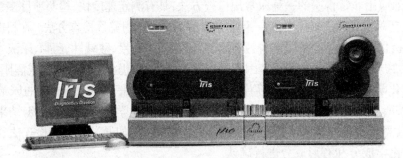

图 8-4 iRICELL3000 全自动尿液分析流水线系统

二、检测原理和流程

iQ200 系列尿液分析系统通过数字化流式形态学的方法对尿液有形成分进行检测。有别于静止图像拍摄技术的尿液有形成分检测方法,iQ200 系列全自动尿液有形成分分析仪可将夹在鞘液包裹层中间的尿液样本输送至流式细胞池中,尿液样本以持续的且尽量平铺不重叠的方式通过与 CCD(充电耦合设备)摄像机连接的显微镜。iQ 鞘液是一种缓冲等张液,它含有专用的鞘液流动稳定剂、抑菌剂、杀菌剂以及防腐剂。它采用水动力聚集原理,也就是鞘流技术,将标本送入流式细胞池,被检测样本处于鞘流液中心,同时也在显微镜镜头的焦距范围内。迭片结构可将标本恰好置于对焦质控液的适当深度和显微镜目标镜头的视野中。迭片结构是轴向水力调焦的平面对等物,用于将细胞置于特定类型的血细胞计数器和流量血细胞计数器中。它带来的增值优点是,获得了无畸变的粒子定位,因而可使不均匀粒子的最大剖面朝向图像捕获的方向。由于每个显微镜视野都会由闪光灯的闪光照亮,因此CCD数码相机可为每个样本捕获五百幅图像。最终生成的图片将经过数字化处理并输送至"分析处理器"计算机。将从各个视野中除去之前保存的空白背景的图像,这将使所捕获粒子的形态得到增强。在每帧图像中系统自动对各个粒子的图像进行分离。自动粒子识别(APR)软件是一套经过严格训练的神经网络系统,自动粒子识别软件使用神经网络模式识别并对粒子进行分类。多数情况下,自动分类的执行都有很高的置信度,因此可自动报告此标本结果,无需操作员复查或介入。对于具有特别的异常/病态表现的粒子的标本,经过训练的操作员可基于屏幕上所显示的粒子形态详细信息,通过肉眼确认粒子的识别。为操作员复查提供的图像是足够的,所以经过训练的操作员识别粒子图像很容易。在需要肉眼复查的情况下,所有粒子图像都经过排序并显示在自动分类的类别中,这大大提高了验证过程的效率。自动粒子识别软件使用大小、形状、对比和纹理功能将每个图像分类为12个类别。此外,还为识别特定类型的管型、晶体和非鳞状上皮、异状体及其他类型提供了27种预定义的子分类。其形态学分析原理和流程参考图8-5和图8-6。

1. 数字化流式形态学

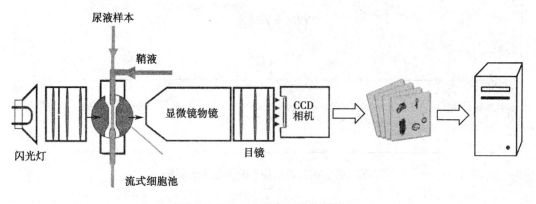

图 8-5　iQ200 系列仪器检测原理

2. 有形成分颗粒探测和图像分割

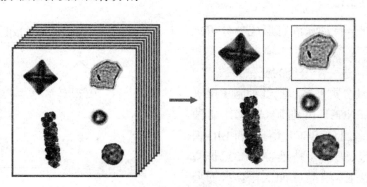

图 8-6　APR 自动粒子识别之图像分割

3. 特征萃取　通过神经网络对粒子的特征进行提取和分析,将颗粒初步分类为12种类型并给出定量报告(图8-7~图8-9)。

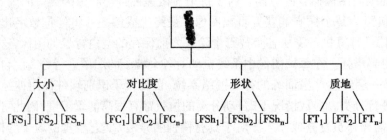

图 8-7　APR 自动粒子识别之特征萃取

4. 颗粒分类

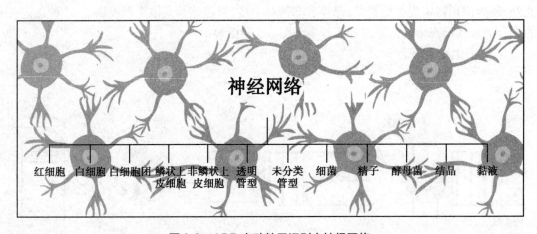

图 8-8　APR 自动粒子识别之神经网络

5. 定量结果报告

三、检测项目

　　iQ200 系列全自动尿液有形成分分析仪可报告参数有 39 项,包括 12 项自动分类和 27 项需人工确认进一步分类的亚型参数。

　　12 项可自动分类参数包括红细胞(RBC)、未分类管型(UNCC)、白细胞(WBC)、细菌(BACT)、白细胞团(WBCC)、精子(SPERM)、鳞状上皮细胞(SQEP)、黏液(MUCS)、非鳞状上皮细胞(NSE)、结晶(UNCX)、透明管型(HYAL)、酵母菌(BYST)。

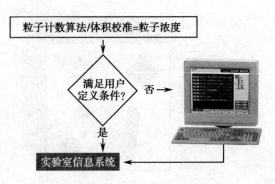

图 8-9　iQ200 系列结果报告流程

27项可进一步分类参数包括草酸钙结晶（CAOX）、三联磷酸盐结晶（TP04）、磷酸钙结晶（CAPH）、亮氨酸结晶（LEUC）、尿酸结晶（URIC）、碳酸钙结晶（CACB）、胱氨酸结晶（CYST）、酪氨酸结晶（TYRO）、无定形盐类结晶（AMOR）、红细胞管型（RBCT）、白细胞管型（WBCT）、细胞管型（CELL）、颗粒管型（GRAN）、脂肪管型（FATC）、蜡样管型（WAXY）、上皮细胞管型（EPIC）、宽大管型（BROAD）、肾上皮细胞（REEP）、移行上皮细胞（TREP）、假菌丝（HYST）、芽殖酵母（BYST）、毛滴虫（TRCH）、脂肪滴（FAT）、椭圆形脂肪小体（OVFB）、红细胞凝块（RBCC）、未分类、无临床意义颗粒。

除基本的检测参数外，iQ200系列全自动尿液有形成分分析系统与iChemVELOCITY全自动化学分析系统联机后，还可提供尿液菌尿检查单。它是通过5个临床相关的尿液化学（白细胞酯酶、亚硝酸盐）值和尿液显微镜（白细胞WBC、细菌和全部微粒ASP）值进行尿路感染UTI相关评估和确定是否推荐样品进行尿液培养。

近年来，欧洲的多家专家评审期刊报道将ASP的增加数和菌尿检查单的其他参数（WBC、细菌、白细胞酶和亚硝酸盐）结合使用，可以为判断尿路感染的概率提供重要信息。

菌尿报告专用于根据用户定义，通过生成要检查的疑似UTI尿路感染患者样品值的工作列表，以及要进行尿液培养分析的微生物的可能，来简化UTI测试工作流程。想要引进常规尿液分析屏幕的实验室需要验证UTI筛选算法对尿液培养的有效性，建立阈值并了解结果的解释方式。

菌尿报告包含患者样品标志和尿液化学和尿液有形成分的参数，包括白细胞酯酶、亚硝酸盐、WBC、细菌和ASP，结果与屏幕上的菌尿检查单一致。结果可以在屏幕上查看，也可以打印出来以备将来参考。

只要5个菌尿参数值中有至少一个超出用户定义的（或默认的）仪器阈值，样品就会列入菌尿阳性报告。超出阈值的患者值在屏幕上以红色粗体显示，以便查看；此规则不适用于ASP。当5个菌尿参数值都低于用户定义（或默认）的仪器阈值，样品就会列入菌尿阴性报告。可疑尿路感染诊断的"金标准"是尿液培养，但尿液培养费力耗时，且多数送检培养的样本结果阴性。有效的筛查方法可以解放实验室资源，加快阴性尿液结果报告。学者Enno Stürenburg和Jan Kramer对963例尿液样本进行iQ200和iChemVELOCITY检测，同时进行尿液培养。阳性标准位尿液样本培养出1~2种致病菌菌落，浓度≥10^4CFU/ml。尿液培养检查单使用iQ200白细胞、细菌、全部微粒ASP和iChemVELCOTITY亚硝酸盐、白细胞酯酶参数。结果显示，通过尿液培养检查单，可以筛选出大约35%不需培养的尿液样本，显著降低实验室工作量。

四、性能特点

iQ200系列全自动尿液有形成分分析系统具有先进的数字化流式形态学检测技术，专用于尿液自动显微镜检和有形成分识别，从而优化尿液和体液检测的技术，帮助实验室更快得到客观准确的检测结果，改善工作流程。

1. 形态学图形及亚型分类 iQ200系列全自动尿液有形成分分析系统基于形态学检测理念，可以获得直观的有形成分颗粒图像，全面反映样本信息。对于需要复查的样本，可直接通过屏幕结果界面进行检测结果的复查，缩短样本周转时间。对于病理管型、结晶等有形成分分型，在自动分类的同时，可通过手动识别进一步获得亚型的定量结果和形态学图像。

如颗粒管型(GRAN),仪器图像可见对比度可高可低,纹理中度或高度粗糙(图8-10)。其大小和形状与透明管型类似。颗粒管型的出现提示肾脏疾病。其出现可提示肾脏有实质性病变,常见于急慢性肾小球肾炎、肾小管硬化症、肾病综合征、药物中毒等患者。

蜡样管型(WAXY)在仪器图像可见平滑的内部结构和边缘的裂隙(图8-11)。需由操作者进行亚型分类。蜡样管型通常见于慢性肾脏疾病,但也可见于急性肾脏疾病和移植排斥反应。

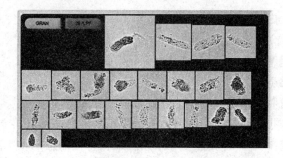

图8-10　iQ200系列仪器颗粒管型图例

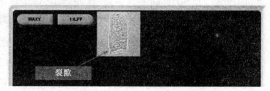

图8-11　iQ200系列仪器蜡样管型图例

草酸钙结晶(CAOX)形状多样,最常见的形态是呈高折射十字形态(图8-12),有时也可呈桶状、椭圆形和哑铃形。此类结晶非常常见,可在任意pH尿液中出现。正常人进食植物性食物时,可在尿中出现草酸钙结晶。如果在新鲜尿中伴随红细胞大量出现,并且同时伴有肾脏或膀胱刺激症状,则提示肾脏或膀胱结石。

胱氨酸结晶(CYST)不常见,呈六边形,薄片样结晶,边缘清晰折光性强(图8-13)。其出现提示疾病状态,通常是肾脏氨基酸转运先天性缺陷。胱氨酸结晶具有重要临床意义,可形成胱氨酸结石,造成阻塞、感染和肾功能不全。

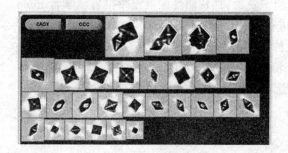

图8-12　iQ200系列仪器草酸钙结晶图例

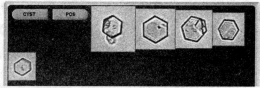

图8-13　iQ200系列仪器胱氨酸结晶图例

2. 结果自动释放功能　自动释放功能允许实验室通过软件实现结果的自动释放。自动释放无需人工介入,可按照用户自定义的标准和参数,结果自动释放到LIS。若使用此功能,细胞颗粒结果将通过一个两步流程完成自动释放:红细胞、白细胞和鳞状上皮细胞基于微粒验证范围(PVR)自动释放结果;所有其他细胞颗粒基于一系列智能决定树自动释放结果。

微粒验证范围(PVR)是针对特定颗粒类型建立一个用户自定义的范围,该范围使得在屏幕上确认结果后改变临床决定。最大值和最小值设定在异常阈值的两端,代表了一个由研究数据统计分析得到的置信区间,延伸了医学决定水平。结果值小于 PVR 最小值显示绿色,结果可自动释放,表示正常;结果值大于 PVR 最大值显示红色,结果自动释放,表示异常;结果值在 PVR 内显示黄色;需要在结果屏幕上复查,旨在简化和加快在结果屏幕上复查。

所有其他细胞颗粒将使用智能决定树来实现自动释放功能。包括单类决定树(如透明管型 HYAL、结晶 UNCX)和双类决定树(如非鳞状上皮细胞 NSE、未分类管型 UNCC)。单类和双类决定树的运算法则是软件功能的一部分,均基于用户自定义的异常阈值。

参照自动释放的设置可启用自动释放的功能,操作人员可以使用一个新的自动释放屏幕来建立自己独有的自动释放标准要求;此外,操作人员可以输入针对某一特定人群的标准要求以防止特定细胞颗粒的自动释放。需要在屏幕上复查时,复查的细胞颗粒将显示黄色,加快了复查验证。在进行屏幕复查时,仅当具有临床意义时作重新分类(50% 原则,如结果中超过 50% 的图片是该类别,无需拖动重新分类)。

3. 与人工镜检相关性　加利福尼亚大学洛杉矶医疗中心对 166 例来自临床肾脏科的尿液样本基于 iQ200 仪器与人工镜检(Fuchs Rosenthal 计数板)进行对照,比对红细胞(RBC),白细胞(WBC),上皮细胞(EC)相关性。结果显示,红细胞相关性 $r=0.959$,白细胞相关性 $r=0.940$,上皮细胞相关性 $r=0.951$。24 例尿液样本中发现透明管型,两种方法相关性 $r=0.910$。9 例尿液样本中出现病理管型,人工镜检仅发现 7 例。他们得出以下几点结论:①自动化仪器的出现,可以减轻人工镜检的劳动强度;②iQ200 与人工镜检一致性好、RBC、WBC、EC 相关性 $r>0.940$;③多数 RBC、WBC、EC 的结果无需屏幕图像复查,可直接出报告;④对于需要屏幕复查的样本,在 30s 或 1min 内即可完成。

4. 数据管理专家系统　iWare 数据管理专家系统适用于 IRIS 尿液分析平台。可使用实验室设置的特定过滤规则。当尿液有形成分和 / 或尿液化学结果可用时,则将应用过滤规则。符合规则的任何结果可以用于提示操作员进行复查。通过 iWare 数据管理专家系统,在每次运行结束时对每个样本应用规则,并执行包括设置验证旗标并防止自动释放、将其他数据输出到 LIS、在"信息"窗格中提示操作员在样本复查过程中复查样本、为基于屏幕和打印机的报告使用报告标记等操作。iWare 数据管理专家系统可在 IRIS 尿液分析仪器上直接同时实现自动的结果审核和复检规则的验证,有效提高样本周转时间和实验室效率。

5. iQ200 尿液有形成分分析系统的体液分析模块　iQ200 体液模块是一个软件程序,运行在 iQ200 系列系统上并实现了体液样本的自动化处理。将夹在鞘液包裹层中间的标本输送至与 CCD 相机连接的显微镜,捕获每个样本的图像(图 8-14)。iQ200 系列系统利用自动粒子识别技术对体液样本进行自动识别、处理和图像识别,通过大小、形状、对比和纹理等特征对粒子进行分类。

iQ200 系列系统检测体液样本时,一份样本与 iQ 体液溶解剂混合进行选择性溶解破坏红细胞,得到"有核细胞"结果;另一份与 Iris 稀释液混合得到"细胞总量"。"细胞总量"和"有核细胞"的差值可表示标本中的红细胞数。

iQ 体液模块可检测的体液包括脑脊液、胸膜液、腹膜液、腹膜透析液、腹膜灌洗液等,对体液中的红细胞和其他有核细胞进行检查和计数。通过图像识别,可以提供七个成形粒子分类,包括红细胞、有核细胞、晶体、细菌、细胞总量、ART 无临床意义颗粒(有核)、ART 无临

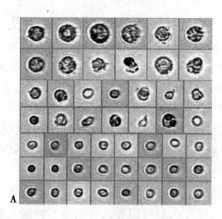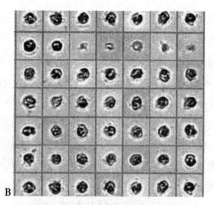

图 8-14 iQ200 系列仪器的体液模块红细胞、有核细胞图像

床意义颗粒(合计)。

针对 iQ200 尿液有形成分分析仪体液模块的文献研究表明,iQ200 体液模块对有核细胞和红细胞的自动化检测结果,与人工镜检有很好的一致性,可以大大减少人工工作量,缩短样本周转时间,同时又可以在屏幕上直观查看显微镜检图像,有助于为临床提供及时准确的结果。对 105 例临床送检的脑脊液样本进行 iQ200 体液模块检测,并与人工镜检方法对比。RBC 结果相关系数为 0.992,WBC 结果相关系数为 0.974,具有很好的一致性。

严重出血的临床体液样本,大量红细胞可能干扰白细胞的检测。iQ200 体液模块通过体液溶血素可以很好地选择性溶解红细胞,排除红细胞的干扰,从而对白细胞进行准确的计数。

(刘 爽 傅学凯)

第三节 UF 系列流式尿液有形成分分析仪

一、概述

流式细胞术(flow cytometry)是二十世纪七十年代发展起来的高科技分析技术,它集计算机技术、激光技术、流体力学、细胞化学、细胞免疫学于一体,是一种对处在液流中的细胞或其他生物微粒,以及人工合成微球逐个进行多种物理或生物学特征快速定量分析和分选的技术。UF 系列尿有形成分分析仪就在通用流式细胞分析基础上开发出的,专门用于尿液中有形成分的定量检测,也是目前唯一一款采用该原理进行尿液细胞颗粒分析的仪器。其核心技术包括了半导体激光技术、鞘流技术和核酸荧光染色技术,检测特点是在短时间内快速检测分析尿液中出现的有形成分,如白细胞、红细胞、上皮细胞、管型、细菌等,并通过收集、储存和处理数据,进行多参数的定量分析。

采用该原理的尿液有形成分分析设备最早推出的型号为 UF100 和 UF50,之后进行了升级改进,推出了 UF1000i 和 UF500i。之后随着技术不断升级,仪器性能逐渐升级,如 UF4000和 UF5000。还可以与同厂生产的 UC3500 尿干化学分析仪进行联合形成 UN-2000 尿液分析流水线(图 8-15),进一步满足实验室对尿有形成分高精度定量检测的需求。而采用流水线模式推出的模块化的 UN-Series 尿液分析流水线,将干化学与形态学联合在一起,使得该系列的尿液分析系统进入一个新的时代,可多台设备联合工作,加快检验速度流程,同时完成对尿液中物理、化学项目的分析,还可以提供尿白蛋白/肌酐、红细胞形态信息等参数,为临床肾病的早期筛查、诊断提供可靠依据。如果标配 UriAccess3.0 软件,可为实验室管理者提供一个监控流程失控的管理工具,还可自动筛选出异常的真正需

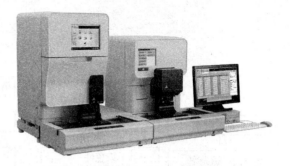

图 8-15 UN-2000 尿液分析流水线

要显微镜检查的标本,因此实现了尿液分析流程的完整性与标准化。

二、检测原理和流程

最新推出的 UF4000/UF5000 有形成分分析仪在技术原理上做了较大的改进,大大降低了尿液中有形成分颗粒检测的干扰,提高了检测的准确性和效率。

1. 检测原理 流式细胞术(FCM)采用将 488nm 蓝色半导体激光照射至细胞等粒子的方法测定产生的散射和荧光以确定粒子的特性。对细胞中的特定物质进行荧光染色,将细胞置于悬浮状态并包裹在鞘液中,继而通过喷嘴排出。然后用紧密聚焦的激光束照射到细胞上,这会产生散射光和荧光。使用这些光信号作为参数,可以生成基于光强度的一维直方图以及基于荧光强度和散射光强度的二维散点图,从而对细胞进行详细测定,其检测原理见图 8-16。

前向和侧方散射的入射激光被称为散射光,散射光的强度可指示细胞的大小和表面状况。根据从细胞中染色元素发出的荧光可基于荧光标记抗体和荧光颜料的属性对细胞表面、胞质属性和细胞核(RNA 和 DNA 含量)等特性进行定量测定。

UF5000 的染色液 UF Fluorocell™ 有 SF ch(检测管型、红细胞、结晶等无核成分)用和 CR ch(检测白细胞、细菌、上皮细胞等有核成分)用两种,两者均由聚甲炔系的荧光色素构成。被 UF Fluorocell 染色的尿液中的有形成分,经过 488nm 蓝色半导体激光照射,根据图 8-16 所示的四类信号进行分类。其中 SF 通道检测管型、红细胞、结晶等无核成分,CR 检测白细胞、细菌、上皮细胞等有核成分。

四类信号为前向散射光,主要反映大小及透光率,侧向散射光反映细胞内结构的复杂程度和厚度,侧向荧光反映染色程度,消偏振侧向散射光反映双折射性。

2. 检测流程 其检测系统由光学系统,液压系统(鞘流)和电气系统组成。光学系统包括蓝光半导体激光(波长:488nm)、贯流分析池、收集器模块和检测器模块,见图 8-17。

由于具有波长恒定、高功率和高指向性特点,激光常被用作流式细胞仪的光源。激光通过聚光镜系统聚焦形成光束点。光束点聚焦至贯流分析池中的样本。系统检测从样本发出的前向散射光、侧向散射光、消偏振侧向散射光、侧向荧光并将其转换为电信号。

尿液标本的检测分析流程见图 8-18。

(1)取样:吸液管吸取 450μl 的尿液并将其调配至主进液室,然后配液管分别量取 125μl 的样本用于 SF ch 分析和 CR ch 分析。对于 SF ch 分析,会将 362.5μl 的稀释液和 12.5μl 的染色液排入反应装置,尿液被 4 倍稀释。对于 CR ch 分析,会将 362.5μl 的稀释液和 12.5μl

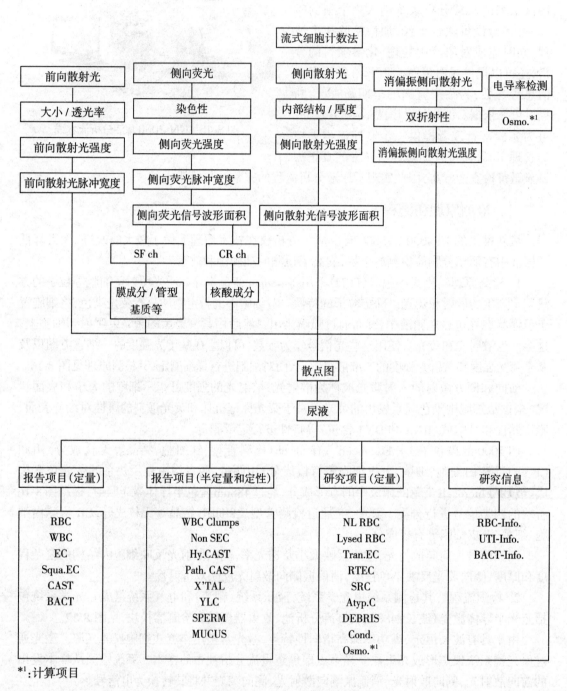

图 8-16 UF 检测原理

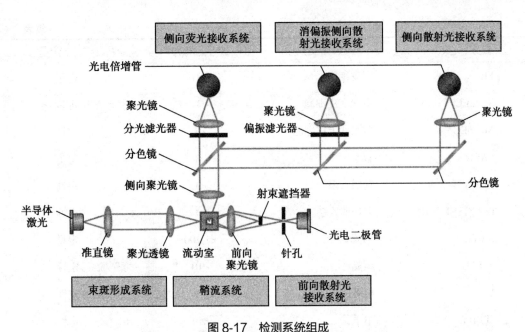

图 8-17　检测系统组成

的染色液排入反应装置,尿液被 4 倍稀释。

(2) 混合样本:在 39℃下对 SF ch 分析样本染色约 9s;在 38℃下对 CR ch 分析样本染色约 19s。

(3) 吸取:将经过稀释和染色的样本引入贯流分析池。

(4) 测定:对样本鞘流照射激光,检测前方散射光、侧方散射光和侧方荧光。

(5) 分析数据:通过波形分析对前方散射光、侧方散射光和侧方荧光进行分析。微电脑计算各分析参数的数值。

(6) 报告:显示分析结果。

三、检测项目和参考区间

UF4000/UF5000 尿液有形成分分析仪可检测尿液中的 14 项有形成分,其中包括 6 个定量项目:红细胞、白细胞、上皮细胞、鳞状上皮细胞、管型、细菌;8 个定性项目:白细胞团、非鳞状上皮细胞、透明管型、非透明管型、结晶、酵母菌、精子、黏液丝。

厂家提供的 UF5000 各个分析参数的参考范围见表 8-2。

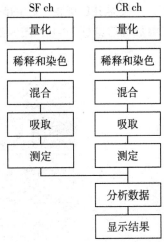

图 8-18　检测分析流程

表 8-2　UF5000 尿液有形成分分析仪参数参考范围

参数(英文)	参数(中文)	参考区间 /μl	定性 / 定量
RBC	红细胞	<23	定量
WBC	白细胞	<25	定量
WBC Clumps	白细胞团	<23	定性

续表

参数（英文）	参数（中文）	参考区间 /µl	定性 / 定量
EC	上皮细胞	<31	定量
Squa.EC	鳞状上皮细胞	<31	定量
Non SEC	非鳞状上皮细胞	<1	定性
CAST	管型	<1	定量
Hy.CAST	透明管型	<1	定性
Path.CAST	非透明管型	<1	定性
BACT	细菌	<1 200	定量
X'TAL	结晶	<10	定性
YLC	酵母菌	<1	定性
SPERM	精子	<50	定性
MUCUS	黏液丝	<1	定性

仪器 IPU 屏幕显示的测定结果和提示信息画面，包括检验数据、散点图和直方图、研究参数等信息（图 8-19~ 图 8-21）。

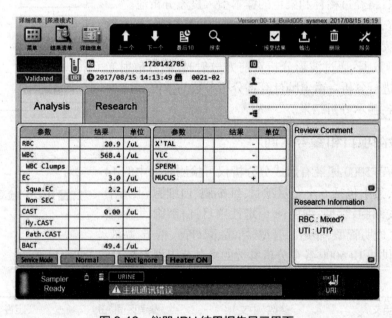

图 8-19 仪器 IPU 结果报告显示界面

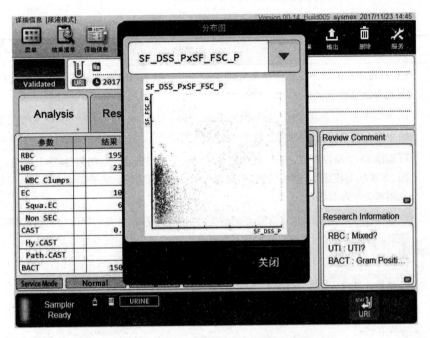

图 8-20 仪器 IPU 红细胞散点图报告显示界面

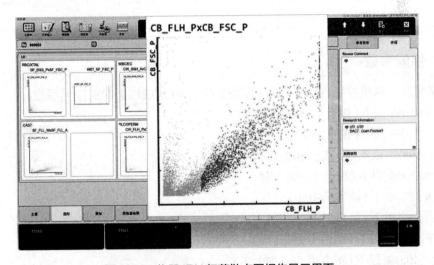

图 8-21 仪器 IPU 细菌散点图报告显示界面

四、性能特点

UF5000 尿液有形成分分析仪性能特点见表 8-3。

表 8-3　UF5000 尿液有形成分分析仪性能特点

项目	性能特点
原理	UF 系列产品采用第三代固体激光即半导体蓝色激光(488nm)、流式细胞术以及 DNA/RNA 荧光染色原理
检测通道	两个检测通道,通过 CR(有核)通道和 SF(无核)通道,以及消偏振光信号,避免结晶对红细胞干扰,上皮细胞及黏液丝对管型干扰
参数	可提供 14 项报告参数,包括:红细胞、白细胞、上皮细胞、管型、细菌、鳞状上皮细胞、白细胞团、非鳞状上皮细胞、透明管型、非透明管型、结晶、酵母菌、精子和黏液丝。能提供 6 个散点图和 2 个直方图
临床信息	可以提供 3 项对临床非常有意义的研究参数:红细胞形态信息(可以判断血尿来源)、尿路感染的筛选(同时可以提供判断致病菌的革兰氏染色类型)、尿电导率及渗透压
样本处理	待测标本无须离心和预处理,上机前仪器自动混匀后吸样;标本可连续自动进样
进样容量	仪器具有自动进样和手工进样两种方式,全自动进样系统样品位为 80 个
检测速度	测定速度≥105 个标本 /h
样本量	吸样 0.45ml
数据存储	可存储 1 000 份患者数据资料
质控文件	24 个文件及每个定量参数的 300 个质控数据
质控品	仪器配有原厂提供的校准品及高、低两个水平的质控品,能进行日常的质量控制资料的保存和有相应的质控图

五、性能参数

1. 精密度　对质控物质(UF-Control)重复测定 10 次或以上时的变异系数:

RBC:10.0% 以下(相当于 200/μl 时)

　　　15.0% 以下(相当于 40/μl 时)

WBC:10.0% 以下(相当于 800/μl 时)

　　　15.0% 以下(相当于 40/μl 时)

EC:30.0% 以下(相当于 70/μl 时)

　　　30.0% 以下(相当于 10/μl 时)

CAST:40.0% 以下(相当于 20/μl 时)

　　　40.0% 以下(相当于 5/μl 时)

BACT:20.0% 以下(相当于 800/μl 时)

　　　20.0% 以下(相当于 200/μl 时)

2. 准确性

(1) 使用 UF-Control-H(高值质控品)进行至少 10 次测定的值之间的平均差值。

RBC：±20.0% 以内

WBC：±20.0% 以内

EC：±50.0% 以内

CAST：±50.0% 以内

BACT：±25.0% 以内

（2）使用 UF-CONTROL-L（低值质控品）进行至少 10 次测定的值之间的平均差值。

RBC：±50.0% 以内

WBC：±50.0% 以内

EC：±60.0% 以内

CAST：±80.0% 以内

BACT：±30.0% 以内

3. 携带污染率 分析条件为 RBC/WBC：高浓度样本（相当于 10 000/μl），BACT：高浓度样本（相当于 10 000/μl），检测参数的携带污染率分别为 RBC<0.05%、WBC<0.05%、BACT<0.05%。

4. 线性范围

RBC：1~10 000/μl

WBC：1~10 000/μl

EC：1~200/μl

Squa.EC：1~200/μl

CAST：1~30/μl

BACT：5~10 000/μl

（李 覃）

第四节 AVE 系列尿液有形成分分析仪

一、概述

AVE 系列尿液有形成分分析仪在国际上率先将机器视觉技术应用于尿液有形成分自动化检测，终结了显微镜检查只能依靠人工完成的历史。2001 年推出的第一代应用数字图像法的仪器 AVE-761 尿液有形成分分析仪，可对尿液中红、白细胞进行自动识别和分类计数。随着技术的不断改进和完善，于 2005 年推出了具有阴性过筛、低倍定位和高倍跟踪识别功能的全新系列产品 AVE-762 和 AVE-763 尿液有形成分分析仪。近年来，又逐步推出了 AVE-764、AVE-765、AVE-766 系列产品（图 8-22），可满足不同级别医院的需求。最新研发生产的 AVE-772 尿全项自动分析仪采用合二为一的独特设计，可将理学、干化学及有形成分检测合为一体，操作更简便，结果更精准。AVE 尿液有形

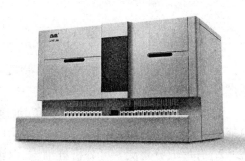

图 8-22 AVE-766 尿液有形成分分析仪

成分分析仪模拟人工镜检"金标准"全过程,符合 ISLH 国际标准及我国的行业标准《尿液有形成分分析仪(数字成像自动识别)》(YY/T 0996—2015),实现了显微镜检验的自动化、标准化、规范化。

二、检测原理和流程

利用机器视觉技术自动显微镜检验原理,对尿液有形成分进行检测分析。仪器自动调节清晰度、光照等,实现最佳的视觉环境,采用自动聚焦、精密控制及定位跟踪技术,在高低倍镜下智能采集实景图。根据目标的特征参数,通过图像处理识别软件对有形成分进行识别及分类计数,可疑目标自动提示人工审核,最终提供图文并茂的检验报告。对于不能识别或识别错误的目标,由专家确认后对仪器进行训练及建模,仪器具有学习记忆功能,当再次遇见同类目标时即可识别。

工作流程:完全模拟人工镜检,尿液标本以离心或自然沉淀的方法使得有形成分静止并停留在一个专用的计数池后,在低倍镜(10×10倍)下进行全视野扫描,若没有发现目标则直接发出阴性报告。若发现目标,则静置沉淀一段时间,待有形成分充分沉降至计数池底部,然后再次低倍扫描,对大型颗粒(上皮细胞、管型)进行识别及分类计数,同时对小目标进行定位。自动转高倍镜(10×40倍)后,对低倍定位的小目标进行跟踪并放大,采集目标特征参数,对这些颗粒(如红细胞、白细胞、结晶、细菌、真菌等)进行识别及分类计数。仪器在低倍全视野扫描及高倍识别时进行数码 CCD 拍照,提供镜下实景图像供人工审核并确认,最终得到分析结果(图 8-23)。

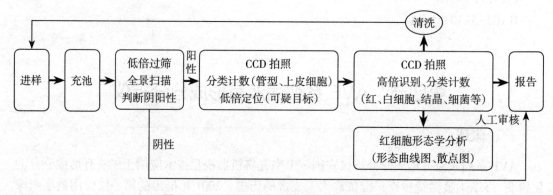

图 8-23　AVE 尿液有形成分分析仪工作流程

三、检测项目和参考区间

AVE 尿液有形成分分析仪可提供图文并茂的综合报告(含理学、有形成分计数、镜下实景图及红细胞形态学分析)。

1. 理学指标　可接收和输入颜色、浊度,能自动检测电导率,电导率反映尿液电解质导电能力,与质点的种类、大小无关,与尿液中带电离子相关,反映肾的浓缩功能。

2. 有形成分检测　可分析红细胞、白细胞、上皮细胞、结晶、管型、精子、真菌、细菌、滴虫、黏液丝、精子等各种有形成分,还可提取各种有形成分的细微特征参数进行细分类,为临床提供更多的诊断信息。

（1）精确的红细胞形态学分析：通过CCD采集尿液标本中红细胞的形态学图像，由图像处理软件进行预处理，进行图像分割定位，提取红细胞的半径、周长、面积、圆率、色度、纹理等多种特征参数，以判断红细胞的形态是否正常，最终可提供异常红细胞比例、大小、形状、色度曲线图及色度-大小散点图，为判别血尿来源提供参考依据。

（2）白细胞分类：对CCD所摄取的图像进行二次分割，得到细胞核、细胞质及颗粒图像，然后对各成分进行各类参数的智能提取与模拟拟合分析，根据细胞形态学特征及二次分割图像的形态学特征对白细胞进行识别细分类。可报告中性粒细胞、淋巴细胞、脓球等分类计数结果，为判断感染的性质提供重要参考信息。

（3）上皮细胞分类：根据上皮细胞的大小、形状、纹理等特征，可自动识别鳞状上皮细胞、小圆上皮细胞等，对泌尿系统病变的定位诊断有重要意义。

（4）结晶分类：根据结晶的语义与数学模型，提取形状、纹理、颜色等多维特征参数，实现草酸钙结晶、尿酸结晶、磷酸铵镁结晶、胱氨酸结晶、半胱氨酸结晶、酪氨酸结晶等的自动检测与识别，为代谢性疾病、内分泌疾病的鉴别诊断提供重要参考信息。

（5）管型分类：根据管型的大小、形状、颜色、纹理等特征，实现透明管型、细胞管型、颗粒管型、蜡样管型和宽幅管型等的自动识别及计数，为各种肾脏疾病提供重要的参考信息。

（6）真菌分类：分析真菌视觉特性，建立中心纹理分布及串型形状模型，实现了单个真菌、链状真菌、团状真菌的自动计数与分类，为诊断尿路真菌感染提供重要参考信息。

（7）细菌计数：通过显微镜下细菌计数，提示进行尿液细菌培养，结合白细胞计数，为尿路感染的诊断与治疗提供参考信息。

3. 参考区间　从玉隆等组织国内6个城市9家医院对健康人随机尿液进行了正常参考区间调查，在北京、长沙、南昌、西安、武汉和杭州6个城市的9家医院（中国人民解放军总医院、北京协和医院、北京天坛医院、中南大学湘雅二医院、江西省人民医院、陕西省人民医院、武汉大学人民医院、华中科技大学同济医学院附属协和医院、浙江大学医学院附属第一医院）对3 757人随机中段尿液定量计数红细胞、白细胞及上皮细胞，调查结果见表8-4。

表8-4　AVE尿液有形成分分析仪的参考区间

	红细胞/(个·μl⁻¹)		白细胞/(个·μl⁻¹)		上皮细胞/(个·μl⁻¹)	
	男	女	男	女	男	女
儿童	0~4	0~7.3	0~3.5	0~4.5	0~2	0~4.3
成人	0~4.5	0~7.5	0~5.75	0~13.5	0~3.41	0~28

四、性能特点

1. 快速阴性过筛　低倍物镜下的景深大、可观察视野大，当样品吸入计数池中尚未完全沉淀时，在低倍物镜下对标本进行全视野全实景快速扫描，判断样品的阴阳性。如果没有发现目标则无需继续进行镜检，只有阳性标本才进一步进行准确的分析，这样可实现快速阴性过筛，加快检测速度，提高检测效率。

2. 阳性标本检出率高　仪器采用多项先进技术保证临界值标本的检出率：①采用无缝

式全视野全实景扫描技术,相比传统轨迹扫描技术,可有效保证无区域漏检;②采用自动定位跟踪技术,在低倍镜下全视野扫描时,调用图像识别模块,记录低倍镜下目标的确切位置,转换到高倍镜时,通过坐标点快速找到有目标的区域,进行跟踪放大,采集目标的细微特征参数,对目标进行识别及分类计数,可有效防止目标漏检;③优先选择技术,智能选择细胞种类多、数量多、异常目标多的区域进行图像采集,并以实景图方式进行报告,可有效防止细胞种类漏检。

3. 检测指标丰富 仪器可报告尿中所有的有形成分,通过提取有形成分的细微特征进行细分类,为临床提供更多诊断信息,可对红细胞形态进行精确分析,提供色度、体积大小、形态分布的散点图和直方图(图8-24),用于协助判别尿红细胞形态,实时判别血尿来源。

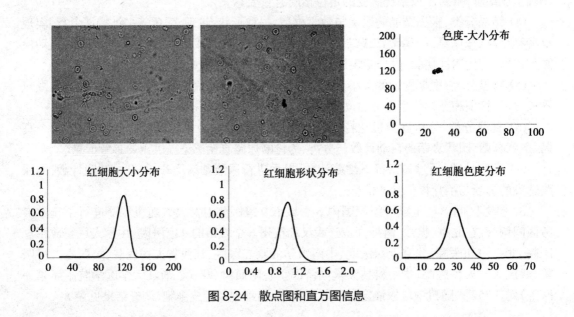

图 8-24 散点图和直方图信息

4. 可发确证性报告 仪器模拟人工检测,结果客观、真实。可提供高倍、低倍镜下的实景图(图 8-25)及单个有形成分的分割图(图 8-26),可疑目标自动提示人工辅判,经人工审核确认后可直接发出确证性报告,阳性标本无需人工复检。AVE 系统拍摄的尿液有形成分见图 8-27。

5. 远程会诊功能 仪器具有远程会诊功能,对于不能识别或不能确定的有形成分可上传数据给专家进行远程会诊,以提高诊断的准确性,实现形态学图库大数据的整合与资源共享,提升医务人员、医疗机构、医疗设备之间的互动和交流,使医疗服务更加智慧和高效。

五、性能参数

1. 检出率 浓度为 5 个 /μl 左右的样品检出率≥98%。

2. 检测速度 型号不同,检测速度不同,AVE-766 尿液有形成分分析仪的速度可达

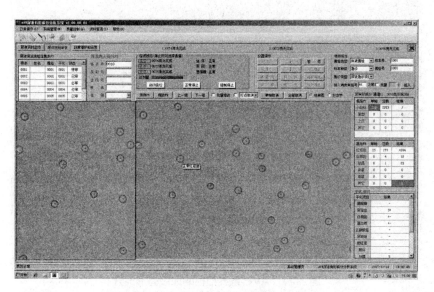

图 8-25 有形成分实景图审核界面

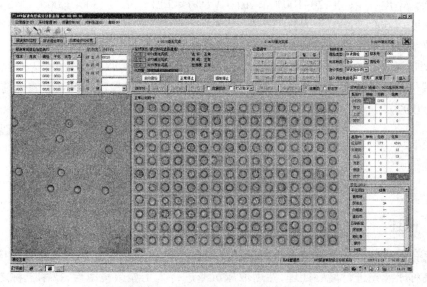

图 8-26 有形成分分割图审核界面

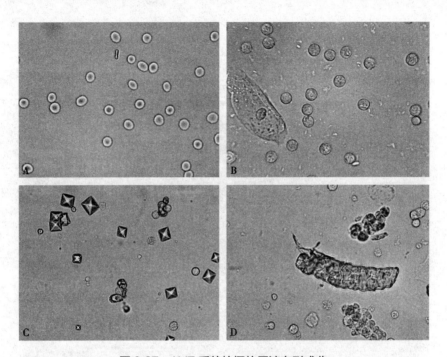

图 8-27 AVE 系统拍摄的尿液有形成分

A. 红细胞;B. 上皮细胞和白细胞;C. 草酸钙结晶;D. 蜡样管型和白细胞管型局部

100~200 个 /h。

3. 精密度 浓度(20~100) 个 /μl:CV(%)≤20%;浓度(500~1 000) 个 /μl:CV(%) ≤12%;浓度(4 600~5 400)个 /μl:CV(%)≤8%。

4. 准确性 有形成分综合识别与计数准确性偏差≤5%。

5. 携带污染 浓度(4 600~5 400)个 /μl:≤1 个 /μl;浓度(9 200~10 800)个 /μl:≤2 个 /μl。

6. 线性范围 0~10 000 个 /μl,仪器的测定值与理论值的线性相关系数修饰前为 0.998, 修饰后为 0.999。

(丁建文 段小霞 武展红)

第五节 cobas 6500 尿液分析系统

一、概述

尿液有形成分分析是尿液常规检验中不可缺少的组成部分。在自动化设备应用之前, 一般需要对尿液先进行离心处理,然后取尿沉渣进行人工显微镜镜检,技术上称之为"尿沉渣"分析。而随着自动化技术的发展,尿液的形态学分析逐渐全面,专业名称上也修正为"尿液有形成分"分析。尿液有形成分包括对尿液中的有机成分如细胞、管型、细菌、真菌、寄生虫、精子、脂肪球等,无机成分如盐类结晶、病理结晶、药物结晶等进行形态学分析检查。尿液有形成分分析对于尿道感染、慢性肾病、肾小球肾炎及间质性肾炎的诊断至关重要,同时还是判断肾小球肾炎、狼疮性肾炎等疾病的重要方法。

cobas6500 是全自动模块化尿液分析平台(图 8-28),它的构成模块包括 u 601 和 u 701 两个可以单独工作的检测系统,u 601 可对尿液样本进行全自动干化学分析,u 701 则主要用于对尿液中有形成分进行全自动显微镜镜检分析。u 601 和 u 701 均可以各自作为单独的分析单元进行工作。cobas u 701 尿液有形成分分析仪检测原理采用数字图像技术,是基于显微镜检的"金标准"检验

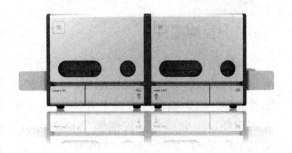

图 8-28 cobas 6500 尿液分析系统

方法,同时采用专用计数板离心沉淀尿液样本,通过 CCD 相机拍摄捕获真实显微镜图像,然后对颗粒进行自动识别和计数,减少手工操作,帮助临床医生获得与传统显微镜检高度一致的检测结果,需要时还可进行人工修正或复查。

cobas 6500 检测系统则可实现干化学尿液分析检测后再将同一样本自动传输至形态学检测模块进行检测,或使用交叉筛查规则对需要进行形态学检测的干化学阳性样本进行筛检推送检测。最终将检测数据整合到同一软件平台,实现一管尿液完成全部尿液常规分析。在优化工作流程的同时,提高检测质量与效率,为实验室提供自动化的整体解决方案。

二、检测原理和流程

cobas u 701 是一款尿液形态学检测系统,用于体外定量/半定量或定性测定尿液中的颗粒。它通过数字相机拍摄充入专用计数板内的尿液标本中的形态学成分,提供模拟人工显微镜检查中提供的、类似于高倍镜视野(HPF)下观测到的全视野高分辨率图像,再基于系统中神经网络的实时图像处理软件,自动分析和评估每一幅图像,识别和计数尿液中的各种有形成分数量。每个尿液样品仪器一般会自动拍摄和选取品质最优的 15 张高倍镜视野图片,并可提供全视野图像信息和判定结果给检验者浏览与审核。

系统的显微镜自动化检测流程是(图 8-29):①在取样位置取样针轻柔的吹吸混匀样本,然后吸取一定的样本量;②将吸取的样本加样充入一次性计数板;③内置的离心模块将样本甩片,使得尿中有形成分沉淀于一次性计数板的一侧;④一次性计数板被送倒置显微镜内,显微镜会自动聚焦沉淀于一侧的尿液有形成分颗粒;⑤ CCD 相机会选择在不同的位置和层面聚焦,(默认)拍摄 15 幅数字图像;⑥图像评估,对拍摄的数字图像通过神经网络进行识别;⑦分类和计数结果,显示报告结果和图像。每个样本的检测周期为 30s。

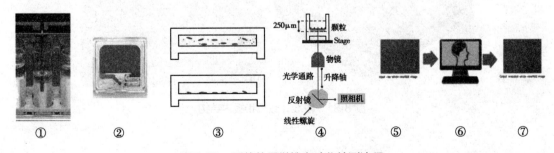

图 8-29 系统的显微镜自动化检测流程

三、检测项目

cobas u701 全自动尿液有形成分分析仪可以检测 11 种尿液中的颗粒,完成定量/定性/半定量的检测。同时可以根据用户的需求选择显示单位,例如:颗粒/ul,颗粒/HPF,阴性/阳性,+/-。检测项目包含以下具体内容:红细胞(RBC),白细胞(WBC),细菌(BAC),鳞状上皮细胞(SEC),非鳞状上皮细胞(NEC),透明管型(HYA),病理管型(PAT),结晶(CRY),酵母菌(YEA),黏液(MUC),精子(SPRM)。

系统分析完毕后,在屏幕显示的图像上,会在每个尿液颗粒上标注所识别的颗粒类别,其类别名称标志就是上面提到的检测项目中的缩写字母。

四、性能特点

1. 开机速度　5min 仪器便可完成开机准备系列工作,可以开始执行样本检测。

2. 耗材管理　仪器使用一次性计数板(图8-30B),一个样本需消耗一个计数板,避免了交叉污染。计数板耗尽后需整体更新一个包装盒(图 8-30A),每个包装盒内含有 400 个计数板,仪器芯片可自动记录和读取耗材用量,用尽前会有报警提示。

3. 全视野真实图像　自动标记各类识别的颗粒类型,且可以将单个图片放大,利于观察细胞形态变化,并可在图片上进行人工再审核,提高了 TAT 时间,结果可与人工镜检相比。

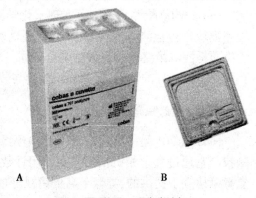

图 8-30　设备耗材

4. 具有校准操作　随机附带的反复使用的标准计数板(图 8-31A),可用于仪器内置显微镜的每 28 天一个校准周期的校准。该校准板为透明的类似于计数板相同尺寸的装置,其内部结构为刻有红细胞样的颗粒(图 8-31B),可用于检测仪器内部专用显微镜的镜头聚焦的准确性。校准过程只需要这种特殊的、可反复使用的校准板,不再需要更多的耗材。

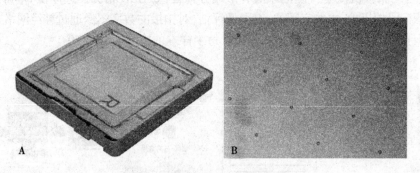

图 8-31　校准计数板和板内结构

5. 质控管理　可自动读取 BioRad 的质控靶值信息,通过内置的 RFID 阅读器自动将 BioRad 质控品的信息(QC 等级,目标范围,批号,失效日期)传输到仪器,可以消除手工输入导致的差错。仪器可存储质控数据并自动应用,因此无需每次重新输入信息,质控流程参考图 8-32。

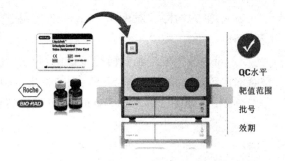

图 8-32　仪器质控流程

五、性能参数

根据 cobas 6500 全自动模块式尿液分析检测系统的多中心性能评估,选取了荷兰莱顿大学医学中心、西班牙塞维利亚玛嘉蕾娜圣母大学附属医院、西班牙比拉德卡瓦尔斯 CATLAB 的检测结果。3 家不同的实验室进行实验,使用 Kova 计数板技术的显微镜人工计数为标准化目视显微镜检查,并由 2 个实验室技术人员使用预定义程序进行计算,再与 cobas u 701 进行方法比较。

1. cobas u 701 上中间精密度和稀释回收实验　针对在所有场所产生优良一致率的半定量测试开展调整后的中间精密度实验(表 8-5)。无颗粒尿液高水平阳性样本的稀释确定了 cobas u 701 系统上所开展半定量测试的定义浓度范围的回收率。(图 8-33)

表 8-5　cobas u 701 针对对质控材料开展为期 21 天的实验所得的中间精密度

材料	试验	N	靶值 /(p·μl⁻¹)	均值		范围	重复性
quantify level 1	RBC	84	0~25	0.3~2.2	SD	0.6~2.5	0.4~2.1
	WBC	84	0~25	0~0	SD	0~0	0~0.1
quantify level 2	RBC	84	220~659	435~479	CV%	8.2~8.6	4.9~6.9
	WBC	84	139~418	250~268	CV%	7.2~9.3	5.4~8.1

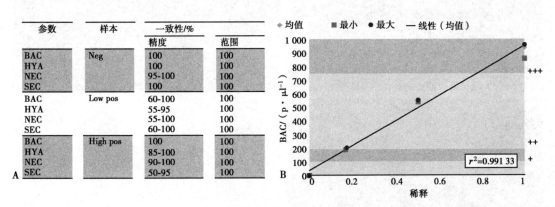

图 8-33　cobas 精密度和回收率

A. 在 3 个场所开展精密度实验所得的一致率,每个实验检测单一尿液样本 20 次;B. cobas u 701 上的代表性细菌稀释回收实验

2. 精密的检测 对两个水平的质控品进行连续 21 天检测,获得其精密的测试结果(表 8-5)。

3. cobas u 701 与显微镜检查法的对比 RBC 和 WBC 两个项目在 cobas u 701 和显微镜检查法比较,所得回归斜率 >0.89、相关系数 >0.925。对于其他有形成分颗粒,达到了 >80% 的一致率。相比原生检测,在 cobas u 701 上进行的重新分类所产生的结果无明显差异。(图 8-34)

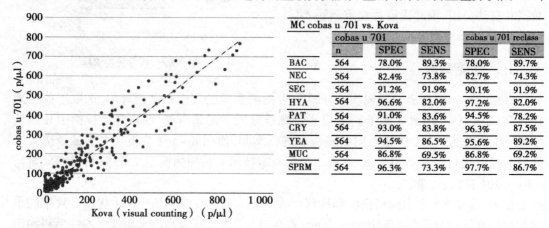

MC cobas u 701 vs. Kova					
	cobas u 701			cobas u 701 reclass	
	n	SPEC	SENS	SPEC	SENS
BAC	564	78.0%	89.3%	78.0%	89.7%
NEC	564	82.4%	73.8%	82.7%	74.3%
SEC	564	91.2%	91.9%	90.1%	91.9%
HYA	564	96.6%	82.0%	97.2%	82.0%
PAT	564	91.0%	83.6%	94.5%	78.2%
CRY	564	93.0%	83.8%	96.3%	87.5%
YEA	564	94.5%	86.5%	95.6%	89.2%
MUC	564	86.8%	69.5%	86.8%	69.2%
SPRM	564	96.3%	73.3%	97.7%	86.7%

图 8-34 cobas u 701 与显微镜法对比实验结果

cobas u 701 的重新分类功能便于手动修正结果图像中的单一颗粒或对这些单一颗粒进一步进行亚分类。cobas u 701 上的结果图像非常类似于通过显微镜获得的视图,让操作员很好地了解尿有形成分。研究期间,仅少数(1.6%)的测试样本需要进行显著更改结果状态的有意义的重新分类。cobas u 701 系统的典型结果图像如图 8-35 所示。屏幕显示界面参考图 8-36。

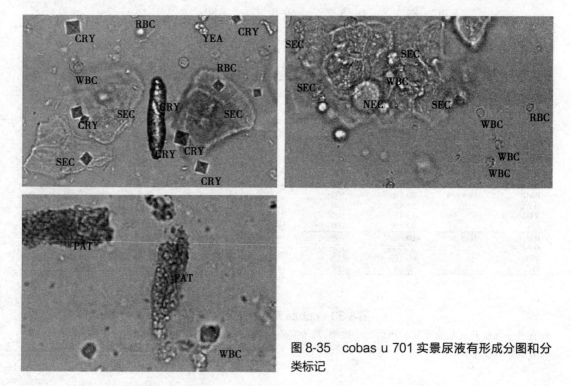

图 8-35 cobas u 701 实景尿液有形成分图和分类标记

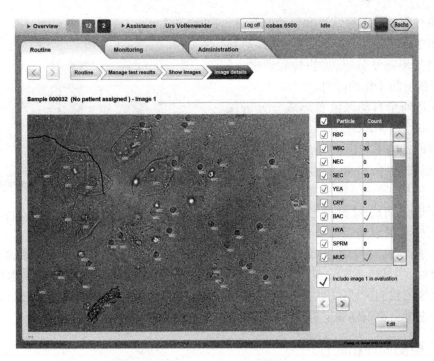

图 8-36　cobas u 701 屏幕显示界面图

尿沉渣显微镜人工镜检具有检出率高、敏感性强、准确性高的特点,是泌尿系统疾病诊断、鉴别诊断及疗效监测的"金标准"。由于传统人工检测方法缺乏标准化操作,且操作人员劳动强度过大、日间精密度与中间精密度均较低,临床检测时通常不进行显微镜人工镜检,只有 2%~3% 的样本进行尿液有形成分分析,这一比率远远达不到应有标准,容易造成早期诊断重点信息丢失、早期病症被忽视。以急性肾小球肾炎为例,如果及早进行尿液有形成分分析,早诊早治,肾损伤是有可能恢复的;如未能及时发现,可能导致换肾,严重影响患者生活质量,并带来沉重的经济负担。

与传统的显微镜检相比,自动化尿液分析仪操作简单、分析精密度高、打印报告速度快,可有效节约人力、减少手动干预、提高检测的效率,且能对尿液的有形成分进行鉴别与计数,因此分析结果更具有客观性,是尿液检验领域必然的发展趋势。

(方佩明　张　玥)

第六节　FUS 系列尿液有形成分分析系统

一、概述

FUS 系列全自动尿液有形成分分析仪采用平面流式细胞技术和高速摄影成像技术,将流式细胞技术和数字影像分析技术结合,可直接在屏幕上对拍摄的有形成分图像进行形态学确认。FUS-100/200 仪器可与 H-800 干化学尿分析仪组合形成尿液分析流水线,而 FUS-1000、FUS-2000、FUS-3000 Plus(图 8-37)则是一体机,可以同时测试干化学和有形成分,通过干化学和有形成分图像结果联合检测筛选，快速将异常标本锁定，检验人员可直接对异常标本进行形态学分析，加快检验速度，减轻了尿常规分析工作的压力。

FUS 系列全自动尿液有形成分分析仪的 FUS-1000、FUS-2000、FUS-3000 Plus 三个高端品牌设备由下列模块构成：①显微成像模块：由相机、20 倍和 40 倍物镜、管镜、流动池及调节机构、照明系统和光源组成，主要担负数字成像功能；②样本自动进样模块：实现检测标本的自动运输、自动判断、自动回收的功能；③探针模块：担负取样和加样功能；④选条模块：从试纸仓取出试纸条；⑤运条模块：将取出的试纸条运输到滴样位；⑥液路模块：将吸取的样本分别送至干化学和有形成分检测系统的检测区域；⑦数据处理模块：由计算机组成，对拍摄的图像进行处理和分析，最终完成形态学分类识别和定量计数。(图 8-38)

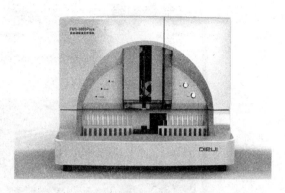

图 8-37　FUS-3000 Plus 尿液分析一体机

二、检测原理和流程

1. 干化学检测原理　FUS-1000、FUS-2000、FUS-3000 Plus 分析设备中干化学测试是根据光电比色原理测定尿液中某些化学成分及理化指标并提供定性或半定量结果；其他型号仪器的干化学测试采用传统的球面积分仪接受双波长反射光的方式。

2. 有形成分检测原理

(1) 检测过程：采用平面流式细胞技术与显微高速成像技术和智能识别分类技术结合。平面流式细胞技术可以使尿液标本检测时不需沉降，样本不需离心，能有效避免离心对样本中粒子的破坏，能真实反映出尿液中各有形成分的形态，能准确定量计数尿液中各有形成分的数量。

平面流式细胞技术采用平面流式细胞技术分析原理，尿液通过导管进入流动池中，会被充盈的高速流动的鞘液所包裹，在流动池中的尿液，其厚度被两种压缩方式进行挤压，第一种是几何压缩方式，是通过流动池的特殊构造直接减小流体通道的厚度而达到减小样本层厚度的目的(图 8-39A)。第二种为线性流体力学压缩方式，利用样本注入点处鞘液与尿液样本流速差异来压缩样本层的厚度，中心部位尿液样本流速较慢，而包围于尿液样本外周的鞘液流速较快(图 8-39B)。尿液标本在鞘液的包裹下进入检测系统，鞘液流保障每个有形成分以单层独立的方式通过显微镜镜头的焦点，避免重叠的发生，同时鞘液流对粒子的姿态进行控制，保证其正面朝向摄像头，且尿液的流动是扩散式的，可有效避免有形成分聚集等现象发生。平面鞘流系统原理参见模式图 8-39。

(2) 分析过程：智能识别分类技术采用由反向传播(back propagation，BP)神经网络训练构建的多级分类器组合模式作为识别手段，通过提取有形成分灰度、几何形状、纹理、频域信息等多种特征，形成一个描述该有形成分的特征向量，该向量经过分类器的计算在特征数据空间中寻找最优匹配位置，然后映射到分类器输出，进而对有形成分进行分类。

1) BP 神经网络是由信息的正向传播和误差的反向传播两个过程组成。它能学习和存

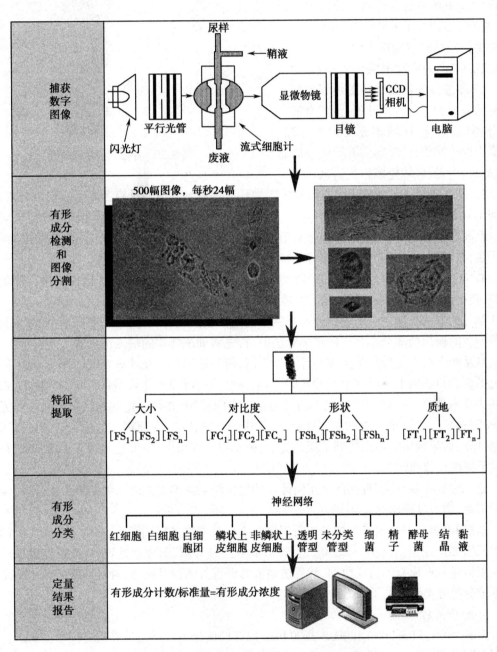

图 8-38 FUS 尿液有形成分分析仪分析流程

贮大量的输入 - 输出模式映射关系,而无需事前揭示描述这种映射关系的数学方程。它的学习规则是使用梯度下降法,通过反向传播来不断调整网络的权值和阈值,使网络的误差平方和最小。BP 神经网络模型拓扑结构包括输入层(input layer)、隐层(hide layer)和输出层(output layer)。

2)图像预处理用数字图像处理技术对有形成分图像进行预处理,包括有形成分分割、二值化、区域填充及边界跟踪、轮廓提取等操作,计算得到有形成分的面积、周长、边界、区域掩模相关信息。

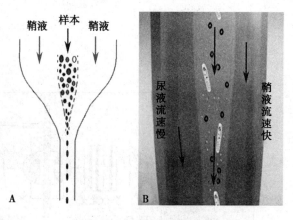

图 8-39 平面鞘流系统原理

3)提取图像特征向量通过有形成分图像预处理得到的信息计算是基于有形成分灰度、几何形状、纹理、频域的多个特征:计算出均值、方差、圆形度、轮廓迂曲度、等效半径、对比度、熵、高低频分量等,组成一个描述有形成分的特征向量,作为有形成分图像全部信息的一个子集,在识别分类过程中有形成分的特征向量是有形成分的唯一描述。

4)有形成分识别分类过程:BP 神经网络的学习目的是对网络的连接权值进行赋值和调整,使得调整后的网络对任一输入都能达到所期望的输出。

学习的方法是使用一组训练样本对网络的连接权值进行训练,每一个样本中,都包括输入及期望的输出两部分。在正向传播算法中,首先将训练样本的输入信息输入到网络中,输入信息从输入层经过隐层节点逐层计算处理后,传至输出层。在计算处理过程中,每一层神经元的状态只影响下一层神经元的状态,如果在输出层得到的结果不是所期望的输出,那么就转为反向传播。反向传播把误差信号沿路径方向传回,并按一定的原则对各层神经元的权值进行修正,直到第一个隐层,这时再开始进行正向传播,利用刚才的输入信息进行正向网络计算,如果网络的输出达到了误差要求,则学习过程结束,如果达不到要求,则再进行反向传播的连接权值调整。

这一过程不断反复,直到网络正向计算的输出结果达到误差要求的结果为止,这时学习过程结束,学习过程如图 8-40 所示。

通过 BP 神经网络对有形成分进行识别分类一旦网络进行训练后,在用于求解实际问题时就只需要使用正向传播。如前所述,有形成分经过分割、图像预处理、特征数据提取后得到一组描述有形成分的特征数据,然后被输入到训练好的神经网络,神经网络的输出即是该有形成分的分类识别结果。

3. 分析流程

FUS-1000、FUS-2000 和 FUS-3000 Plus 尿有形成分工作站由计算机对仪器主机进行控制,仪器测试样本时,采样模块从样本输送模块采集到尿样本,由选条模块选出试纸条,通过运条模块将试纸条送到滴样位置,将一部分样本滴到干化学试纸条上,进行干化学测试,再将尿样本运送到液路模块中,液路模块把样本输送到流动计数池内,由光学系统采集样本图像,并将图像数据发送到计算机中。计算机对拍摄到的图片进行分析,给出分类计数结果。如已连接 LIS 的系统,计算机可以把数据发送到 LIS 系统中。分析流程可参考图 8-41。

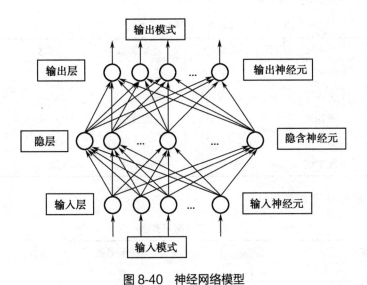

图 8-40 神经网络模型

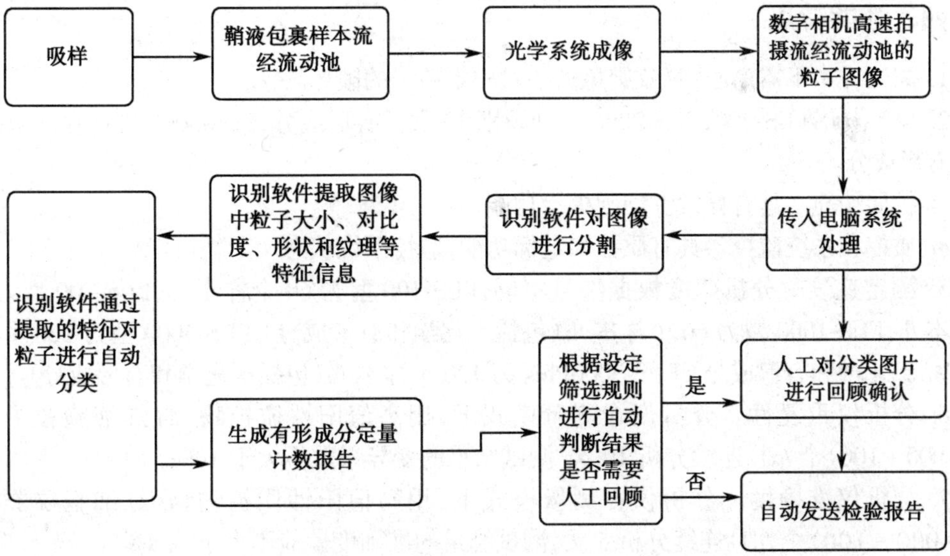

吸样 → 鞘液包裹样本流经流动池 → 光学系统成像 → 数字相机高速拍摄流经流动池的粒子图像

识别软件提取图像中粒子大小、对比度、形状和纹理等特征信息 ← 识别软件对图像进行分割 ← 传入电脑系统处理

识别软件通过提取的特征对粒子进行自动分类

生成有形成分定量计数报告 → 根据设定筛选规则进行自动判断结果是否需要人工回顾 —是→ 人工对分类图片进行回顾确认

根据设定筛选规则进行自动判断结果是否需要人工回顾 —否→ 自动发送检验报告

人工对分类图片进行回顾确认 → 自动发送检验报告

图 8-41 尿有形成分分析仪工作流程

三、检测项目和参考区间

1. 定量分析参数及推荐的参考区间见表 8-6。

表 8-6 定量分析参数

定量参数	缩写	参考范围	定量参数	缩写	参考范围
红细胞	RBC	0~17 个 /μl	黏液丝	MUCS	0~28 个 /μl
白细胞	WBC	0~28 个 /μl	细菌	BACT	0~7 个 /μl
白细胞团	WBCC	0~2 个 /μl	病理管型	UNCC	0~1 个 /μl
透明管型	HYAL	0~2 个 /μl	上皮细胞	SQEP	0~28 个 /μl
结晶	X'TAC	0~28 个 /μl	小圆上皮	NSE	0~6 个 /μl

2. 提示参数参见表 8-7。

表 8-7 提示参数

提示参数	缩写	提示参数	缩写
结晶	X'TAC	精子	SPERM
酵母菌	Yeast		

3. 其他参数 红细胞信息:均一性红细胞,混合或非均一性红细胞。

四、性能特点

1. 尿液样本不需离心,有效避免离心对样本粒子的破坏。

2. FUS-100,FUS-200,FUS-2000 自动识别 12 大类有形成分,FUS-3000 Plus 自动识别 25 大类有形成分。

3. 扩展功能 具有异常红细胞提示功能。

4. 质控和系统监控 具有质控和定标功能,监控系统状态。

5. 测定速度 分析速度根据型号不同,FUS-100 型为 60 个样本 /h,FUS-200 型为 120 个样本 /h,FUS-1000 型为 60 个样本 /h(包括干化学和有形成分),FUS-2000 型为 120 个样本 /h(包括干化学和有形成分),FUS-3000Plus 为 120 个样本 /h(包括干化学和有形成分)。

6. 分析仪重复性 分析仪在测量模式下,用高值阳性质控物(含红细胞粒子浓度为 $(1\,000 \pm 100)$ 个 /μl)连续分析 10 次,测试结果的变异系数不大于 10%。

7. 分析仪准确度 分析仪在测量模式下,用高值阳性质控物(含红细胞粒子浓度为 $(1\,000 \pm 100)$ 个 /μl)连续分析 5 次,测试结果的准确度偏倚不大于 ±8%。

8. 携带污染率 不大于 0.05%。

9. 仪器具有配套的质量控制程序及质控物 质控品分为两种,分别为阳性质控和阴性质控,二者均用于检验仪器能否正确计数,确保测试结果的准确性和精密度。质量控制(QC)程序是通过对尿质控品的测试及日质控数据的收集,核实及检测仪器分析的正确性。

10. 仪器可以设定筛检规则 既可以使用厂家推荐设置的筛检规则,也可以自己制订筛检规则。筛检规则一般应由干化学分析系统和有形成分分析系统测定的结果综合分析后进行设定。

11. 可以通过屏幕分类显示各种有形成分图像信息及进行屏幕审核鉴定（图 8-42）

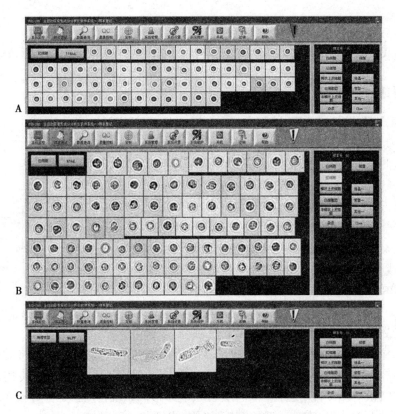

图 8-42　FUS 屏幕显示的部分有形成分图像
A. 红细胞；B. 白细胞；C. 管型

五、性能参数

根据此类仪器评价的一般要求，可对仪器的分析精度、线性、携带污染率、可比性、自动混匀能力等内容进行评价。翟菊萍等发表的文章介绍了对 FUS-200 型仪器的评价结果。

（1）批内精密度：取低、中、高值尿液标本进行精密度分析，红细胞精度（CV）分别为 10.21%、5.18%、1.97%，白细胞分别为 6.21%、2.35%、1.77%。

（2）相关性：FUS 系列仪器检测值与理论值具有良好的线性关系（红细胞：$y=1.005x+397.280$，$r=0.994$；白细胞：$y=1.018x+133.458$，$r=0.992$）。

（3）携带污染率：红细胞、白细胞携带污染率分别为 0.05%~0.22% 和 0~0.15%。

（4）与计数板法比较：FUS 系列仪器和 Fast Read10 板手工镜检两种方法对低、中、高值 3 个量级的红细胞、白细胞的检测结果之间差异无统计学意义（$p>0.05$）。即刻、放置 1h、2h 的尿液与放置 1h、2h 后加人工辅助混匀的尿液中红细胞、白细胞的计数结果差异无统计学意义（$p>0.05$）。

（5）与显微镜检测法的一致性：华红对 FUS-200 检测与人工显微镜镜检计数进行比较，结论是 WBC、RBC、EC 的相关性分别为：0.971、0.978、0.957，FUS-200 识别 WBC、RBC、EC 的准确率分别为 96.3%、98.5%、94.3%。

（常淑琴 张 建）

第七节 LX-8000R 一体化尿液有形成分分析系统

一、概述

LX 系列产品于 1998 年开始研发,2003 年生产了全自动数字成像尿有形成分分析仪 LX-3000 型并推向市场;2008 年又推出了 LX-5000 型;2010 年研发出了全自动干化学分析仪 LX-2860,并推出了流水线 LX-7860;同年又研发推出了一体化全自动尿液尿有形成分分析系统 LX-8000;2014 年研发推出第二代一体化全自动尿液尿有形成分分析系统 LX-8000R(图 8-43)。

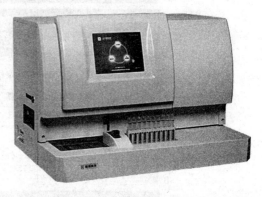

图 8-43 LX-8000R 一体化尿液分析系统

LX-8000R 一体化全自动尿液尿有形成分分析系统(以下简称"尿液分析系统"),是集全自动尿有形成分数字显微镜分析和尿 11/12 项干化学分析,组成的多通道尿液分析系统。该分析系统对原尿直接检测,可将对有形成分的前处理破坏降至最低点。该系统一次可放置 60 个标本,只需将装有标本的专用试管架放置进样台待检区,仪器即可自动运行检测。并能实现条形码系统自动识别。标本在经吸样针反复吸排混匀后,开始进样、充池、滴样、沉淀、采图、识别和冲洗等过程;同时检测标本颜色、浊度、比重项目,完成尿液标本的干化学分析和有形成分分析。对同一份尿液标本实现同时完成尿液全系统检测,避免了由于存放时间延长引起的成分变化和减少了在两者分析转换过程中造成的不必要的等待或污染。仪器还具备独立的急诊位功能,保证了急诊标本的录入,随到随测。操作者可一键完成全部常规尿液分析测定,可将测定结果自动打印或发送到 LIS 系统。

二、检测原理和流程

(1) 尿液有形成分检测原理:采用医学图像信息扫描技术与智能分析技术的原理,通过软件系统对所控制的设备发出指令,使其按某种指定路径运行,并在运行过程中启动视频拍摄装置,自动定位并拍取具有临床意义的数字化图像,然后将这些图像信息传输到智能化软件图片处理终端,图片处理终端结合自身已经建立的强大数据库对所接收的图像进行处理,进而得出具有临床价值的数据结论并将其整理成报告。

(2) 尿液干化学检测原理:多联试纸条模块与尿样中相应成分发生特异性呈色反应,颜色深浅与相应物质浓度成正比。多波长光源扫描各模块产生的反射光,经颜色传感器转化为电信号。微处理系统结合参考系统将电信号校正为测定值,以定性或半定量方式报告结果。

(3) 尿液理学模块检测原理:采用的是光的全反射型折射率测定法。LED 光源正对棱镜一面射入光线。光线在棱镜和尿样界面发生全反射,全反射光线通过透镜装置把光线汇聚后通过一条窄缝变为一束明暗视场的光线。光线照射到传感器上。尿样比重的不同,照射到传感器上的明暗视场的光线位置发生变化,根据位置的变化可求出相对折射率。即可用温度补偿形式换算出比重。还能实现葡萄糖和蛋白质对比重的补正,得出准确定量的尿样比重。

光的透过率测定法测定尿液颜色:LED 光源照射尿样,光敏二极管对透过光进行光电转换,根据透过率可得出 23 种色调,包括 7 种颜色的 3 个浓淡等级、"无色"与"其他"。

光的透过率和散射率测定法测定尿液浊度:LED 光源照射尿样,通过光对尿液和标准液的散射率和透过率的比值不同,对比计算求得尿液浊度。尿液浊度可分为"清晰""微混"和"混浊"3 个梯度。

(4) 识别模式:LX 尿液尿有形成分分析系统,以模式识别中的特征说为理论基础,采用有监督的分类(supervised classification)方法,将显微成像获得的视觉刺激分解为多种特征,并通过比较即时呈现的刺激的特征和通过学习储存的类似于长时记忆中的模式特征进行尿液有形成分的分类。具体识别过程概述如图8-44 所示:

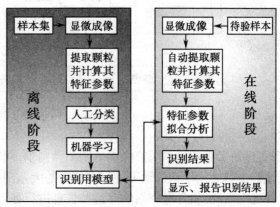

图 8-44　识别过程

1) 建立数据模型和数据库:首先在离线阶段基于所收集的大量尿液有形成分显微图像样本库,建立机器学习模型;然后在在线阶段,针对待检尿液样本,可靠、快速地自动提取出样本中的尿液有形成分,建立其特征描述,并且利用离线阶段所建立的机器学习模型对其进行拟合分析,进而确定其分类,经统计计算后将最终分析识别结果以报告的形式呈现给检验医师。

2) 提取特征性参数和识别:其挑战性几乎贯穿离线过程的每一步。其中有效样本集的采集与人工分类主要由检验医师完成;显微成像效果主要取决于尿液有形成分分析仪图像采集硬件自身;而提取颗粒并计算其特征参数,以及利用机器学习方法建立识别用模型则直接由相关软件算法决定。

3) 尿液样本库:数据库中含有红细胞(含均一性红细胞和非均一性红细胞)、白细胞、白细胞团、结晶(含草酸盐结晶、尿酸盐结晶、磷酸盐结晶、非晶形结晶)、细菌、真菌、上皮(含鳞状上皮、非鳞状上皮)、管型(含透明管型、病理管型)、无意义颗粒共 9 个大类 15 个子类。

4) 显微成像:标本沉淀时间可达 60s;采用千分尺 z 轴焦平面精确调整,再根据每个标本的差异,进行多层面实时动态自动聚焦,达到最优层面采图。

5) 特征描述:除了综合采用颜色特征、几何特征、纹理特征对尿液有形成分进行描述外,我们还结合最新的基于结构描述的理论,在尿液有形成分特征描述中引入相关的拓扑参数,使得对尿液有形成分的特征描述更为科学、合理。

(5) 检测流程模式见图8-45。

运行方式:LX-8000R 分析系统首先通过进样系统自动混匀尿液,然后吸取一定量的尿液,再通过管道进样系统,将尿液样本均匀充入具有恒定体积的流动计数板内,经过一定时间的沉降后,仪器内置的全自动数码显微镜成像系统自动低倍镜下对流动计数板中的尿液进行数十个视野的快速扫描搜索,然后软件处理终端结合智能分析技术对扫描结果进行分

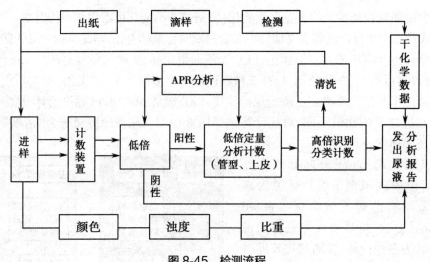

图 8-45 检测流程

析,进而实现所检测尿液标本的阴阳性判别;阴性标本过筛后直接进入下一标本的检测;阳性标本则继续于低倍镜下进行多视野的大范围扫描搜索,并将扫描所得信息传送于仪器软件处理系统,软件处理系统对这些信息进行处理后得出这些颗粒在计数板中的三维坐标分布结果;显微镜成像系统自动切换为高倍视野,根据三维坐标定位结果再对这些发现的有形成分跟踪定位、捕捉,同时实时动态聚焦拍取代表性图片,并将所拍取的图片信息传输于仪器图像数据库处理终端,图像数据库处理终端自动将接收到的尿液有形成分图片与已有的大量模型数据库进行比对,根据比对结果对这些有形成分进行分类、识别、计数,并给出各类有形成分的定量检测结果。

干化学系统自动出试纸、检测正反(校正)、定量滴样、颜色传感器检测、输出干化学定性/半定量结果。同时理学检测模块对样本颜色、浊度、比重测试出结果输出形成完整的报告单。整个检测过程的流程参考图 8-45。

三、检测项目和参考区间

1. 常规检测项目见表 8-8。

表 8-8 常规检测项目

红细胞(RBC)	白细胞团(WBCC)
白细胞(WBC)	非晶型结晶(CRY)
均一性红细胞(red cell homogenization)	草酸盐结晶(Caoxm)
非均一性红细胞(red cell heterogeneity)	尿酸盐结晶(URI)
透明管型(HYA)	磷酸盐结晶(TRI)
病理管型(PAT)	真菌(YEA)
鳞状上皮细胞(EPI)	细菌(BAC)
非鳞状上皮细胞(NEC)	
GLU(葡萄糖)、PRO(尿蛋白质)、BIL(胆红素)、pH、BLD(潜血)、URO(尿胆原)、KET(酮体)、NIT(亚硝酸盐)、LEU(白细胞)、SG(尿比重)、VC(抗坏血酸)、MA(微量白蛋白)	

2. 常规提示检测项目见表 8-9。

表 8-9 常规提示检测项目

颗粒管型（granular cast）	红细胞管型（red blood cell cast）
白细胞管型（white cell cast）	蜡样管型（waxy cast）
酪氨酸结晶（tyrosine crystal）	胱氨酸结晶（cystine crystal）
胆固醇结晶（cholesterol crystal）	精子（sperm）
黏液丝（mucus）	滴虫（trichomonas vaginalis）

3. 参考区间 张鹿村等对 LX 全自动尿有形成分分析仪测定健康人随机尿红、白细胞参考区间进行了测试，结果见表 8-10。

表 8-10 LX 全自动尿液有形成分分析参考区间

	RBC/(个·μl⁻¹)		WBC/(个·μl⁻¹)	
	男	女	男	女
人数（n）	490	412	490	412
参考区间	0~10	0~22	0~12	0~25

四、性能特点

1. 尿有形成分分析仪检测机械系统

（1）取样系统：采取了一针多通道吸样，干化学分析和四通道尿有形成分分析同步开展，在连续处理速度达到每小时 100 个标本的前提下，仍能确保尿液标本在计数装置内至少 1min 的沉淀时间。尿液在计数装置通道沉淀时，电磁阀对通道进行两端关闭，保持尿液标本可以相对静止。促使有形成分能够在焦平面内完全沉淀，从而大大避免有形成分在有效检测范围内的丢失。

（2）进样台系统：进样台送样装置位于仪器的前方，主要功能是将待处理样本连续不断地供给分析。在其待检区域一次性可放入 6 个标准试管架（可以放置 60 个样本），之后可以根据样本送检时间连续处理。每个检测样本尿液量至少为 3ml。

进样台具备自动急诊送样。将急诊检测样本插入急诊试管位，点击键盘上"急诊"按键，即可在正常样本处理过程中，待当前检测样本检测结束后，即将急诊试管位自动推入吸样区域，插入该急诊样本检测。检测结束自动复位，并恢复常规检测。

（3）全自动显微镜系统

1）采用全自动数码显微系统，通过全自动数码切换，使有形成分在高低倍镜下呈现出清晰数字效果，使得成分分析更加清晰、直观。并且采用全视野和颗粒集类两种显示模式，提高审核工作效率。肉眼所见即为图片显示，充分保留了临床评估价值。

2）采取轴向运动除隙补偿控制、高低倍镜切换图像自动调中机制、医学图像信息融合扫描技术和 APR 技术等技术手段来保证对有形成分三维精确定位，实现对有形成分跟踪、定位。确保了快速的视域扫描，高倍跟踪定位采集目标更细微的特征参数。

3）实现图像实时动态自动聚焦，对有形成分沉淀层面进行全方位、多层次对比扫描，寻求最优镜检层面提供图像采集,确保仪器采集的图像(人工镜检肉眼观测到的图像)。充分符合镜检"金标准"的要求,并有足够的溯源性。并针对每个标本都进行 10 倍镜下数十个大视野的快速检测与相应 40 倍镜的检测,大大减少漏检降低假阴性标本的可能。

(4) 液路系统:使用定量微量注射泵,直接与阀体相连,减少管道连接,避免流动损耗。保证干化学滴样量精确至 $0.1\mu l$,使试纸条色块反应得到有效控制。

2. 尿有形成分分析仪软件系统

(1) 自动维护诊断功能:尿液分析系统管道部分构造精细,加上尿液成分复杂、多变的特点,极易造成管道系统的堵塞。基于这些因素 LX 系列增添了自动维护诊断功能,当处于压力过高、过低以及系统错误状态时,仪器触摸屏上的相应指示灯即会发出声光报警信号,检验人员根据提示进行简单处理,仪器便能很快恢复正常运转。

(2) 审核功能:尿液分析系统在仪器、试剂、试纸条和方法学构成了稳定和统一,对过筛标准的形成提供了坚实的基础平台。结果报告与严谨的过筛标准相关联,为临床医生提供过筛提示。为方便检测人员对分析结果进行审核,仪器软件系统专门设计了强大的检测审核功能。只需点击操作界面上的审核功能键,即可调出当天所有检测的综合结果,仪器软件将根据仪器过筛标准提醒操作者进行相关操作建议,操作者可根据标本的任一属性调出标本的图文结果进行审核校验。此外,在审核界面还增添了多种查询调阅按钮,可根据检测时间或其他信息灵活地调取相应的审核报告。图 8-46 为审核界面。

(3) 自我学习功能:尿液分析系统软件用不同颜色对已识别、分类计数的有形目标进行标记。检验人员持续在审核报告时,如发现有仪器不能识别或识别有误的成分,通过人工辅判予以识别,同时学习软件便会激活对修改结果进行记忆,再经专家确认、训练后,自动建模,以后遇到此类目标即可进行正确识别。学习功能,保证了仪器识别率的不断提高。

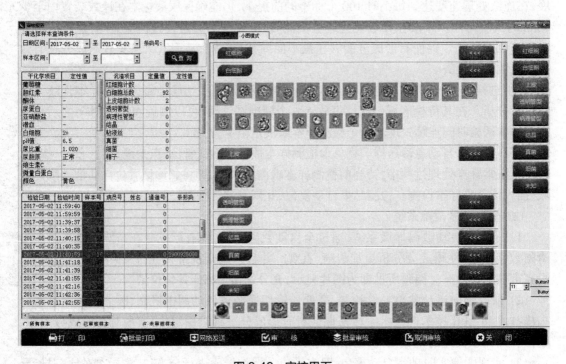

图 8-46　审核界面

（4）自动系统化、网络化功能：尿液分析系统有形成分结果和干化学结果结合，所有的检测结果存储在计算机中，方便检索和查询，并可与医院的内部网络系统进行连接，自动把审核后的信息直接传送至医院网络系统。

3. 尿干化学检测系统

（1）试纸传输系统：使用实用新型专利推式试纸送纸装置和带旋转式校正机构的试纸输送装置，保证使试纸条从无序状态整理成单根有效出纸，并自动判断正反后保证纸条正面朝上移至滴样位；通过专利防拉斜装置，对试纸条异常判断，监控试纸条运行状态，确保试纸条能够在准确位置上完成滴样，并完成最终的色块反应颜色采集。

（2）干化学分析系统：采用了新型高分辨率颜色传感器的单片机颜色识别系统。颜色传感器是一种能将所检测到的颜色转换成相应频率的全色传感器，在单一芯片上集成有 64 个硅光电二极管。这些光电二极管带有 3 种 R、G、B 滤光器和全光接收，并且在芯片内是交叉排列的，能够最大限度地减少入射光辐射的不均匀性，从而增加颜色识别的精确度；另外，相同颜色的 16 个硅光电二极管是并联连接的，均匀分布在二极管阵列中，可以消除颜色的位置误差。采用可编程的光—频率的转换器，输出与反光强度成正比的频率方波（占空比是50%），不同的颜色和光强，对应不同频率的光波。根据每个项目的各色光波变化与标准测定作比对，最终转化为检测项目的临床定性 / 半定量数值结果。

1）光的全反射型折射率测定法测定尿比重：LED 光源正对棱镜一面射入光线。光线在棱镜和尿样界面发生全反射，全反射光线通过透镜装置把光线会聚后通过一条窄缝变为一束明暗视场的光线。光线照射到传感器上。尿样比重的不同，照射到传感器上的明暗视场的光线位置发生变化，根据位置的变化可求出相对折射率。即可用温度补偿形式换算出比重。还能实现葡萄糖和蛋白质对比重的补正，得出准确定量的尿样比重。

2）光的透过率测定法测定尿液颜色：LED 光源照射尿样，光敏二极管对透过光进行光电转换，根据透过率可得出 23 种色调，包括 7 种颜色的 3 个浓淡等级、"无色"与"其他"。

3）光的透过率和散射率测定法测定尿液浊度：LED 光源照射尿样，通过光对尿液和标准液的散射率和透过率的比值不同，对比计算求得尿液浊度。尿液浊度可分为"清晰""微浑"和"混浊"三个梯度。

（3）自动清洗系统：为避免交叉污染，LX 系列产品设计了强大的清洗功能。吸样针的内外壁都进行了特殊涂层的镀涂，保证了吸样针内外表面对有形成分的不吸附；每次标本进行吸样前，仪器自动进行正反计数装置、管路及进样针内外壁冲洗。完成检测后继续进行清洗工作。开机和关机时系统也会进行自动强制清洗和保养。

五、性能参数

陶树高对 LX 系列尿有形成分分析仪进行了性能评价，认为 LX 系列尿液有形成分分析仪主要指标符合要求，自动化程度高，检查方法标准、规范、快速、准确，操作简便。具体评价结果如下：

1. 重复性　对同一样本连续 10 次重复充池测定，计算批内精密度，4 项指标的精密度（CV）分别为：WBC4.1%、RBC4.3%、上皮细胞 6.7%、管型 7.7%。

2. 准确性　取 pH6.5 新鲜尿液，干化学测定各项指标正常，用此尿液配制红细胞，理论值含量分别为：400 个 /μl、200 个 /μl、80 个 /μl、25 个 /μl、10 个 /μl，共 5 个浓度样本，用仪器和

Neuauer 板重复充池 2 次,取均值。结果仪器法与理论值偏差为 3.9%,准确性达到 96.1%。

3. 携带污染率 携带污染率评价红细胞为 0.20%,白细胞 1.35%,上皮细胞及管型为 0。

4. 线性 以高浓度红细胞进行梯度稀释,红细胞稀释后显示良好线性。回归公式:$y=9.979\,8x-0.013\,3$,$r=1$。

5. 可比性 随机选择 120 例尿液标本分别用 LX 系列全自动尿液有形成分分析仪法,Neuauer 板计数对红细胞、白细胞、上皮细胞、管型做可比性比较。4 个指标经统计分析 $p>0.05$,无统计学差异。

6. LX 尿液有形成分分析仪检测实景参考图 8-47。

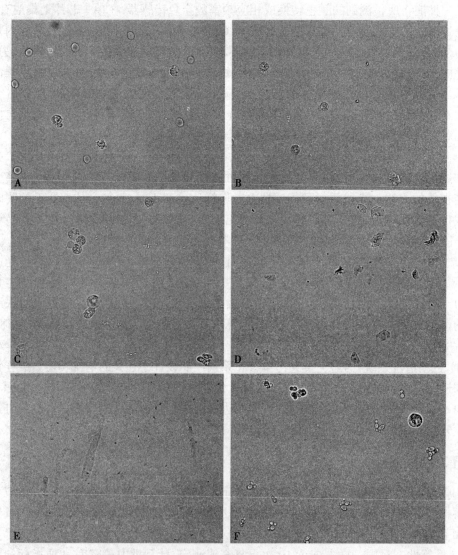

图 8-47 LX 系列尿液有形成分分析仪检测实景
A. 红细胞;B. 白细胞;C. 白细胞团;D. 上皮细胞(低倍镜);E. 管型(低倍镜);F. 真菌

(姜文波 刘广华)

第八节　EH 系列尿液有形成分分析仪

一、概述

EH-20 系列尿液有形成分分析仪是一款以数字图像分析为基本检验原理的设备，为国内厂家自主研发并生产的全自动尿液有形成分分析仪器。自 2005 年向市场推出第一款分析仪 EH-2060B 以来，经过不断地发展和技术创新，于 2008 年推出 EH-2050 系列全自动尿液有形成分分析系统，2012 年又推出 EH-2050 Plus 系列尿液有形成分分析系统。一年后，EH-2030 和 EH-2080 系列全自动尿液有形成分分析系统上市（图8-48）。目前 EH-20 系列全自动尿液有形成分分析仪已形成定位低端、中高端和高端的全系列产品，涵盖单通道、双通道、三通道和四通道的 10 余个型号，以适应不同用户的需求。

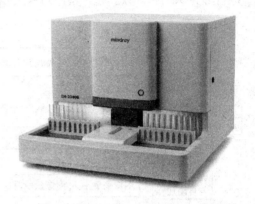

图 8-48　EH-2080 系列尿液有形成分分析仪

二、检测原理和流程

1. 检测原理　EH-20 系列尿液有形成分分析仪模拟作为尿液检测金标准的人工显微镜镜检流程，应用机器视觉成像和自动坐标定位追踪识别技术，实现对尿液中红细胞等有形成分的形态智能分析和定量计数检测。通过 CCD 和图像采集卡等视觉感知设备将尿液中各种有形成分转换成数字图像信号，传送给计算机图像处理与分析系统，分析软件根据像素分布情况、灰度变化情况等信息，进行图像有形目标提取，通过对有形成分的特征空间建模、计算各个分割目标的特征集，模仿人脑的人工神经网络识别有形成分，进行分类和计数，并自动生成检验报告。仪器检测原理如 8-49 所示：

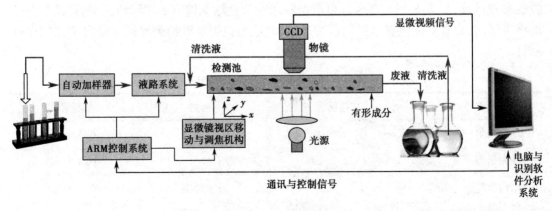

图 8-49　仪器检测原理

2. 检测流程 EH-20 系列尿液有形成分分析仪首先通过自动采样器将标本灌注到检测计数池,然后控制系统进行自动调焦和采集图片,计算机对低倍镜照片进行分析和目标定位,物镜切换到高倍镜下进行高倍跟踪拍照,生成图像,然后对图像进行预处理去除噪声干扰,然后对图像进行目标分割,再对分割区域进行特征计算,最后将特征结果送入神经网络进行分类识别和计数。整个检测过程及图像处理流程如图 8-50 所示。

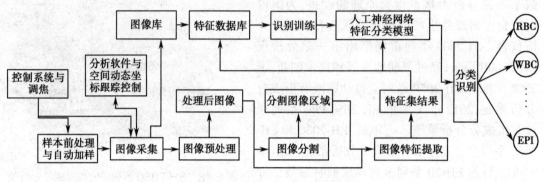

图 8-50 仪器检测及图像处理流程

三、检测项目和参考区间

1. 检测项目 EH-20 系列全自动尿液有形成分分析仪可提供自动识别并计数参数和自定义参数,自动识别计算参数包括:红细胞(RBC)、异形红细胞率(POI)、白细胞(WBC)、白细胞团(WBCC)、上皮细胞(EC)、小圆上皮细胞(SRC)、结晶(CRYS)、酵母菌(YST)、透明管型(HYACast)、非透明管型(UNCC)、细菌(BACT)、黏液丝(MUC)等;

除上述自动识别参数外,仪器可提供不少于 30 个自定义参数,可人工标记为除上述自动识别参数外的其他各种尿液有形成分并自动计算相应的结果。

2. 参考区间 EH-20 系列全自动尿液有形成分分析仪对相应的自动识别参数提供预设的参考区间,见表 8-11。各医院可根据临床实验室标本检测的实际情况,制订适合自己的参考区间,或者验证该参考区间是否适用,并适当根据实验结果对该仪器参考区间进行修订。

表 8-11 EH 系列尿液有形成分分析仪预设参考区间

参数	参考区间	参数	参考区间
红细胞	0~7 个 /μl	酵母菌	0~3 个 /μl
白细胞	0~12 个 /μl	结晶	0~3 个 /μl
白细胞团	0~1 个 /μl	透明管型	0~1 个 /μl
小圆上皮细胞	0~2 个 /μl	非透明管型	0~0 个 /μl
上皮细胞	0~28 个 /μl		

四、性能特点

EH 系列尿液有形成分分析仪,依据型号不同,其性能特点略有不同,检测速度也有不同,现依据此系列仪器中高端 EH-2080 型的特点,进行简要介绍。

1. 尿液标本无需离心可直接上机检测。

2. 对尿液中有形成分进行自动识别、分类计数及形态分析,提供实景图和分割图双重审核界面(图 8-51),并可在分割图中溯源到实景图(图 8-52)。

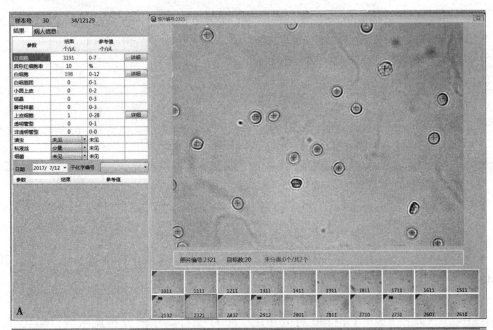

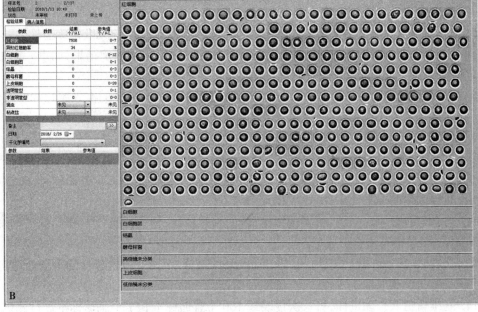

图 8-51　EH-2080 实景图(A)和分割图(B)

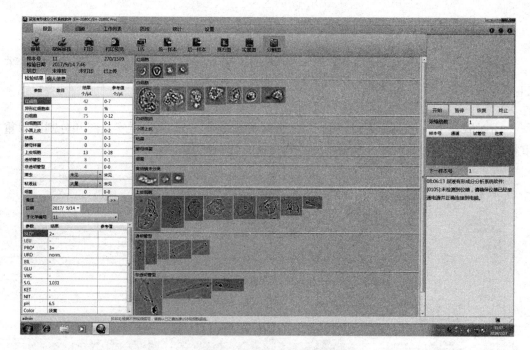

图 8-52　分割视野审核屏幕截图

3. 仪器自动分析红细胞形态学参数并生成红细胞直方图。

4. 仪器可检测非浓缩和浓缩两种类型的标本,仪器要求最小标本量 2ml,吸样量 200~1 500μl。

5. 最大检测速度　EH-2080B/EH-2080B Pro:80 测试 /h;EH-2080T/EH-2080T Pro:90 测试 /h;EH-2080C/EH-2080C Pro:100 测试 /h;EU 8000 全自动尿液分析流水线:100 测试 /h;EU 8000 Plus 全自动尿液分析流水线:200 测试 /h。

6. 采用标准网络接口,可与医院 LIS 系统联网,实现报告结果的无纸化传输。

7. 可接收联机的干化学分析仪检测结果并形成包括干化学测定结果、比重 / 颜色 / 浊度测定结果和有形成分分析结果在内的完整的尿液分析常规报告。

8. 用户可自定义报告打印格式,提供显微镜下低倍镜和高倍镜的实景照片和红细胞直方图。

9. 数据存储量无限制,取决于配套 PC 的磁盘空间。

10. 实时动态智能聚焦(DIF)技术,确保每个标本都能获得清晰的图像,无需专用的调焦液,实现零成本调焦,显著降低了用户的仪器使用成本(中国发明专利:ZL 2012 1 0398769.4;美国发明专利:US 9703171 B2)。

11. 自动彩色数字显微镜,可实现视区移动、聚焦控制、物镜切换(10 倍与 40 倍物镜)和数字图像采集,拍摄高清有形成分图片(图 8-53)。

12. 仪器具有自动编码 / 识别、混匀、定量吸样、进样、沉降、冲洗、排样的自动处理功能。

13. 具有自动感应推进式急诊位,可随时插入急诊标本测试。

14. 三维轨道式自动进样,可一次性装载 100 个普通标本和 1 个急诊标本进行测试。

15. 具有试剂耗尽报警、仪器维护和故障提示功能。

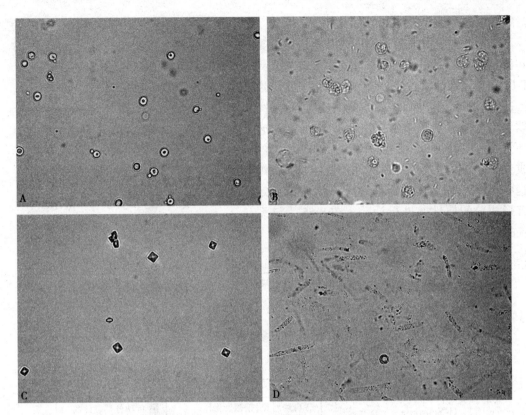

图 8-53　仪器采集的高清尿液有形成分图像
A. 红细胞；B. 白细胞和细菌；C. 草酸钙结晶；D. 大量管型

16. 加样针内外壁清洗，计数池清洗采用反向排空、反向清洗和正向清洗的方式，均在负压下完成，避免管路堵塞，最大程度地保护计数池，延长计数池寿命，并大大降低携带污染情况的发生。

17. 用户按仪器操作提示即可完成日常维护的清洗和保养操作。

五、性能参数

1. 检出限 5 个 /μl。

2. 重复性 CV≤25%（50 个 /μl）；CV≤15%（200 个 /μl）。

3. 假阴性率≤3%。

4. 携带污染率≤0.02%。

5. 线性范围 0~20 000 个 /μl。

（朱昕力　王玉林）

第九节　U Scanner 分析系统

U Scanner 是以影像拍摄和影像识别技术为原理的尿液有形成分分析仪器，其型号有 U Scanner Ⅱ（图 8-54）及 U Scanner（E）等，它是以染色样本的显微镜拍摄检查方法为基本原理，对尿液中的有形成分进行自动测定的仪器。

本系统测定根据显微镜图像分析进行分类和测量,与显微镜检查法相同。标本被注入到 T-PLATE 计数池后,首先进行染色,再充入计数区,在显微镜下进行聚焦,被拍摄成数码照片。软件可以搜索到有形成分并聚焦画面,通过软件技术分离有形成分的照片,根据被分离出的成分的特征,如成分大小、内部构造、细胞核、细胞质、染色情况等多种因素进行分析,最后确定有形成分的属性并进行计数。图 8-55 为该系统的分析流程示意图。

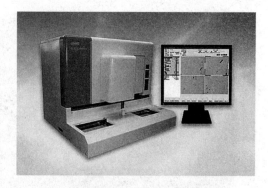

图 8-54　U Scanner II外观

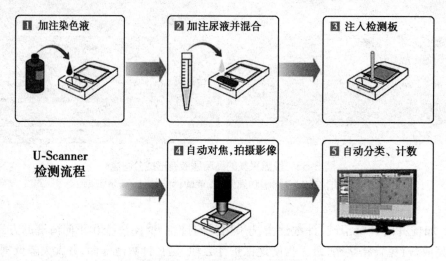

图 8-55　U-Scanner 分析流程

该系统不仅可以对红细胞、白细胞、上皮细胞、管型和细菌进行鉴别,而且可以对结晶、酵母菌、细菌和精子进行初步识别,还可以对上皮细胞和管型的各种类别进行详细分类,例如可将上皮细胞中的鳞状上皮细胞、移行上皮细胞、肾小管上皮细管进行区分,对管型中的透明管型、颗粒管型、蜡样管型进行区分。仪器的另一特色是可以根据日本《血尿诊断指南》(2006 版)的规则,对红细胞形态进行判断,自动显示所有红细胞中异常形态的红细胞所占的比例,用于血尿定位分析。

仪器启动约 6min 即可用于标本检测,单一样本在 2min 内可以得到初步检测结果。仪器不需离心浓缩或稀释标本,因此不会影响标本原有的性质,对高黏稠度标本、高蛋白标本和脓尿标本都可以进行测定。直接吸取尿液标本 112.5μl 后,添加专用染色液 37.5μl 对标本进行染色处理后即可进行测定。

分析结果可以选择不同的报告方法,可以选择每高倍视野(/HPF)或每微升(/μl)的方式,也可两者同时使用。仪器内部最多可以保存 20 000 个标本的数据记录,便于随时查询结果。仪器具有根据检测结果发出"请确认""请再次检测"等报警的功能,因此检测人员可以迅速发现可能有问题的特殊标本。

仪器在 1h 内,可完成 100 个标本的检测。具有随时插入急诊标本进行紧急检测的能力。检测结果会通过显示器,以 33×27cm 的大画面进行显示,所拍摄的尿液有形成分图像可清晰地显示出来,操作者可以在显示器上进行图像确认。拍摄的图像可以十几幅图像的合成画面进行显示,每一幅合成画面相当于 1 个 /HPF。在显示器上双击左侧检查到的有形成分名称时,即可显示出含有该成分的图像,而且还具有对检测结果图像中的有效成分添加标记的功能。图 8-56 为该系统拍摄的各类尿液有形成分图片组合。

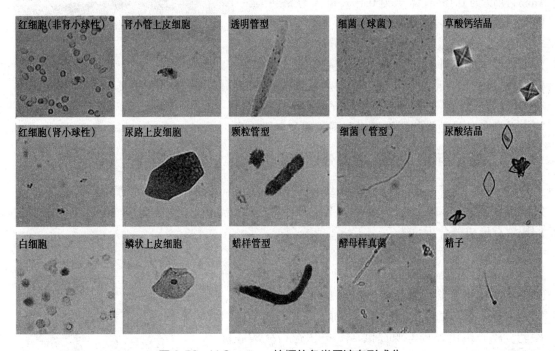

图 8-56　U Scanner 拍摄的各类尿液有形成分

仪器内部装有 4 个片盒(cassette),每个片盒内可以装载 40 片 T-PLATE 型计数板,因此最多可以进行 160 个样本的检测。仪器可通过屏幕来显示片盒中 T-PLATE 型计数板的数量以及未使用的片盒,还可显示检测状况和试剂剩余量的画面和信息。仪器配制的专用染色液每包装可用于 600 个样品的染色,专用清洗液也可用于 600 样品的检查过程中对仪器管道和取样器的清洗。

(张时民)

第十节　其他相关产品

一、尿细胞计数板

一次性计数板可提高尿液有形成分分析的精密度和准确性,种类很多。如 FAST-READ 10 计数板、COVA 计数版、KIMA 计数板和 Count 10 计数板等(图 8-57)。这些板的形态类似,一般在一个板上都含有 10 个单独的计数区,可同时计数 10 份样本。但计数板上小格的划分略有不同,其中 FAST-READ 10 板在计数区中划分有 2×5 个大方格,每个大方格边长为 1mm,深度为 0.1mm,体积为 0.1μl,每大方格中再平均划分出 4×4 个小方格为特点。而 COVA 和 KIMA 板则以每个计数区划分成 3×3 共九个大方格,每个大方格边长为 1mm,深度为 0.1mm,体积为 0.1μl,每大方格再均等划分为 3×3 个小方格为特点。这些类型的计数板可直接用于显微镜下尿液有形成分的计数,也可用于体液细胞的计数,亦可配合尿液有形成分工作

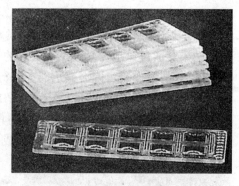

图 8-57 一次性尿细胞定量计数板

站使用,达到尿有形成分自动分析和定量分析的目的。应用此类计数板具有刻度清晰,标准化,计数容积精度高、不产生标本间互相污染等优点。

关于各种计数板的详细规格和图示请参考第五章。

二、CenSlide 尿液有形成分分析系统

CenSlide 尿液有形成分分析系统由三部分组成,CenSlide 试管、试管夹具和 CenSlide 2000 离心机。后又配备了显微摄影系统和计算机软件系统,形成一套完整的具有一定特点的尿液有形成分分析系统。

1. CenSlide 系统的组成

(1) 离心机:CenSlide 2000 离心机是一台专用离心机(图 8-58),由可控制的微处理器控制,离心机的机身、盖、罩是由整体模压的尼龙塑料构件构成,具有严格的密封性能。离心机由外接电源提供 24V 电压运行。离心机的的作用是将 CenSlide 试管中安置好后,进行离心处理。CenSlide 2000 离心机的离心时间和专用离心力是固定的,不能人为调节离心时间和离心力,离心时间被固定为50s,离心速度为 1 320rpm,相对离心力为 97g(ref),每次可同时离心 6 支专用试管。电子控制锁闭装置在离心时间未到时禁止任何人随意打开离心机盖子,以保证安全。

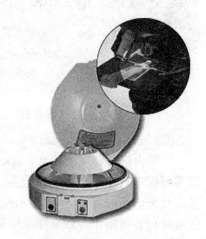

图 8-58 CenSlide 系统专用离心机

(2) 试管:离心管和带有清晰观察区的,结合在一体的特殊试管,是一次性产品,用已消毒的、防碎的聚丙烯塑料制成。试管带有 5ml 刻度,使标本的定量直观清晰;标本一旦进入样品管,便密封不再打开,保证了环境空气清新、无异味;无需样品(尿沉渣)转移,避免了检验者的操作差异,而且绝无交叉污染,无需混悬抽样。管长 110mm,管宽 21mm。显微镜观察区长 10.7mm、宽7.9mm、厚度 0.25mm。试管内可容纳 5ml 尿液,并带有可密闭的试管盖。尿标本在 CenSlide 2000 中离心后,尿中有形成分会沉淀到观察区内。离心机离心的最后 2s 为振荡混匀程序,可将已经沉淀于观察区的沉渣再悬浮,使沉淀物在观察区内重新分布均匀,以供镜检。试管消除了由于倾倒出上清液而导致的沉渣重新悬浮所引起的误差,因而不仅提高了尿沉渣检

查的精密度和准确性,而且可以减少检验时间(图8-59)。

(3) 试管夹具:外形尺寸如同载玻片,可将CenSlide试管插入到夹具中,使试管位置固定和稳定,并使得观察区能与显微镜载物台保持平衡(图8-59)。操作时将已经离心后的CenSlide管取下,水平放于实验台上,平面一侧向下,至少静置1min。然后将管插入专用的显微镜支架内,该支架的观测部位与普通载玻片尺寸相同,可将其夹在显微镜玻片夹上进行镜检。显微镜物镜头可通过观察区观察到沉淀物,观察区内没有刻度。操

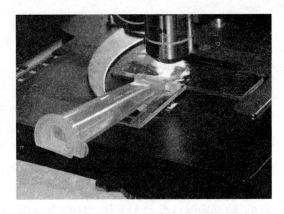

图8-59　放置于显微镜样品台上的CenSlide试管和夹具

作者只需转换低倍镜头或高倍镜头观察沉淀到底端的沉淀物即可,无需倾倒上清液。

(4) 显微摄像系统和计算软件:此软件是专门用于使用CenSlide系统的尿液有形成分分析系统。将离心后的试管放于显微镜上的试管夹具上,试管夹具把每一个试管安置于显微镜的同一位置,这样一旦显微镜聚焦于第一个试管上,以后每一个试管就会相应地自动聚焦。利用电脑和显微镜成像系统,可以模拟计算池,可方便地计算尿沉渣定量分析结果。

2. CenSlide系统的特点

(1) 降低了医源性污染:本系统通过离心管和计数板的集成,实现了沉渣、重悬和将沉渣加入计数板过程的自动化,离心时间短且所需空间小,标本蒸发或暴露在外的机会很小,排除了标本对外界和操作者污染。由于采用全密闭操作减少了尿液标本中的有害物质对人体暴露部位的污染,有效地防止了医源性感染和造成标本对实验室环境的污染。而用后的样本仍然密封在试管内,可方便进行统一收集和消毒处理,这些特点是其明显的优势。

(2) 加强尿液有形成分分析的标准化:在常规尿液有形成分分析中,使用专用一致的离心条件,标准的尿量,离心后获得沉渣体积的量及专用的显微镜检查装置,减少了检验人员在操作中出现的固有偏差,使尿沉渣分析更加完善和标准。

(3) 减轻了人工劳动力:CenSlide 2000尿液有形成分分析系统利用电脑和显微镜成像系统模拟定量计算池,以便定量计算尿液有形成分的结果,减少了人工长期看显微镜带来的疲劳感,明显提高了工作效率。

3. CenSlide工作站　该系统还可配合显微镜数码照相和电脑软件系统,形成一种独特的尿液分析工作站。即将CenSlide管插入支架后放置在载物台上,将物镜头对准观察区,根据需要转换高倍或低倍镜头。操作者可通过目镜观察尿沉渣,也可在电脑屏幕上观察。对发现的有形成分,选择摄数码照片,传入计算机系统后,在计算机系统的软件环境下进行各种成分的鉴别和计数,同样可以达到完成尿液有形成分分析图文报告的效果。

4. 应用评价　李健等应用CenSlide 2000系统和COVA计数板进行了比较,认为两系统在对尿中RBC计数结果,$r=0.91$;对尿中WBC计数结果,$r=0.99$。离心后的样本在CenSlide管的上、中、下三区域内,细胞分布均匀,计数的差异并不明显。该系统有良好的重复性,其计数尿中RBC和结晶体的变异系数分别为29%和24%,与应用KOVA板计数的重复性非常接近。作者认为CenSlide 2000系统在准确度、重复性方面符合实验要求,系统通过定量收集,固化模

块控制离心,操作程序简便,可有效地减少污染机会;测定方法标准化,结果准确。该系统特别设计的不等厚度观察区,使不同区域的沉渣含量均匀分布,减少了人为误差。CenSlide 2000 系统可通过标准化的测定程序,使其重复性更好,能够满足临床对尿液有形成分分析的需要。

林津等用 GenSlide 2000 尿液有形成分分析系统与 Miditron Junior 尿十项干化学法分析仪检测了 500 份临床尿检标本,用于评价 GenSlide 2000 系统与干化学法检测尿红、白细胞的应用价值。结果以 GenSlide 2000 系统为标准,干化学法单项检测 RBC 符合率为 83.4%,WBC 符合率为 71.4%;如果用干化学法的四项指标(蛋白质、亚硝酸盐、红细胞、白细胞)全部为阴性为准,GenSlide 2000 系统在检测 RBC 的符合率为 82.6%,WBC 的符合率 66.6%。作者认为干化学法检测 RBC、WBC 有一定的漏检率,GenSlide 2000 尿液有形成分分析系统操作简单,结果准确可靠。与干化学法联合应用可使尿液分析更加标准和规范。而且该系统在 500 例样本中发现管型阳性病例占 3.33%,这是干化学法所无法准确认定的有形成分。

三、超高倍显微镜的应用

超高倍显微系统是光学显微镜、数码影像技术和计算机结合的产物(图 8-60)。通常光学显微镜的分辨率为 0.2μm,通过物镜和目镜可将物体放大 1 000 倍。而这种超高倍显微镜采用多媒体显微分析系统,集光学、电子学、影像学技术于一体,在不降低分辨率的前提下,可将物体放大 15 000 倍。显微镜配合数码技术可以做到无级变倍,提供明暗视野,相差视野等特点。可以在显示屏幕上直接观察,可观察固定标本,也可观察活体形态,可在无需染色的情况下观察活体细胞的变形、吞饮、聚集等运动表

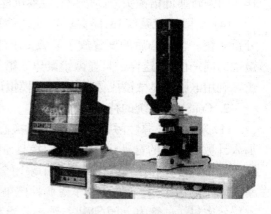

图 8-60 超高倍显微镜

现,在观察期间也可以摄影、录像或投影,是一种现代化的观察和记录手段。对记录的图像可以回放、查询、彩色打印等。在尿液有形成分检查方面主要应用相差视野和暗视野对非染色尿标本进行观察,易于发现病理性成分,并容易做出鉴别。

有作者总结超高倍显微镜的应用经验,认为对透明管型易于辨认,不易漏检;可详细观察到脓细胞与活力不强的人毛滴虫的区别。可避免一些类似成分的混淆,例如可避免将酵母菌、草酸钙结晶等误认为红细胞;可避免将肾小管上皮细胞误认为是白细胞等。可以观察到普通光学显微镜下难以看清的微小成分或结构,如支原体感染的上皮细胞。在慢性肾炎、肾梗死、充血性梗阻及血红蛋白沉着时,肾小管上皮细胞胞质可出现含铁血黄素颗粒,普通光学显微镜无法看清这种细胞的内部结构,因此有报告,应用超高倍显微系统相差视野观察,此细胞清晰可辨。该系统在对尿中红细胞形态观察方面具有优势,通过对红细胞形态的鉴别可帮助诊断血尿来源。尿中的闪光细胞由于其闪光的特性,在普通显微镜下不易辨认,而使用超高倍显微镜则比较容易观察。作者对 200 份各种尿液有形成分出现阳性的样本进行了普通光学显微镜和超高倍显微镜的对比观察,超高倍显微镜发现的各种阳性率均明显高于普通光学显微镜法。

(张时民)

第九章

血尿定位分析和菌尿快速诊断

血尿（hematuria）和菌尿（bacteriuria）是泌尿系统疾病中两个最常见的症状，实验室能够提供快速、正确的诊断依据。

第一节　血尿定位诊断

血尿是临床常见的症状，而血尿的定位分析，对这些疾病诊断具有重要意义。

一、血尿病因

血尿可以分为肉眼血尿（macroscopic hematuria）和镜下血尿（microscopic hematuria），血尿的病因可细致划分为下列几个方面：

1. 泌尿生殖系统疾病

（1）感染：如膀胱炎、肾盂肾炎、尿道炎、急性前列腺炎、急慢性肾炎、肾结核等可直接损害泌尿器官引起血尿。

（2）肿瘤：肾血管瘤、膀胱良性乳头状瘤、息肉、肾癌、肾盂癌、前列腺癌等。

（3）泌尿系结石：肾、输尿管、膀胱结石可引起机械性损伤造成血尿，但往往伴随有相应部位的钝痛、绞痛和放射性疼痛。

（4）各种原因造成的泌尿系损伤、梗阻，或其他原因如先天性多囊肾、膀胱子宫内膜异位症、膀胱异物、物理或化学物品、药品造成的损害、剧烈运动均可引起血尿。

2. 全身性疾病

（1）血液系统病：血小板减少性紫癜、过敏性紫癜、再生障碍性贫血、白血病、血友病、恶组、溶血性 - 尿毒症综合征、血红蛋白病等。

（2）结缔组织病：系统性红斑狼疮、结节性多动脉炎、痛风、皮肌炎、硬皮病、风湿性肾炎及其他变态反应性疾病。

（3）感染性疾病：感染性心内膜炎、败血症、高热、重症感冒，以及钩端螺旋体病、流行性出血热、猩红热、丝虫病等。

（4）心血管及内分泌代谢疾病：高血压性肾病、心功能衰竭、糖尿病肾病、甲状旁腺亢进症等。

3. 尿路邻近器官疾病　盆腔炎、急性阑尾炎、急慢性盆腔炎、宫外孕、输卵管炎、直肠癌、结肠癌、宫颈及卵巢恶性肿瘤,邻近器官疾病侵犯或刺激泌尿道时也可出现血尿。

4. 药物的毒副作用　磺胺类、水杨酸类、抗凝血类、某些抗生素、汞剂、环磷酰胺等药物,在临床应用过程中如果产生毒副作用,可引发不同程度的血尿。

5. 假性血尿　虽然尿液外观呈现红色,但有些情况下并非是真正的血尿,需要认真鉴别,某些红色尿属于假性血尿(psudo-hemoglobinuria)。卟啉尿(porphyrinuria)外观可呈现红葡萄酒样颜色,碱性尿中存在酚红、番泻叶、芦荟等物质时,或者酸性尿液中存在氨基匹林、磺胺、利福平等药物是会出现红色。此时需要通过尿液化学检查和显微镜检查与真性血尿区别。

此外判断和诊断血尿还需要排除因女性月经期污染尿液、痔疮出血污染尿液问题,血红蛋白尿或肌红蛋白尿症等问题。一般血尿中混有血块出现,多属于外科病因;如果血尿并伴有尿蛋白阳性,镜检出现红细胞或管型,则属于内科性疾病。

二、血尿初筛

1. 初始血尿　排尿开始就有血尿,以后尿液清晰。常提示前尿道(球部和阴茎)的病变。该部位的异物、炎症、肿瘤、息肉、肉阜、结石和狭窄均可造成初始血尿。

2. 终末血尿　排尿结束前的尿液中有血或排尿结束后仍有血液从尿道口滴出。提示膀胱颈部、膀胱三角区、后尿道或前列腺病变。

3. 全程血尿　整个排尿过程中均有血。提示病变发生在膀胱颈部以上的泌尿道,可分为肾小球性血尿、非肾小球性血尿(如肾小管-间质病变、肾盂肾炎、肾脏的结石、结核、肿瘤)以及其他少见的多囊肾、左肾静脉高压症、腰痛-血尿综合征等。

传统的血尿定位方法为尿三杯试验。

第二节　血尿定位分析

尿中发现过多的红细胞是非常有价值的发现,而根据尿中红细胞的形态特点来确认血尿的来源则更具诊断价值。早在 1872 年,英国学者乔治·哈雷(George Harley,1829—1896)就已经发现在肾小球肾炎(当时称 Bright's Disease)患者的尿中可见到一种奇特形态的红细胞,并将其形态特点描绘出示意图形(图 9-1),这就是现在我们所称的棘形红细胞,尿中含有过多的此类细胞被称为棘形红细胞血尿(acanthocyturia)。

后来的许多学者对这一发现都持肯定态度,血尿来源与尿红细胞形态变化的关系已得到公认。1948 年 Addis 也注意到肾小球肾炎患者尿红细胞形态较小和出现变形,并认为可能与红细胞经过肾小球滤出时的损伤和经过肾小管时受到尿液 pH 和渗透压等因素影响有关。

临床上一般以肾穿刺活检作为血尿定

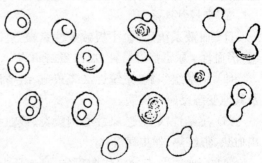

图 9-1　早期学者绘制的尿中棘形红细胞

位诊断的"金标准",但这是一种侵入性检查方法,有一定的危险性。通过应用非侵入性的、对新鲜尿中的红细胞形态进行观察和分析的方法,是鉴别肾性和非肾性血尿十分有效的辅助方法。1979 年 Birch 和 Failey 首次提出用新鲜尿液中红细胞的形态变化来确立血尿来源的理论后,首先用相差显微镜观察尿红细胞形态变化,用于区分肾小球性血尿和非肾小球性血尿,这种对尿中红细胞异常形态的观察和分类逐步应用到尿液细胞形态分析中,临床价值逐渐显现。在 20 世纪 80 年代,国外学者在通过尿中红细胞形态的变化来初筛肾小球血尿方面做过许多研究,例如在判断镜下血尿方面,虽然没有明确一致的意见,但是将尿沉渣中红细胞 >2 个 /HPF 作为镜下血尿的筛选标准已经获得认可,比国内目前认同的红细胞 >3 个 /HPF 为镜下血尿的标准要更加严格。Carson、Golin、Thiel、Mohr 和 Conzelmann 等许多学者还将镜下血尿分为四级,以尿沉渣中红细胞数量作为分级的标准,一级:2~8 个 /HPF;二级:8~30 个 /HPF;三级:红细胞覆盖约 3/4 视野;四级:满视野。在筛查血尿方面,也曾经以干化学过筛方法并配合显微镜检查来确认血尿的出现。在判断肾性与非肾性血尿方面,采用相差显微镜或者干涉显微镜来观察新鲜尿中的红细胞形态,或者采用染色法确认。并认为采用普通光学显微镜因其反差较小,不能准确分析红细胞形态,不推荐使用。根据多位研究者采用双盲法(与肾小球疾病诊断的"金标准",肾组织活检为标准)进行实验,结果获得很高的一致性,并得出表 9-1 的建议。其所定义的异常形态红细胞包括环形红细胞、有芽胞状突起的红细胞(G1 细胞)、影红细胞或破坏的红细胞。

表 9-1　异常形态红细胞与肾小球性血尿关系

异常形态红细胞 <20%	非肾小球性血尿
异常形态红细胞 20%~50%	可疑为肾小球性血尿
异常形态红细胞 50%~80%	高度疑为肾小球性血尿
异常形态红细胞 >80%	可确认肾小球性血尿

Birch 等在 1983 年研究了 117 名患者,其中确诊为肾小球疾病的患者 87 例,确认此标准在诊断肾小球疾病时的敏感性为 99%,特异性为 93%。Rizzoni 等在 1983 年研究和鉴别 106 名儿童血尿来源,得到的敏感性为 97%,特异性为 95%。1989 年 Füunfstück 等对 210 名血尿患者进行研究,其在诊断肾小球性血尿上敏感性为 94.8%,特异性为 95.5%。我国学者李幼姬等在 1984 年起就发表文章《诊断肾小球性血尿的一种简便方法》《红细胞活体染色后用光镜鉴别血尿来源的新方法》介绍尿中异常形态红细胞的检验方法和诊断价值。

尿中出现异常形态红细胞的机制主要与肾小球基底膜的作用有关。研究认为肾性血尿中的红细胞从肾小球毛细血管中通过病变的肾小球基底膜的狭窄裂隙处渗出,受到挤压和损伤后进入肾小管,又反复受到各阶段肾小管微环境中尿液渗透压和 pH 的影响,外加介质的张力和各种代谢产物的反复作用,致使红细胞出现明显的改变,形成大小不一、形态不一、血红蛋白含量不一的异形改变,最后通过输尿管到达膀胱,最终被排出体外。图 9-2 为红细胞通过肾小球基底膜时发生形态变化的电镜照片。

一、G 细胞研究

1. G1 细胞形态观察　1991 年 Köhler H,Wandel E 等首先提出一种有囊泡样突起的畸形红细胞——棘形红细胞,即 G1 细胞(glomerular cell),又称芽胞状畸形红细胞,为肾小球性血尿的特征性典型表现。G1 细胞在非肾性血尿患者和健康人中基本不存在,其细胞形态独特,检查时容易辨认,形态特征很少受外界因素影响,这种 G1 细胞的大量出现是肾性出血的典型表现。

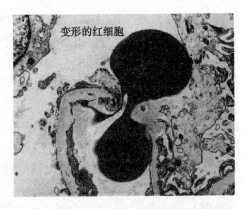

图 9-2　红细胞通过肾小球基底膜时的电镜照片

G1 细胞的特点为:细胞大小不等,并在膜内或膜外附有一个至多个芽胞状突起,或者当红细胞血红蛋白丢失后仅见周围附有小伪足或小圈的淡环影。图 9-3 显示为不同技术手段拍摄的 G1 细胞典型结构,A 图为普通光学显微镜观察到的这种细胞,观察时需不断调整微调螺旋,观察到 G1 细胞的芽胞状突起特征;B 图为相差显微镜图,清晰地表明了 G1 细胞及其出现芽胞状突起的形态特点;C 图为扫描电子显微镜图,G1 细胞特点非常直观和立体。还可采用普通光学显微镜并配合尿沉渣活体染色技术来观察 G1 细胞,使其形态特征更加突出。

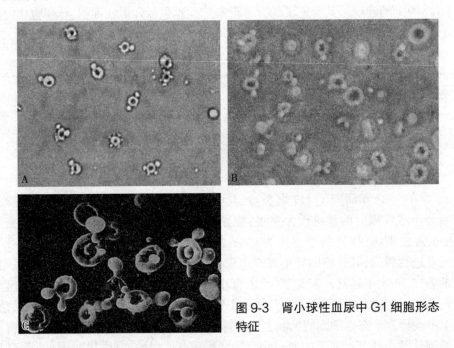

图 9-3　肾小球性血尿中 G1 细胞形态特征

血尿是泌尿系统疾病常见临床表现。血尿来源与红细胞形态学改变的关系已得到公认,其中尿棘形红细胞(G1 细胞)与肾小球性血尿之间关系最为密切。血尿来源定位,目前临床上除肾活检确诊外,尿沉渣红细胞形态观察也是鉴别肾性和非肾性血尿十分有效的辅助方法。

Köhler 等研究后认为对 G1 细胞进行观察和计数比较容易,并以 G1 细胞≥5% 作为鉴别肾小球性血尿的诊断指标。1993 年日本学者 Kitamoto 等也提出用相差显微镜观察 G1 细胞并计数,以 G1 细胞≥5% 为肾性血尿的标准。自此比较公认的肾性血尿鉴别标准被设定为 G1 细胞≥5%,同时认为 G1 细胞低于 2% 时,可排除肾性血尿。后来的一些学者尝试采用普通光学显微镜法和染色法来鉴别血尿的来源,也获得一定的成功。表 9-2 列出国内外部分学者在对肾性血尿鉴别研究工作中所采用的方法及其敏感性与特异性。

表 9-2 G1 细胞血尿来源鉴别研究结果

研究者	显微镜	标准	敏感性	特异性	备注
Köhler	—	G1 细胞≥5%	52%	98%	诊断肾小球肾炎
Kitamoto	相差显微镜	G1 细胞≥5%	73%	100%	—
			酸性尿:99.2%	100%	
Lettgen-Wohlmuth	—	G1 细胞≥5%	100%	100%	—
Dinda	—	G1 细胞≥5%	100%	100%	—
董秀清等	相差显微镜	G1 细胞≥5%	82.2%	100%	晨尿和新鲜尿
			酸性尿:90.6%	100%	
杨敏	普通光学显微镜	G1 细胞≥3%	84.3%	100%	—
熊立凡等	相差显微镜	G1 细胞≥5%	46%	100%	SM 染色
凌彬洪等	相差显微镜	G1 细胞≥5%	75.7%	96.5%	—
陈茂杰等	相差显微镜	G1 细胞≥5%	76%	100%	—
			酸性尿:89%	100%	
周碧燕	普通光学显微镜	G1 细胞≥5%	72.7%	100%	—

同时国内很多学者还认为,在酸性浓缩尿条件下,尿渗透压≥400mmol/(kg·H$_2$O)的尿液中,观察尿中 G1 细胞的数量,用于鉴别肾性血尿的敏感性会有明显提高,特异性仍为 100%。而非肾性血尿在此条件下不会影响红细胞形态,不会出现过多的 G1 形细胞。

2. 其他棘形与非肾小球性红细胞 国内外尚有许多学者将尿中棘形红细胞——肾小球性红细胞分为五种类型(G1~G5)和五种非肾小球性红细胞(N1~N5),以及未能分类的红细胞,并分别计数。G 类细胞的特点是细胞内血红蛋白有溢出现象,形成芽胞或细胞膜皱缩,细胞变小。G1 细胞为带 1 个以上芽胞的炸面包圈样红细胞,G2 细胞为带 1 个以上芽胞的球形红细胞,G3 细胞为表面凹凸不规则的炸面包圈样红细胞,G4 细胞为酵母样红细胞,G5 细胞为明显缩小的红细胞。N 类细胞的共同特征是胞体正常或偏大,血红蛋白丰富(充盈好),无芽胞形成。其中 N1 为正常大小的双凹圆盘状红细胞,N2 为正常大小的球形红细胞,N3 为扁平肿胀的红细胞,N4 为深凹陷的双凹圆盘状红细胞,N5 为多棘突的扁平或球形红细胞。不能归入上述 10 种类型的归入未能分类红细胞。以总的 G 类细胞(2G)>20% 为界,对肾小球性血尿的诊断敏感性和特异性均为 95.9%。这样的分类计算法,便于检查者识别和掌握,且可提高相差显微镜诊断肾小球性血尿的准确性。图 9-4 为尿液中红细胞示意图。以字母 N 开头的为非肾小球性血尿中可见到的红细胞形态,以字母 G 开头命名的为肾小球性血尿患者尿中常见红细胞形态。

二、畸形红细胞百分比用于鉴别血尿来源

尿中形态异常的红细胞也被称为畸形红细胞。根据尿中畸形红细胞百分比鉴别血尿来

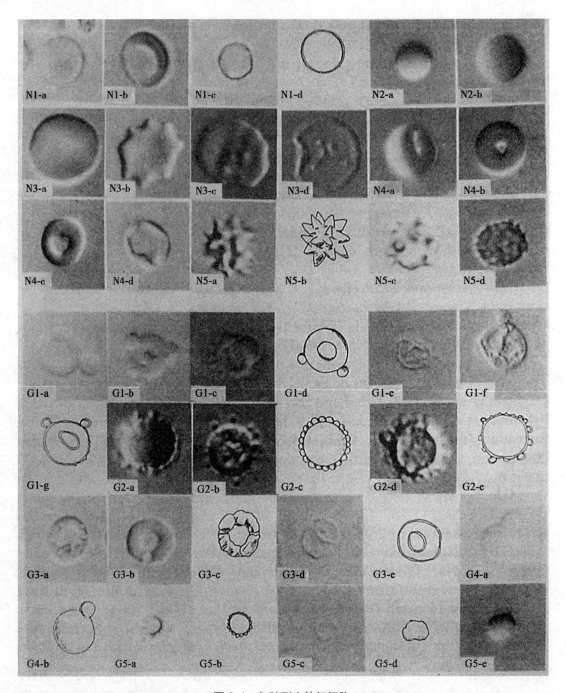

图 9-4 各种形态的红细胞

源,可在相差显微镜下进行观察,也可在普通光学显微镜下观察,甚至可同时采用染色技术
对尿沉渣进行处理,以便更加清晰地观察异常红细胞形态。畸形红细胞不等同于棘形红细
胞,尿中畸形红细胞一般认为应该包括下列几种类型的红细胞:芽胞状(棘形或 G1 细胞),小
红细胞,球形红细胞,戒指样,面包圈样,影红细胞,靶形红细胞,颗粒形、古钱币形、花环状及
破碎红细胞等。

镜下血尿的标准一般认为有两种,定性标准为离心后尿液中红细胞数量 >3 个 /HPF,定量标准一般认为红细胞数量 >8 000 个 /ml（>8.0 × 10^6 个 /L）。用此类标准可进行血尿定位分析,一般认为畸形红细胞 >70% 或 >80% 为肾性血尿（不同的诊断标准）;畸形红细胞在 20%~70% 为混合性血尿,畸形红细胞 <20% 为非肾性血尿。在进行此类鉴别实验时,许多作者提及到应尽量保持尿液 pH 在 6.5 以下,尿渗透压 >400mmol/（kg·H$_2$O）时,可保持尿红细胞形态不变,达到最佳检验效果。

许多研究表明,可以根据尿中红细胞总数量以及畸形红细胞所占百分比来鉴别血尿来源,其鉴别标准以及敏感性和特异性参考表 9-3。国内外作者在进行此类鉴别实验中,虽然获得较一致的结论,但是所获得的实验敏感性和特异性显然不同。这可能与对异形红细胞形态的鉴别主要依靠个人形态学检查经验,对畸形红细胞的认知不同有关,毕竟这仍然是主观意识比较强的一个鉴别实验。

表 9-3 尿中畸形红细胞比率用于血尿定位的鉴别

作者	显微镜	标准	敏感性	特异性	说明
Birch	相差显微镜	畸形红细胞≥80%	99.0%	93.0%	
Rizzoni	相差显微镜	畸形红细胞 >80%	96.9%	95.1%	儿童
Fasset	—	畸形红细胞 > 80%	85.0%	96.0%	
李荣藻等	光学显微镜	畸形红细胞≥70%	92.0%	100.0%	
鲁辛辛等	光学显微镜	畸形红细胞≥75%,且红细胞数目≥8 × 10^6 个 /L	87.0%	93.0%	甘油 - 伊红染色
董秀清等	光学显微镜	畸形红细胞≥80%	90.0%	88.5%	
谢春等	—	畸形红细胞≥75%,且数量 >8 × 10^6 个 /L	89.0%	92.0%	
李小龙等	相差显微镜	畸形红细胞≥75%	92.9%	80.0%	—
崔建强等	相差显微镜	畸形红细胞≥75%	90.5%	91.6%	
张云香等	光学显微镜	畸形红细胞 >8 × 10^6 个 /L	100.0%	94.6%	亚甲蓝 - 伊红染色. SG1.015~1.030
黄峰先等	光学显微镜	畸形红细胞 >80%,红细胞总数 >8 × 10^6 个 /L	94.0%	98.5%	尿渗透压 >400mmol/（kg·H$_2$O）

三、测定方法和临床意义

1. 测定方法 可以使用各种定量计数板,相差显微镜对尿中的红细胞进行定量计数,也可使用普通光学显微镜,使用普通光学显微镜可同时采用 SM 或 S 染色法,这样可更好地鉴别红细胞形态。在计数板上计数 200 个红细胞,同时观察辨认和计算出各种异常形态的红细胞比例。可用总异常形态红细胞比例报告,也可专门计数出 G1 细胞所占比例报告。

2. 临床意义 正常人尿中可偶然出现红细胞,数量非常少,一般小于 8.0 × 10^6 个 /L;新鲜尿中的红细胞会保持正常形态。异形红细胞形态主要用于鉴别血尿来源,判断肾性与非肾性血尿。

肾性血尿中的红细胞来源于肾小球部位的出血。常见于原发性肾小球疾病，如急慢性肾小球肾炎、IgA肾病、肾病综合征、尿毒症、隐匿性肾小球疾病、弥漫性肾小球肾炎、系膜增殖性肾炎、局灶性肾炎、急性出血性肾炎、局灶性肾小球硬化症、肾囊肿、多囊肾。还有继发性肾炎，如紫癜性肾炎、狼疮性肾炎、糖尿病肾病等。

非肾性血尿中红细胞主要来源于肾小球以下部位和尿道通路上各部位毛细血管的破裂出血。非肾性血尿常见于：泌尿系结石，其中包括肾、输尿管、膀胱或尿道结石；泌尿生殖系感染，如肾盂肾炎、肾结核、膀胱尿道炎、前列腺炎等；泌尿生殖系肿瘤，如肾肿瘤、输尿管肿瘤、膀胱肿瘤、前列腺肿瘤、前列腺增生等。

四、流式尿液有形成分分析仪在血尿定位中的应用

Sysmex UF-100是一种全自动流式尿液有形成分分析仪，1995年在日本推出后被广泛应用于尿中有形成分的定量检查，除了可对尿液中的部分粒子进行定量计数外，还可对部分有形成分进行过筛性鉴别，还可采用流式细胞技术和电阻抗法和荧光染色技术，检测尿中单个细胞的前向散射光和荧光强度及电阻抗大小，直接测量尿中的红细胞体积大小。仪器的测定原理和应用参考本书的第八章。该仪器测定方法简单快速，不受主观因素影响。在进行肾小球和非肾小球性血尿的鉴别中，生产厂根据大量的实验结果，预设将80%红细胞前向散射强度（FSC）≥84ch诊断为均一性红细胞即非肾小球性血尿；将80%红细胞FSC≤126ch称为变异性细胞即肾小球性血尿，介于二者之间称为混合性血尿。仪器根据上述标准在红细胞信息（RBC-Info）中给出提示性报告（Normocytic？，Microcytic？，Unclassified；或者Isomorphic？，Dysmorphic？，Mixed？）。目前应用此仪器进行血尿来源的鉴别，已经非常普遍，已经有许多文章和报告证实其方法具有较高的敏感性和特异性，参考表9-4。

表9-4 UF-100血尿定位分析的敏感性和特异性

作者	说明	敏感性	特异性
郑善銮等	• 肾性血尿：RBC-MFsc 56.9 ± 16.3 　　　　　RBC-Fsc-DW 36.1 ± 12.8 • 非肾性血尿：RBC-MFsc 101.7 ± 5.8 　　　　　RBC-Fsc-DW 15.4 ± 6.2	仪器提示非均一性血尿的敏感性为93.7%	83.1%
刘东梅，文江平	• ≥80%红细胞前向散射强度（FSC）≤126ch，且<80%的红细胞 FSC≥84ch，非均一性红细胞（Dysmorphic？，Microcytic？），肾性血尿 • ≥80%红细胞 FSC≤84ch，判断为（Isomorphic？，Normalcytic？），均一性红细胞，非小球性血尿 • 红细胞前向散射强度（FSC）介于二者之间称为混合性红细胞（Mixed？）	住院患者组：96.8%；门诊患者组：100%	住院患者组：58.3%；门诊患者组：51.6%
Hyodo		100%	93%
马骏龙等		92.5%	78.2%
董存岩等		93.1%	53.3%

但是应用该仪器需要注意尿中结晶、酵母菌等成分对红细胞计数和分析造成的干扰。马丽等研究认为当尿液中存在酵母菌和红细胞时，应根据参数 RBC 平均荧光强度（RBC-MFI）、散射荧光强度和 RBC 荧光强度分布宽度（RBC-FI-DWSD）对结果进行综合判断。因此应用 UF—100 分析仪只能起过筛作用，鉴别红细胞形态仍离不开显微镜检查。

五、尿红细胞体积分析在血尿定位中的应用

使用血细胞分析仪测定尿液及血液中红细胞 MCV 值并加以比较是一种较为快速简便的方法，可将血尿进行离心沉淀（肉眼血尿除外），取沉淀物加入到血细胞分析仪用的稀释液中进行一定比率的稀释，然后上机进行测定。采用血细胞分析仪测定需要有一定数量的红细胞、最好没有或少有白细胞和上皮细胞，以免这些成分造成干扰和堵孔，适合于采用末梢血进行测定的半自动血细胞分析仪，不适合采用静脉血的全自动仪器。目前利用尿红细胞 MCV 区分肾性和非肾性血尿的研究大致有以下几种：

1. 尿红细胞 MCV 测定法　应用血细胞分析仪对血尿中的红细胞体积进行测定，当尿中红细胞体积明显变小时，可根据测定尿红细胞体积（U-MCV）以及尿红细胞容积分布曲线（EVDC）分布情况确认肾性血尿。肾性血尿特征为 U-MCV<70fl，EVDC 呈现明显的左移和不对称分布，而非肾性血尿则表现为 U-MCV>80fl，EVDC 呈对称性分布或混合性分布。采用该方法或改良法，以近似的标准确认肾性血尿，其敏感性 86%~94%，特异性 83%~100%。也有学者仅仅设定一个鉴别界限，如果以尿 MCV<72fl 为区别肾小球性与非肾小球性血尿的界限，对肾小球性血尿的诊断符合率为 90%，对非肾小球性血尿的诊断符合率为 96%。（表 9-5）

2. 红细胞容积分布曲线（EVDC）　Shichiri 在 1988 年报道肾小球性血尿的 EVDC 呈高峰 - 低容积区的正态分布，非肾小球性血尿呈高峰 - 高容积区的正态分布。该曲线分布应该配合 U-MCV 测定指标进行分析。据此我国学者在进行此方面的研究时得出相似的结论，肾小球性血尿组 MCV<68fl，EVDC 呈不对称分布，其诊断符合率为 94%；非肾小球性血尿组 MCV>69fl，EVDC 呈对称性分布或混合性分布，其诊断符合率 92%。报道中还指出尿路感染会引起 EVDC 左移，是一种类肾小球性血尿的变化，故应在实验前先排除尿路感染问题。

3. 血液 - 尿液红细胞体积比值法　考虑到人体血液中红细胞体积大小可能会影响尿中红细胞体积大小改变，为克服这种影响，有作者提出可根据其体积大小的比值来鉴别肾性血尿。通过计算血液中红细胞 MCV/ 尿液中红细胞 MCV（B-MCV/U-MCV）而得到鉴别结果，如果两者比例增高则肾性血尿的可能性加大。谢昭宁报道肾小球性血尿患者的 B-MCV/U-MCV 值明显大于非肾小球性血尿患者，且差异具有高度显著性（$p<0.01$）。以比值≥1.10 作为诊断非肾小球性血尿的界限，其敏感性为 88%，特异性为 91%，符合率为 93%。若结合畸形红细胞≥40% 为界限，则结果具有较高敏感性和特异性，符合率达 100%。

4. 血液 - 尿液红细胞体积差值法　同样为了克服在某种病理情况下，人体红细胞体积变小给鉴别肾性血尿带来的干扰，有作者试图通过同时测定患者血液和尿液红细胞体积，计算其差值来鉴别肾性血尿。谭春艳的实验结果显示，当差值 >13fl 时，诊断为肾小球性血尿，9~13fl 时不排除肾小球性血尿，低于 9fl 时为非肾小球性血尿。该方法敏感性为 94.9%，特异性为 100%。但血 MCV 低者可能出现假阴性。Angulo 等采用 H-3 血细胞分析仪检测 MCVU

和 MCVB/MCVU 等指标,当 MCVU 的 cutoff 值为 >74fl 时,出血部位鉴别的敏感性 76%、特异性 74%、假阳性 89%、假阴性 55%、一致性为 75%;而当 MCVB2MCVU 的 Cutoff 值为 16fL 时,敏感性 87%、特异性 98%、假阳性 99%、假阴性 75%,一致性为 90%。

表 9-5 尿红细胞 MCV 肾性血尿鉴别标准和敏感性、特异性研究

作者	仪器	鉴别标准	敏感性	特异性	说明
Shichiri		肾小球性血尿 MCV<68fl,EVCD 呈不对称分布			
吴昊	Coulter JT-IR	MCV<70fl 为肾性血尿	94.6%	100%	
李小龙等	Coulter JT	MCV≤75fl	86.8%	83.3%	
叶任高等		肾小球性血尿:尿 MCV 58.3±16.3fl;非肾小球性血尿:尿 MCV 112.5±14.4fl	94%	96%	
柏加成	Sysmex SF3000	肾小球性血尿:尿 MCV 61.24±7.31;非肾小球性血尿:尿 MCV 96.78±9.12fl			血/尿 MCV 比值:>1.5 为肾小球性血尿,符合率 96.3%;<1.1 为非肾小球性血尿
谭春燕	AC900	差值 >13fl 为肾小球性血尿,差值 <9fl 为非肾小球性血尿,位于两者之间则不能鉴别	94.9%	100%	通过血和尿中红细胞差值来鉴别血尿来源
Angulo	Technicon H3	当尿 MCV 的 cutoff 值 <74fl 时	76%	74%	PPV89%,NPV55%,一致性 75%;
		当血 MCV-尿 MCV 的 Cutoff 值≥16fL 时	87%	98%	PPV99%,NPV75%,一致性 90%

六、影像型尿液有形成分分析仪鉴别血尿来源

1. LX-3000 是一类影像型尿液有形成分分析仪,可用于对尿液中各类有形成分的定性和定量分析。将尿液注入到仪器内部的计数板上,通过其显微摄像系统扫描拍摄红细胞图像,操作者在电脑终端上观察和计数 RBC 数量和畸形 RBC 形态和种类,计算畸形 RBC 的百分率。陈文举等通过对 180 例患者尿液的观察和分析,以详细的病史、实验室检查及肾活检等证实为肾小球疾病作为依据,结果以尿 RBC 畸形率≥70% 作为诊断肾小球性血尿的界限值,其敏感性为 92.0%,特异性 100%,诊断符合率为 96.3%。

该仪器作为一款图像分析仪器,其鉴别的关键仍然是人对显微镜照片在电脑终端上进行鉴别和计数,而计算各类异型红细胞百分比是通过电脑软件完成,因此大体上说其鉴别标准仍然依靠检验者的经验。因此在实际应用中应严格控制实验条件,减少一些主客观因素的影响,同时应结合病史和其他实验室检查,才可达到相对正确的结果。

其他采用影像技术进行尿液有形成分分析的仪器,如果按照上述条件进行设计,并研制相应的软件,也可进行此类分析。目前通过计算机软件自动鉴别异常形态红细胞形态的设备尚不能达到满意的结果,还不成熟。

2. 近年来由于仪器分析功能的进展,一些通过分析红细胞大小、轮廓、色素含量的仪器也可进行血尿来源分析,或者分类诊断。有一项研究应用 AVE-764 尿液有形成分分析仪对原发性、继发性肾小球肾炎患者的尿红细胞形态进行分析,探讨新型参数尿红细胞大小-形状位相图在不同病理类型的肾小球肾炎中的位相特点及鉴别具有诊断价值。

研究收集了肾内科经肾穿刺活检确诊为肾小球肾炎患者的血尿标本共 52 份。原发性肾小球肾炎组 39 例,其中 IgA 肾病 17 例,膜性肾病 18 例,微小病变性肾病 4 例;继发性肾小球肾炎组 13 例,其中继发性新月体型肾小球肾炎 1 例,紫癜性肾炎 3 例,糖尿病肾病 4 例,狼疮性肾炎 5 例。结果发现原发性肾小球肾炎和继发性肾小球肾炎患者尿中均可出现芽胞形红细胞。

仪器的形态分类标准为以芽胞形红细胞百分率为标准进行比较。仪器通过扫描识别表面带有≥1 个疣状突起的红细胞,即定义为芽胞形红细胞。结果表明芽胞形红细胞百分比在原发性肾小球肾炎患者为 94.1%,在继发性肾小球肾炎患者为 5.9%。肾小球肾炎患者尿红细胞大小-形状位相图可呈横条形、倒三角形、拖尾形。其中呈横条形大小-形状位相图的患者中,原发性肾小球肾炎患者占 95.2%,呈倒三角形大小-形状位相图的患者全部为原发性肾小球肾炎患者,呈拖尾形大小-形状位相图的患者全部为继发性肾小球肾炎患者。作者认为,肾小球肾炎患者芽胞形红细胞百分比较高时常为原发性肾小球肾炎,结合尿红细胞位相图可为不同病理类型的肾小球肾炎的鉴别诊断提供一定的参考价值。

3. 还有作者应用 AVE-763 以及后续研发生产的具有分析尿中红细胞的大小及血红蛋白含量,并根据这两项指标生成散点图与直方图的新型号仪器 AVE-722,辅助鉴别肾小球性(肾性)和非肾小球性(非肾性)血尿。使用者可以通过仪器提供的直方图和散点图形状进行分析,结果表明肾性红细胞大小、形态有明显改变,色度分析结果明显减弱,非肾性红细胞的形态、大小和细胞色度与正常红细胞相似,没有明显改变。正常红细胞放置时间较长后引起细胞皱缩性改变,虽然大小、形态发生了改变,但色度确有所增强。结论认为红细胞形态和大小改变不能说明红细胞来源于肾脏,只有同时伴有红细胞色度减弱,也就是说有血红蛋白流失时才能认为红细胞来源于肾脏,属于肾性血尿。其模拟报告格式可参考图 9-5,其中包含有干化学检测结果、理学指标、有形成分检查结果和直方图、散点图等四大部分,涵盖了尿常规检测的全部内容。

杨晓燕等应用 AVE-764B 尿有形成分分析仪和相差显微镜研究红细胞形态在肾小球源性和非肾小球源性血尿鉴别诊断中的价值,他们选择了临床 300 例血尿患者,并用相差显微镜观察红细胞形态,同时用 AVE-764B 尿有形成分分析仪进行测定,并与临床诊断结果进行对比,计算并比较两种方法的敏感度、特异度。结果证实,相差显微镜诊断肾小球源性血尿敏感度 83%,特异度 99%;AVE-764B 尿有形成分分析仪诊断肾小球源性血尿敏感度 90%,特异度 94%,两种方法判断血尿来源的敏感度与特异度比较差异均有统计学意义($p<0.05$)。结论认为两种方法对鉴别血尿来源均有一定的诊断价值,AVE-764B 尿液有形成分分析仪的特点是快速、方便,更适用于临床筛查血尿。

王国有等人同样使用 AVE-763B 型尿有形成分分析仪,希望探讨尿液中红细胞的参数差异及白细胞、上皮细胞、管型等项目在鉴别诊断肾病中的应用价值。他们利用 AVE-763B 尿液有形成分分析仪对住院及门诊患者共 456 例血尿结果,进行红细胞参数指标统计分析,这些指标包括畸形红细胞率(Rs)、尿红细胞宽度分布(Rd)、尿红细胞形态分布(Rv)、尿红细

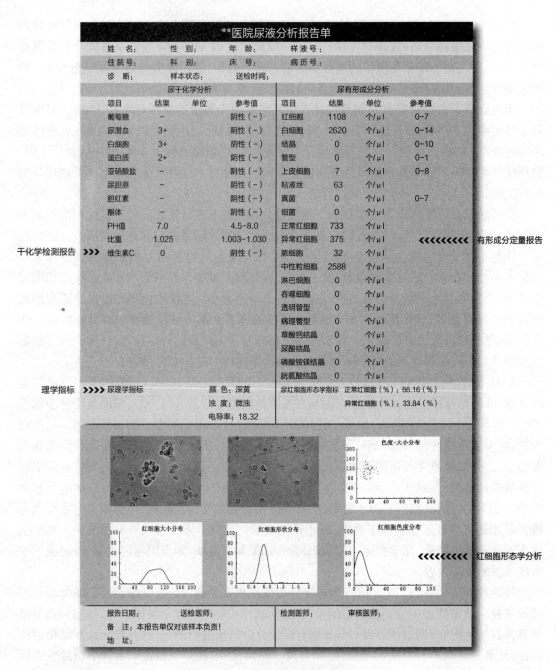

图 9-5 AVE-722 模拟报告单样式

胞色度分布(Rc);并对这些标本中的白细胞、上皮细胞、管型等项目进行分析。结果表明，Rs>70%、Rv<50% 时,肾性血尿与临床诊断的符合率达 95%;当 Rs<30%、Rv>80% 时,非肾性血尿与临床诊断的符合率达 95%。研究结果认为,AVE-763B 尿液有形成分分析仪检测红细胞参数、白细胞、上皮细胞、管型等项目对鉴别肾性出血和非肾性出血具有重要的临床价值。

4. 尿液有形成分分析仪 USCANNER（E）是一款染色法尿有形成分分析仪,结合尿有形成分形态学原理,并利用活体染色法(专利的改良 S 染色法),将染色液与尿液注入一个染色池内,对尿有形成分进行染色,混匀后再转移到计数板中,经过沉淀后,用显微镜和 CCD 相机拍摄镜下 25、50、100 幅(可选)彩色图像,明显提高阳性检出率。仪器可自动确认背景颜色,使得尿中的有形成分染色效果清晰,其检测速度为 100 测试 /h。他拥有专利的分类软件,可提供红细胞形态信息,自动计算异形红细胞比率。可自动分类活体白细胞及死体白细胞,为疾病诊断提供依据。仪器可自动分类 14 种尿中有形成分,包括红细胞、白细胞、细菌、结晶、酵母菌、精子、上皮细胞、管型、鳞状上皮细胞、肾小管上皮细胞、尿路上皮细胞、透明管型、颗粒管型、蜡样管型。尿有形成分彩色图像可打印于报告单上,也可通过网络传输或直接 USB 输出保存,方便教学。

七、电镜法红细胞形态观察

扫描电子显微镜是进行此类研究的工具。1983 年 Fasseff 使用扫描电子显微镜观察尿中红细胞形态,由于立体感强,可敏感地观察到红细胞表面的细微变化,较相差显微镜更能反映尿中红细胞的立体形态,特别是芽胞状肾小球性红细胞形态,可以非常清楚地看到其表面出现的芽胞状突起(图 9-6)。但操作复杂且价格昂贵而难以普及应用在临床工作中。1985 年任青等应用扫描电镜观察 5 名血尿患者尿中红细胞的形态,并与正常人末梢血红细胞对比。

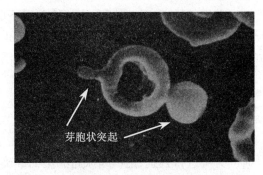

图 9-6　扫描电镜下 G1 细胞表面的芽胞状突起

观察发现肾性血尿患者的红细胞无论在形状、大小及表面形状均有显著变化,而非肾小球性血尿中红细胞则变化不大。肾性血尿中的异常形态的红细胞多形性变化可能是红细胞通过基底膜时受挤压造成破损的结果。这些具有特征性的棘形红细胞形态描述为:呈面包圈样、芽胞样,表面多突起、皱缩红细胞,血红蛋白丢失,致密颗粒在红细胞膜沉着等变形。1989 年日本北里大学肾病研究中心兵滕透等用激光扫描共聚焦显微镜鉴别血尿中的红细胞形态,但因该仪器价格昂贵,只能在有条件的少数单位在研究领域中应用,并认为不适于常规血尿定位鉴定工作。因为扫描电镜价格昂贵,应用不便且费用较高,近年来这方面的研究较少。

第三节　菌尿的快速筛查实验

一、尿路感染

尿路感染是临床多发病之一,是由病原微生物,包括细菌、真菌、原虫、病毒等直接侵袭泌尿道所引起的感染。尿路感染可分为上尿路感染和下尿路感染,上尿路感染多指肾盂肾炎,又分为急性肾盂肾炎和慢性肾盂肾炎;下尿路感染包括尿道炎和膀胱炎。

诊断不能单纯依靠临床症状和体征,主要依靠实验室检查,尿中白细胞增多是特点之一;尿沉渣涂片染色,找到细菌;尿细菌培养找到细菌;尿菌落计数 >10^5 个 /ml 可作为诊断的初步证据。

二、菌尿的诊断标准

尿路感染可引起尿液的异常改变,其中包括菌尿。菌尿为尿中存在细菌。从肾脏滤出的原尿是无菌的,经过重吸收和分泌后形成的终尿,经过输尿管到达膀胱后也应该是无菌的。当细菌侵袭尿路,通过尿道感染时,这些侵入尿道的细菌会引起尿路感染。例如女性患者因阴道前庭及尿道口内 1~2cm 处有来自直肠的潜在致病菌,排尿时细菌会混入尿液中;其尿道短,细菌易于侵入、性交或导尿时也可将尿道内的细菌带入膀胱,引起下尿路感染,严重者甚至可引起上尿路感染。非特异性的感染致病菌 70%~80% 为革兰氏阴性杆菌,其中主要有大肠埃希菌、变形杆菌、产气杆菌、克雷白杆菌和铜绿假单胞菌等。其余的致病菌为革兰氏阳性球菌感染,包括葡萄球菌、链球菌等。轻微的菌尿有时候是无症状的,称为无症状菌尿。

菌尿的诊断应该基于最小污染状况下收集的尿液培养结果。对无症状妇女,连续 2 次晨尿标本分离出同种菌株,计数$\geqslant10^5$cfu/ml,可诊断菌尿;对于男性,单次清洁晨尿分离出 1 种细菌,计数$\geqslant10^5$cfu/ml,可诊断为菌尿。因此通过细菌培养的方法诊断菌尿是最为可靠的诊断依据。

三、亚硝酸盐实验

细菌性尿路感染及菌尿的检查一般需要依靠细菌培养得出结果,大约需要 24h 以上的时间方可进行判别,是诊断尿路感染的准确方法。正常人因饮食原因会在尿中排出少量的硝酸盐,而不会出现还原的亚硝酸盐。当出现尿路感染革兰氏阴性杆菌时,尤其是大肠埃希菌和变形杆菌等都具有较强的还原能力,可将尿中硝酸盐还原成亚硝酸盐,因而可以通过检测尿中是否有亚硝酸盐存在而间接判断有无菌尿出现。亚硝酸盐还原试验,又称 Griess 试验曾经是筛查尿路细菌感染的一种方法,由于微生物将尿中硝酸盐还原为亚硝酸盐的能力不同,可根据试验反应特性而粗略估计尿路感染致病菌的种类。大肠埃希菌感染情况下 85% 的病例可为阳性,变形杆菌感染 50% 的病例可为阳性;球菌及结核杆菌感染的病例为阴性。

化学法亚硝酸盐试验(Griess 试验)敏感性过低,且操作不便,临床实验室并不经常使用。而目前多数尿液干化学试纸和配套的尿液分析仪能够方便地检测尿亚硝酸盐,其结果一般划分为阴性和阳性。如果尿亚硝酸盐试验为阳性,在排除了尿液标本被污染的情况后,可表示患者有菌尿存在。曾有数据报道:一组 234 例亚硝酸盐试验阳性的标本,228 例(占 97.4%)的菌落计数 >10^5 个 /ml。但阴性结果不能排除感染的诊断,也可能是链球菌的感染。试验阳性可判定其感染是革兰氏阴性杆菌感染,且可排除结核感染。因此本法可用于基层医疗单位,或标本筛选及普查之用。

束国防等曾经探讨过尿亚硝酸盐测定和染色镜检两者在尿路感染的诊断应用价值。作者采用中段尿做细菌定量培养,同时行尿常规亚硝酸盐测定和尿染色镜检细菌。结果显示尿亚硝酸盐测定对尿路感染的诊断灵敏度为 62.8%,特异度为 96.3%,阳性预测值为 75.9%,阴性预测值为 93.3%。染色镜检细菌对尿路感染的诊断灵敏度为 85.7%,特异度为 94.1%,阳性预测值为 73.2%,阴性预测值为 97.3%。两种方法相结合的诊断灵敏度为 57.1%,特异度为 99.7%，阳性预测值为 97.6%，阴性预测值为 92.6%。结论认为尿亚硝酸盐检测和染色镜检相结合能够帮助临床较快速地判断尿路感染问题。

美国一项最新研究报告指出，尿液亚硝酸盐试纸检查有助于准确诊断菌尿。因为这项尿液检查具有极好的特异性，检查结果阳性的女性可以直接接受相应治疗，而不再需要进行尿培养试验。本项研究成果发表在 *Am J Obstet Gynecol* 上，该研究负责人、第一作者、得克萨斯州大学西南医学中心的 David D. Rahn 博士和同事指出，"女性患有骨盆底功能障碍时其表现症状通常类似于泌尿系统感染，但目前还没有研究评估过尿液亚硝酸盐试纸检查对检测这一特别人群菌尿的准确性。"为此，他们调查了 710 名患有骨盆底功能障碍的女性，比较分析了试纸检查和尿培养的结果。结果发现，亚硝酸盐试纸检查菌尿的阳性敏感性为 51%，特异性为 99.1%，这些结果得出的阳性预测值和阴性预测值分别为 84.3% 和 95.6%。白细胞酯酶阳性对菌尿的敏感性和特异性比亚硝酸盐试纸差。脓尿显微镜镜检预测菌尿并不优于亚硝酸盐试纸检查。实际上联合试纸检查和尿分析的敏感性和特异性也并不优于单独亚硝酸盐试纸检查。

Rahn 博士总结说，"亚硝酸试纸检查显示阳性的女性患者可以直接治疗，而不必需要尿培养结果。但是，复发性泌尿系感染的女性最好进行尿培养以便于确诊。我们建议，对于亚硝酸盐试纸检测为阴性的女性最好进行尿培养，因为此方法的敏感性较低，而且在开始诊断、评估和治疗下泌尿道感染以前发现感染非常重要。"

四、菌尿和四项尿干化学指标的关系

尿干化学分析中的尿白细胞酯酶可半定量的检查尿中中性粒细胞，也可用于尿路感染初筛，尿中红细胞、蛋白质等项目都可用于筛检尿路感染。因此尿亚硝酸盐、粒细胞酯酶、蛋白质、潜血这四个指标被称为泌尿系统感染相关的标志指标（infection associated markers）。许多研究都表明，传统的培养法和革兰氏染色法是最有价值的实验方法，但是如果能够配合方便快速的干化学过筛实验，则能更方便快速地达到诊断目的。国内学者王金良等早在 20 世纪 80 年代就曾经探讨过应用尿干化学试纸中的粒细胞酯酶与亚硝酸盐试纸快速筛查菌尿，并确定其具有一定的应用价值，但是近年来国内在此方面的研究甚少。而国外则一直有很多的相关研究。

Hussain R 等进行这方面的研究，他们收集了临床可疑为尿路感染的 250 例标本进行菌尿的检测分析。所用方法为干化学法检测尿中红细胞（潜血）、蛋白质、亚硝酸盐和粒细胞酯酶，此外配合显微镜下对非离心尿中的有形成分观察和对尿的革兰氏染色检查。研究结果发现其中 112 例标本为明显的菌尿（细菌数量 >10⁵ 个 /ml），其潜血、蛋白、亚硝酸盐和粒细胞酯酶测定也有 65%~83% 的阳性率。研究结果表明亚硝酸盐和粒细胞酯酶两项阳性时，98% 为菌尿，潜血、蛋白和亚硝酸盐三项阳性时，94% 为菌尿，潜血、蛋白、亚硝酸盐和粒细胞酯酶四项均阳性时，98% 为菌尿。在这些标本中，脓尿和直接革兰氏染色阳性占 85%。镜检和直接革兰氏染色相结合，对菌尿阳性的预测值为 100%。因此干化学试纸条法是一种适宜用于菌尿快速筛查的手段，如果配合镜检和革兰氏染色则更有价值。

Benito Fernández J 等将此研究方法用于婴儿尿液的检查，通过比较尿革兰氏染色和试纸条法检测来判断发热儿童的尿路感染情况。作者前瞻性地研究了平均年龄为 9.8 个月（SD：6.64）的 175 位发热婴儿的导管尿标本，用以检测尿路感染。实验方法是以干化学试带检测尿中粒细胞酯酶和亚硝酸盐,同时加做尿革兰氏染色和培养,将尿路病原菌确数量 $>10^5$ 个 / ml 定义为尿培养阳性。结果表明有 87 名患儿(49.5%)尿培养结果为阳性;91 名患儿(51.9%)被诊断为尿路感染,其中的 74 名(81.3%)临床怀疑为肾盂肾炎。结果表明革兰氏染色在诊断上的特异性最高(98.9%),脓尿 / 镜检的敏感性最高(90.8%)。结合尿试纸条法和革兰氏染色的效果更好,敏感性 93.1%、特异性 98.4%、阳性预测值 98.5%、阴性预测值 92.5%。因此对于检测发热儿童的尿路感染,似乎革兰氏染色法比尿试纸条法更可靠,但如果结合干化学试纸法,两者的结果应该予以综合考虑。

Kacmaz B 为了比较尿试纸检测粒细胞酯酶、亚硝酸盐与进一步尿检(非离心尿的白细胞计数 /mm^3 与革兰氏染色)在检测妊娠期无症状菌尿方面的作用,收集了 250 名无尿路感染症状的孕妇的清洁中段尿液标本。其中 10 名孕妇(4.0%)尿培养结果提示有明显的菌尿。在这些实验方法中,亚硝酸盐试验的特异性最高(99.2%),而敏感性低(60.0%);粒细胞酯酶试验的敏感性高,为 70.0%,但另一方面,它提示为菌尿的阳性预测值低,仅有 28.0%;进一步尿检的敏感性为 50.0%,特异性 96.7%。研究结果表明没有一种快速试验能够替代尿液培养作为孕妇尿路感染的筛查试验。亚硝酸盐试验如果能克服其自身的局限性,将成为有用的过筛试验;粒细胞酯酶与进一步尿检则不适合用于无症状菌尿的筛查。该结果也支持早先的结论,即定量的尿液培养对排除妊娠无症状菌尿是必要的。

Devillé W.L 等认为虽然许多研究评价了尿干化学试纸法可快速检测菌尿与尿路感染的准确性,而起主要作用的干化学试纸条的异质性因缺乏适当的解释,而成为不断争论的话题。作者通过从 Medine 和 Embase 数据库中收集了相关的文献,并参考追踪,选出的文献均涉及菌尿或尿路感染的诊断,涉及用干化学试纸法检测尿亚硝酸盐和 / 或粒细胞酯酶以及当前的试验数据。本次分析的目的在于略述现有的尿试纸诊断准确性的证据,同时考虑到各种预先确定的潜在来源的异质性。结果选中了 70 篇文献。报告总结为在孕妇中亚硝酸盐的准确度较高,诊断胜算比(diagnostic odds ratio,DOR)为 108,在老年人中 DOR 为 108。在老年医学和家庭医学中的阳性预测值≥80%。在泌尿科患者粒细胞酯酶的准确度高(DOR=276),它在家庭医学中的敏感性高(86%)。除外家庭医学应用,这两种试验的阴性预测值高。两种方法联合使用可以大大提高敏感性。在泌尿科患者准确性高(DOR=52),在儿童(DOR=46),有临床资料时准确性也高(DOR=28)。实施家庭医学时敏感性最高(90%)。在其他情况下,阳性结果的预测价值低。总而言之,尿试纸法的结果只有在亚硝酸盐和粒细胞酯酶阴性,排除了感染的情况下是有价值的。两种方法相结合,其敏感性在不同人群略显不同,分别在 68%~88%,但阳性试验结果还有待证实。即使在实践中,阳性结果相结合很敏感,即使拥有高的试验前可能性,试纸条在诊断感染中有效性仍值得怀疑。

五、流式尿液有形成分分析仪器与菌尿的筛查实验

UF-100 及后续研发生产的 UF-1000i 和 UF-5000i 是通过流式细胞技术检查和分析尿中有形成分的仪器,关于该仪器的原理和性能特点,已经在第八章中有所介绍。他的特点是可以定量检测尿中的"颗粒"等有形成分。而细菌也是尿中颗粒的一种,也属于有形的成分,特别是新型号的仪器,改进了细菌检测通道的测定原理,添加了相应的专用试剂,使得细菌的检测结果更加接近真实结果,甚至可以给出杆菌、球菌、链球菌或革兰氏阴性菌、革兰氏阳性菌的提示性报告信息。

UF-100 检测尿中的细菌和白细胞数量,也可用于菌尿的过筛实验。尿路感染的实验室诊断主要依赖尿定量细菌培养。一份尿标本从采集、检查到获取报告约需 3 天时间,且大多数送检尿标本培养结果为阴性,常造成人力和物力资源的严重浪费。如果应用某种可靠的、省时省力的筛检方法,筛去大多数细菌培养结果预计为阴性的标本,将结果可能为阳性的标本进一步作定量细菌培养,极大地提高检验的针对性,减少因培养时间造成的耽搁、提高培养的阳性率,同时也降低实验成本和患者的检查成本。

娄峥等曾经进行过这方面的研究,他们使用早期的 UF-100 流式尿液有形成分分析仪,所有标本均通严格按照中段尿采集指南操作,取可疑患者清洁中段尿 10ml 置于带盖的无菌试管中,立即送检。通过对 325 份新鲜尿标本的分析,获得每个尿标本中细菌和白细胞的数量结果,同时做定量细菌培养并比较结果,凡革兰氏阴性菌 >10^5cfu/ml、革兰氏阳性菌 >10^4cfu/ml 为尿定量细菌培养结果阳性标准,并对这些菌株进一步鉴定到种。而 UF-100 则以细菌≥2 750/μl 和白细胞≥20 个 /μl 作为尿路感染的阳性参考值标准。实验结果表明在重复性试验中,UF-100 对细菌计数的 CV 值低于对白细胞计数的 CV 值。与定量细菌培养结果比较,细菌计数的筛检灵敏度为 80.0%,特异性为 50.4%,阳性预计值为 28.7%,阴性预计值为 91.0%,假阳性率为 39.7%,假阴性率为 4.0%,准确率为 56.3%。研究结论认为 UF-100 具有良好的分析尿液的性能,在临床尿路感染筛检时可用细菌一项指标,90% 结果阴性的标本可在短时间内筛去,大大减少实验人员反复劳动,降低检验成本,并可使临床医生在尽早的时间内获得相关诊断信息。若增加白细胞指标,可提高筛检的特异性和准确率。但应注意虽可用于临床尿路感染的筛检,但是假阴性问题不能排除,更不可全部替代尿定量细菌培养结果。

新型号仪器出现以后,樊云蓉等希望判断该设备对诊断尿路感染的价值。他们使用 UF-1000i 尿有形成分分析仪检测 150 份临床尿液标本的白细胞、酵母菌及细菌数量,将这 3 项检测结果结合起来判断是否具有尿路感染(urinary tract infection,UTI)信息,记录下具有 UTI 信息标本的散点图,同时将尿标本进行细菌培养和鉴定。经过比较分析并以临床诊断尿路感染的标准作为诊断 UTI 的标准,通过计算 UF-1000i 尿有形成分分析仪对诊断 UTI 的敏感度、特异度等评估参数,以及细菌散点图分布与尿细菌培养结果、临床诊断的符合情况进行综合分析。结果 146 例入组样本中,UF-1000i 的阳性检出率为 32.9%(48/146),细菌培养阳性检出率为 28.8%(42/146),两种检测方法之间差异无统计学意义,一致性较好。UF-1000i 尿有形成分分析仪判断筛选 UTI 信息的敏感度为 76.0%(38/50),特异度为 89.6%(86/96),阳性预测值为 79.2%(38/48),阴性预测值为 87.8%(86/98);UF-1000i 尿有形成分分析仪测得细菌的球杆菌分布与细菌培养结果基本一致。该研究的结论认为,UF-1000i 尿有形成分分析仪的 UTI 信息研究参数对诊断尿路感染具有重要价值。

杨同怀等采用 UF-500i 尿流式分析仪检测妊娠妇女中段尿,以中段尿细菌培养为"金标准",评价 UF-500i 尿流式分析仪在筛查妊娠妇女无症状尿路感染(UTI)中的价值。他们对 500 份妊娠妇女中段尿标本做细菌培养菌落计数,并与 UF-500i 尿流式分析仪结果进行比较。研究结果表明,UF-500i 尿流式分析仪阳性检出率为 10.4%,细菌培养阳性检出率为 8.6%,差异无统计学意义($p>0.05$),且一致性较好(Kappa=0.999,$p<0.05$)。UF-500i 尿流式分析仪筛选 UTI 的敏感度和特异性分别为 88.4% 和 96.9%,阳性预测值和阴性预测值分别为 73.1% 和 98.9%。结论认为 UF-500i 尿流式分析仪筛查妊娠无症状 UTI 具有快速、方便、经

济的特点,有很高的实用价值,但要注意排除尿液样本留取中的污染问题。

齐杰等则希望通过尿液干化学分析及 UF-1000i 尿有形成分分析单独及联合应用,判断其在尿路感染诊断中的价值。他们留取了 148 例尿路感染患者及 284 例非尿路感染患者的中段尿标本,分别用培养法做尿细菌计数和鉴定,并以此为判断标准;用 UF-1000i 流式尿有形成分分析仪做细菌计数(BACT)、酵母菌(YEC)、WBC 检测,干化学法用 URISYS 2400 尿分析仪做粒细胞酯酶(LEU)和亚硝酸盐(NIT)检测。研究结果表明,在 148 例尿路感染患者中,定量尿细菌培养的检出率为 73.6%(109/148);尿干化学 LEU 和 NIT 同时为阳性的检出率为 26.4%(39/148),两种方法的检出率之间差异有统计学意义(x^2=55.68,$p<0.05$)。UF-1000i 流式尿有形成分分析 BACT 和 WBC 任意 1 项为阳性诊断 UTI 的检出率为 91.2%(135/148),高于定量尿细菌培养的检出率,差异有统计学意义(x^2=14.70,$p<0.05$)。UF-1000i 流式尿有形成分分析和尿干化学分析仪联合参数 BACT、WBC、LEU 和 NIT 任意 1 项为阳性诊断 UTI 的检出率为 94.6%(140/148),高于定量尿细菌培养的检出率,差异有统计学意义(x^2=20.45,$p<0.05$)。尿干化学分析敏感度较低,为 26.4%(39/148),特异度较高,为 99.3%(282/284);应用 UF-1000i 流式尿有形成分分析 BACT 作为尿路感染诊断依据时的敏感度为 92.6%(137/148),特异度为 39.8%(113/284),阳性预测值 44.5%(137/308),阴性预测值 91.1%(113/124);尿干化学分析与 UF-1000i 流式尿有形成分分析联合应用时,敏感度为 98.0%(145/148),阴性预测值 97.1%(100/103),特异度为 35.2%(100/284),阳性预测值 44.1%(145/329),准确度为 56.7%(245/432)。研究结果结论认为,联合 UF-1000i 流式尿有形成分分析及尿干化学分析可在早期尿路感染筛查诊断中发挥重要作用;同时对尿细菌培养为阴性的 UTI 患者的明确诊断具有重要价值。

除了细菌之外,尿液中还可以检出真菌和酵母菌,而且酵母菌往往从形态上易与异常红细胞混淆。侯天文等希望通过研究 Sysmex UF-1000i 尿分析仪检测尿标本中酵母菌的能力,提高检验准确性。他们用尿流式分析仪检测住院患者尿标本 6 019 例,并对仪器检测到的酵母菌阳性 127 份尿标本进行了镜检鉴别和培养鉴定;同时随机选择同期仪器检测阴性标本作对照。经培养鉴定证实 82 份样本为真阳性,同期仪器检测的阴性对照标本 121 份中有 12 份培养阳性。研究以培养作为"金标准",尿流式分析仪分析尿中酵母菌试验敏感性为 87.23%、特异性为 70.78%、准确度为 77.02%、阳性预测值为 64.57%,阴性预测值 90.08%。菌种前三位的是光滑念珠菌(43.40%)、白念珠菌(21.69%)、热带念珠菌(14.15%),阿萨希毛孢子菌也存在一定比例(5.66%)。尿中酵母菌真阳性患者多数患有多种基础疾病,以 2 型糖尿病(25.61%)、慢性泌尿系统疾病(18.29%)和颅脑脊髓损伤(17.07%)为主;实施的医疗措施以抗细菌药物(52.44%)、留置导尿管(35.37%)多见。尿流式分析仪检测阴性而培养阳性 12 例患者均为尿路念珠菌定植。尿流式分析仪检测阳性并且培养阳性 82 例患者中,69 例(84.15%)为酵母菌尿路定植;13 例(15.85%)为尿路感染,其中 1(1.22%)例发展为热带念珠菌菌血症。研究认为 Sysmex UF-1000i 尿流式分析仪对尿标本酵母菌有较强的筛查价值,实验室应及时对仪器酵母菌检测阳性标本进行镜检后确认,必要时应建议临床医生送检尿培养标本进行鉴定。

袁明生则采用 Urit 1500 尿液干化学分析仪和 UF-1000i 尿液有形成分分析仪,以尿中干化学和有形成分检查结果联合筛查尿路感染,而尿液细菌鉴定则采用专业的尿培养和鉴定方法。通过对 346 例患者的研究,作者认为 NIT、LEU、WBC、BACT、NIT+LEU、WBC+BACT

对尿路感染均有快速筛选价值,其中 NIT 阳性率最低,但特异性最高、阳性似然比也最高;LEU、WBC、BACT、NIT+LEU、WBC+BACT 诊断尿路感染的价值相近,都具有较高的阴性预测值,对检测结果阴性的标本不必进行尿液培养,以减少无效劳动。以上指标在尿路感染诊断中均无法代替细菌培养对尿路感染的确诊作用。

六、其他快速筛检菌尿方法

简单的尿液涂片染色检查也可协助快速筛检血尿,杨锦红等期望通过简单的湿片涂片法来达到快速筛选菌尿的目的。其做法是用 10μl 新鲜尿液直接涂片,经革兰氏染色后镜检,同时取 10μl 尿液做细菌培养及菌落计数。 在其 1 155 份尿标本中,若以显微镜检查法每油镜视野平均菌数≥2 个为阳性,且尿培养菌落计数≥10^5cfu/ml 为阳性的标本有 100 份,两者均阴性的有 1 047 份;6 份涂片阳性而培养阴性;2 份涂片阴性而培养阳性,显示涂片镜检法灵敏度 98.0%,特异性 99.4%,阳性预示值 94.3%,阴性预示值 99.8%。 因此作者认为通过采用 10μl 尿液直接涂片染色法进行菌尿筛查是一种快速、有效、简便的方法。

陈辉等通过应用 Diasys R/S 2003 尿液有形成分定量分析工作站对尿沉渣中的细菌进行计数,与尿液常规细菌培养及尿干化学试纸法进行比较分析,期望将 Diasys R/S 2003 测定方法作为尿路感染一种快速初筛方法。通过对 234 例中段尿标本三种方法分别进行检测以及比较分析,结果认为用 Diasys R/S 2003 对尿沉渣中细菌计数与尿液常规细菌培养法检测结果比较分析,灵敏度为 50%,特异度为 92%,阳性预计值 51.2%,阴性预计值 91.3%。作者认为采用 Diasys R/S 2003 细菌计数筛检尿路感染,检查速度快于尿液常规细菌培养,尤其对阴性结果的高度预见性,但是不可替代定量细菌培养方法。

第十章

尿液有形成分分析标准化建议、问题探讨及专家共识

第一节　尿液有形成分分析标准化的建议

2002 年初,中华医学会检验学会制定出《尿沉渣检查标准化的建议》。尿液沉渣检查是尿液分析的重要的组成部分,对临床诊断、治疗监测及健康普查具有重要意义。针对目前国内临床检验的现状,有关专家经多次研究讨论、参考相关文献,对尿液沉渣检查标准化提出如下标准化建议。

一、材料与器械

1. 收集标本的容器

(1) 收集和运送尿液的容器应由不与尿液成分发生反应的惰性材料制成,洁净、防漏、防渗,一次性使用;容积应 >50ml,圆形开口的直径应 >4.0cm,具有较宽的底部。尽可能使用具有安全、易于开启的密封装置,以保证标本运送安全。

(2) 用于离心尿液的离心管,应具备以下条件:清洁、透明、带刻度,刻度上应至少标明10ml、1ml、0.2ml,容积应 >12ml,试管底部呈锥形或缩窄形。试管口尽可能具有密封装置。最好使用不易破碎的一次性塑料或玻璃离心管。

(3) 用于尿液沉渣分析的容器、离心管、玻片必须能进行标记,便于患者标本的识别,且应保持洁净。

2. 尿沉渣计数板　尿沉渣的量和压(涂)片厚度是标准化重要环节,在普通玻片上随意滴加沉渣液或加盖玻片(甚至不加盖玻片),不能提供标准化的结果。建议使用标准化的沉渣计数板。

3. 离心机　采用水平式离心机,离心时应盖上盖,以保证安全。离心时,机内温度应尽可能保持 <25℃,离心机相对离心力(RCF)应在 400g 左右。离心机转速与相对离心力的换算公式为:

$$g=11.18 \times (rpm/1\,000)^2 \times R;或:rpm=1\,000 \times [400/(11.18 \times R)]^{1/2}$$

(注:rpm 为每分钟转数;R 为离心半径,指从离心机轴中央到离心管底部的距离;g 为相对离心力)

例如：

水平离心机半径为 20cm 时，采用 1 338r/min（或 1 350r/min）

水平离心机半径为 16cm 时，采用 1 495r/min（或 1 500r/min）

水平离心机半径为 10cm 时，采用 1 892r/min（或 1 900r/min）

4. 显微镜 尿沉渣检查尽可能使用具有内置光源的显微镜，光线强度可调，应具备 40 倍、10 倍的物镜和 10 倍的目镜。同一实验室如有多台显微镜，各显微镜的物镜及目镜的放大倍数应一致。

5. 自动化设备 有条件的实验室也可使用各类自动、半自动的尿液有形成分分析仪作为尿液有形成分分析，或用作过筛，但此类仪器必须经权威机构认可。

6. 计算机数据处理系统 在有条件的单位，可使用计算机成像系统的显微镜、标准化的沉渣检测系统和相关辅助软件来自动处理结果，但检查方法和尿液有形成分分析结果报告方式须标准化。

二、标本的收集及运送

1. 标本的收集 实验室工作人员、医生、护士必须对患者留尿进行指导、务必使尿道口保持清洁。随机尿液标本的留取无特殊时间规定，但患者必须有足够的尿量（30~50ml）；晨尿指患者起床后第一次尿；收集"时段尿"时，应告知患者时间段的起点和终点，起始是先排空膀胱；尿三杯试验留尿时间要分段明确，做好标记。送检单上应注明留尿时间、送检时间。

2. 标本的运送 按上述要求留取尿液应在 2h 内完成检验，如果标本收集后 2h 内无法完成分析，可 2~8℃冷藏，6h 内完成检验；如仅做尿液有形成分分析，可在尿标本中加适量防腐剂（大多使用 400g/L 的甲醛溶液，每升尿液加入 5ml。应注意甲醛过量时可与尿素产生沉淀物，干扰显微镜检查）。

3. 标本的标记 标本容器必须有标记，包括患者姓名、特定编码（或住院患者的病区、床号）、标本收集时间。标签应贴在容器上，不可贴在盖上。

4. 标本的接收 实验室应建立严格的标本接收制度，工作人员在接收标本时，必须检查标本容器是否符合要求，标记内容与医生所填写化验单是否一致；从留尿到接收标本的时间是否过长；标本是否被污染。尿标本量不少于 30ml，在特殊病例不可能达到此要求时（如小儿、烧伤、肾衰无尿期），应在检验报告单上注明收到的尿量、检查方法（离心或未离心）。

三、尿液有形成分分析的操作步骤

1. 离心 离心管中倒入充分混匀的尿液至少 10ml，RCF 400g，离心 5min。离心后倾倒或吸去上清液，离心管底部残留尿液的量应在 0.2ml 处，使之浓缩 50 倍。

2. 镜检 沉渣液混匀后，取 1 滴（约 15~20μl）充液到标准尿沉渣计数板里（按说明书操作），先用低倍镜观察，后用高倍镜。计数细胞或管型，按 ××/μl 报告。尿结晶、细菌、真菌、寄生虫等以 +、++、+++、++++ 或 1+、2+、3+、4+ 形式报告。

（1）尿结晶、盐类的报告方法：

尿结晶：–——0；1+——1~4 个 /HPF；2+——5~9 个 /HPF；3+——大于 10 个 /HPF。

盐类：–——无；1+——少量；2+——中等量；3+——多量。

（2）原虫、寄生虫卵的报告方法：–——0；1+——1~4 个 /HPF；2+——5~9 个 /HPF；3+——

10 个 /HPF。

（3）细菌、真菌的报告方法：-——0；±——数个视野散在可见；1+——各个视野均可见；2+——数量多或呈团状集聚；3+——无数。

3. 尿沉渣的检查内容 应包括①细胞：红细胞、白细胞、吞噬细胞、上皮细胞（肾小管上皮细胞、移行上皮细胞、鳞状上皮细胞）、异形细胞等；②管型：透明管型、细胞管型、颗粒管型、蜡样管型、脂肪管型、混合管型、宽幅管型等；③结晶：磷酸盐、草酸钙、尿酸结晶和药物结晶等；④细菌、寄生虫（或卵）、真菌、精子、黏液等；⑤临床医生特殊要求的其他成分。

4. 其他方法 有条件的实验室应开展各种尿液有形成分的染色检查，配置多种类型显微镜（如相差显微镜、偏振光显微镜等），以便于有形成分的进一步鉴别。

尿液沉渣检查仅为尿液分析的一部分，应结合尿液理学、化学检查及临床资料综合分析，再发出报告。尿沉渣应建立质量保证体系，同时应进行尿沉渣检查的专业培训，技术未达到熟练程度要求者，不得上岗。

第二节　尿液有形成分分析方法间差异分析

尿液有形成分分析有传统的显微镜检查法，有干化学过筛法、各种自动或半自动化仪器分析法，本节根据已有的文献报道和作者长期积累的经验，对不同方法间差异进行归纳和分析，供各位参考。

一、红细胞和白细胞检查在不同方法间的差异

尿液中的红细胞和白细胞检查，使用干化学法、显微镜检查法和有形成分分析仪法，所得结果并不完全相同，各类分析方法原理、使用设备和基本操作各不相同。各种方法都有其特定的优点，也有其不足，但是相互间具有一定关系，并相互补充。各种方法都具有一定的局限性，也会出现"假阴性和假阳性"问题。表 10-1 以公认的、传统的显微镜检查法作为"金标准"，因此干化学法和尿液有形成分分析仪器法均表现出各种不同的假阴性和假阳性问题。在"假阴性"和"假阳性"问题上，特殊加注了双引号，因为这是以显微镜检查法作为标准的判断，其中一些问题并非假性结果，如细胞溶解问题。

三种不同的方法用于尿液有形成分检查，其各种方法、原理以及局限性可能使所得到的结果不完全相符，应该对其进行综合分析判断，并将分析意见提供临床参考。

表 10-1　尿液有形成分"假阴性"和"假阳性"问题分析

方法学	项目	"假阴性"问题	"假阳性"问题
干化学法	红细胞（潜血）	① 尿中 Vit C>2.8mmol/L，可造成尿隐血假阴性，大剂量服用或输注 Vit C 可引起假阴性 ② 高比重或高渗尿可降低反应的敏感性 ③某些抗溶性红细胞不易裂解，造成反应敏感性下降	① 肌红蛋白可产生阳性结果 ② 尿液中出现对热不稳定酶，可造成假阳性，须加热后去除干扰 ③ 陈旧尿、碱性尿、低比重尿、低渗尿均易造成红细胞破坏 ④ 某些氧化物如次氯酸盐污染可导致假阳性

续表

方法学	项目	"假阴性"问题	"假阳性"问题
干化学法	红细胞（潜血）	④ 标本已经沉淀,测定前未充分混匀,或黏液丝包裹细胞 ⑤ 干化学试纸失效问题 * 有抗 Vit C 干扰能力的试纸除外	⑤ 泌尿道感染某些微生物产生的过氧化物酶可造成假阳性反应 ⑥ 干化学试纸受潮、失效或非配套试纸 ⑦ 某些特殊颜色的尿
	白细胞（粒细胞酯酶）	① 不与淋巴细胞和单核细胞反应 ② 尿中白蛋白含量 >3g/L,可造成粒细胞酯酶反应敏感性降低 ③ 大量头孢菌素、庆大霉素、四环素、吲哚酸等药物以及高浓度草酸可降低反应敏感性或导致假阴性 ④ 高比重和高葡萄糖尿也会使粒细胞酯酶反应结果降低 ⑤ 标本已经沉淀,测定前未充分混匀,或黏液丝包裹细胞	① 陈旧尿标本可造成白细胞溶解。离心过度也会破坏白细胞膜 ② 尿中污染甲醛或高浓度胆红素或使用某些药物(如呋喃坦啶)时,可产生假阳性 ③ 阴道分泌物的污染 ④ 干化学试纸受潮、失效或非配套试纸 ⑤ 某些特殊颜色的尿
UF-100	红细胞	红细胞破坏	结晶、大量细菌、酵母菌、精子细胞、卵磷脂小体等可干扰红细胞计数准确性
	白细胞	白细胞破坏	大量上皮细胞、肾小管上皮细胞、滴虫、小圆上皮细胞等可能被误认作白细胞
	其他	—	黏液丝、纤维、上皮细胞等较长物质被误认作管型;白细胞、白细胞团和结晶过多也会出现管型假阳性报告。管型和结晶成分鉴定仍需显微镜检查
IQ-200	红细胞	红细胞破坏	影像识别错误,不典型的成分如草酸钙结晶、酵母菌、真菌孢子等影响红细胞辨识
	白细胞	白细胞破坏	较小的小圆上皮细胞、肾小管上皮细胞误认。鳞状上皮细胞核误认
	其他	管型或结晶形态不典型,漏认	① 管型过筛值设置 > 0 个 /μl 时,大大增加了阳性结果的数量 ② 细菌、盐类结晶上皮细胞聚集,易产生假阳性判断 ③ 标本中杂质或有形成分密度过大会导致图像模糊,难以准确辨认而引起误判。可以采用稀释尿标本方法来处理

续表

方法学	项目	"假阴性"问题	"假阳性"问题
其他影像型尿液有形成分分析工作站	红细胞	标本未混匀,标本沉淀时间不足、红细胞破坏等因素 仪器漏检问题	数字照片拍摄不够清晰,造成电脑软件或人工识别对红细胞的误认,如酵母菌、脂肪滴、草酸钙结晶、磷酸盐结晶等
	白细胞	标本未混匀,标本沉淀时间不足、白细胞破坏等因素 仪器漏检问题	数字照片拍摄不够清晰造成电脑软件或人工识别对白细胞的误认。如花粉颗粒、小圆上皮细胞或鳞状细胞核等
	其他	管型或结晶等因体积过大、过长,可能处于视野边缘,造成仪器不能准确拍摄全貌照片,或数字照片不够清晰而漏认	对形态不典型、或拍摄不清晰的照片所反应的各种成分的误认

在酸性和低渗环境中,红细胞极易溶解,如尿比重在 1.007 以下时,红细胞的溶解度为 100%,这样即使存在血尿,也会发生较快速的溶解,显微镜下可找不到或很少有红细胞。如果同时做显微镜检查和隐血试验,血尿将会极大地减少遗漏问题。

二、管型和结晶检查法的不同

管型和结晶的确认问题:目前尚未有某一型号的自动化仪器能够完全准确地给出管型和结晶报告,特别是对管型正确分类和结晶的准确鉴定。

1. 管型问题 一般说来,管型出现应该同时伴有尿蛋白的出现,因此当干化学蛋白定性或湿化学法蛋白定性为阳性时,才有可能在尿液中发现管型,因为管型构成的机制是有蛋白质存在的前提下才能够形成和出现。但是最近屡有文章或者检验者临床实践证实,本书作者也曾经发现过在干化学法蛋白质定性为阴性的情况下,见到透明管型甚至颗粒管型的出现。

滴注大剂量青霉素的患者,尿液分析仪干化学法测定蛋白产生假阳性结果。出现细胞管型和颗粒管型的标本,大多来自急性和慢性肾炎患者,在临床上大多数使用过青霉素治疗,此时应该使用湿化学法(如磺基水杨酸法)进行蛋白定性实验。此外尿干化学法对不同类型的蛋白质检测敏感性不同,对白蛋白反应敏感,而对球蛋白、血红蛋白、本周蛋白不敏感。

各种品牌的干化学法蛋白测定敏感性一般在 0.15~0.3g/L,而一般公认的正常人尿液微量白蛋白含量应该小于 0.25g/L。若正常人或患者尿中有微量的白蛋白排出,从理论上说,仍有形成管型的基础。在这些干化学法尿蛋白呈"阴性"的标本中偶然发现管型就可以理解了。

TH 蛋白为一种大分子糖蛋白,其分子量在 9 万 ~23 万,属于肾小管上皮细胞分泌的一种特殊蛋白,也是构成管型的基质蛋白。目前尚无某种干化学试纸说明中明确表明可以检出 TH 蛋白,因此干化学筛检的尿蛋白阴性并不代表 TH 蛋白阴性。

2. 结晶问题 结晶是一种形态多变的物质,如尿酸结晶可出现 10 余种不同类型的形态,且大小相差悬殊,人工辨认尚需丰富经验,必要时甚至需辅助相差显微镜、偏振光显微镜或化学鉴别等技术手段。因此目前技术条件下,还没有某种类型的尿液有形成分分析仪能够准确识别尿中的各种结晶体。尽管检出一些结晶,也不能对其进行准确的分类和亚类定性。某些体积小的结晶还会被仪器误认做细胞,这是需要提醒使用者注意的;而某些体积较大的结晶则可能被仪器忽略。非晶形磷酸盐、非晶形尿酸盐等会导致尿液外观出现混浊,而这些非晶形盐类结晶仪器法基本无法识别,而且还会对其他有形成分的识别造成干扰,须引起使用者注意。

干化学法一般无法筛检出尿液结晶,但是 pH 可以提示酸性尿或碱性尿,因此出现结晶时可协助判断结晶的类型。出现胆红素结晶时,一般尿胆红素定性实验为阳性,因此干化学法胆红素阳性时,应注意寻找是否有胆红素结晶出现。

三、显微镜检查法存在的问题

虽然显微镜检查法作为"金标准",但是也有他的不足之处。例如当出现红细胞溶血现象时,显微镜法会报告出假阴性的结果。采用离心技术时、标本放置时间过长时,都会造成细胞破坏、细菌生长、甚至细胞形态发生改变,造成人工鉴别困难。

而检验技术人员的经验不足,也会将酵母菌、脂肪小滴、小气泡、外界混入的小型颗粒(如粉尘、花粉)误认为是细胞成分,而出现假阳性结果。如果技术人员对形态学检验不熟悉,可能会对不认识的成分忽略或不报告。

尿液中有形成分是复杂的,可能尚有许多不为人熟悉的成分还会出现和发现,因此从事此项工作的检验者应该不断加强学习、采用新的科技手段、增加研究和讨论,提高尿液有形成分检查的技术水平。

第三节 离心与非离心定量计数法的差异探讨

尿液细胞有形成分分析是临床实验室常用的分析方法,对于泌尿系统疾病的诊断和鉴别诊断有重要的参考价值。有时为了观察疾病的进展和疗效,经常将细胞定量的方法作为诊断指标。为规范细胞定量计数法,美国 NCCLS 和中华检验学会分别对尿液有形成分定量提出了规范的操作方法。但实际应用中还是有显著差别,为了探讨这种差异的原因,寻求更准确的定量计数法,一些作者进行了相关的研究,特别是尿液有形成分的定量计数,采用离心法和非离心法之间确有明显不同。

研究者使用 EDTA-2K 抗凝的新鲜正常的全血样本,用血细胞分析仪为其准确测定红细胞数值,再使用正常人新鲜尿液(经过滤,无细胞和结晶)将红细胞配制成浓度分别为 1 000.0 个 /μl、500.0 个 /μl、250.0 个 /μl、125.0 个 /μl、62.5 个 /μl、31.3 个 /μl、15.6 个 /μl 和 7.8 个 /μl 的样本。

分别使用四种方法其进行测定:①不离心直接显微镜下用计数板计数,直接计数 1μl 体积内细胞数量(表 10-2);②离心沉淀后显微镜下用计数板计数,计数 1μl 体积内细胞数量,换算回原尿中的细胞数量(表 10-3);③UF-100 流式尿液有形成分分析仪,直接计数标本中的细胞数量(表 10-4);④AVE-763 尿液有形成分分析仪,不离心直接对尿中有形成分进行定量计数(表 10-5)。

表 10-2 不离心镜检法检测定结果

医院	理论定值细胞数 /μl								
	浓度 1 000.0	浓度 500.0	浓度 250.0	浓度 125.0	浓度 62.5	浓度 31.3	浓度 15.6	浓度 7.8
中国人民解放军总医院	1 002.0 ± 167.0	539.0 ± 45.0	266.0 ± 41.0	134.0 ± 15.0	70.7 ± 12.0	33.2 ± 4.8	15.3 ± 3.7	7.3 ± 3.3
北京协和医院	945.0 ± 106.0	465.0 ± 54.0	248.0 ± 67.0	121.0 ± 12.0	68.8 ± 4.0	28.8 ± 7.0	14.5 ± 3.5	7.5 ± 1.9
北京天坛医院	1 007.0 ± 56.0	497.0 ± 44.0	267.0 ± 43.0	129.0 ± 22.0	60.2 ± 6.9	28.8 ± 6.7	17.7 ± 4.2	8.5 ± 2.1
平均值	984.6 ± 115.0	500.6 ± 54.0	260.1 ± 49.0	128.0 ± 17.0	66.6 ± 9.1	30.3 ± 6.5	15.8 ± 3.8	7.78 ± 2.4
与理论值的偏差	−1.54%	0.11%	4.04%	2.40%	6.49%	−3.27%	1.50%	−0.28%

表 10-3 离心沉淀后测定结果

医院	理论定值细胞数 /μl								
	浓度 1 000.0	浓度 500.0	浓度 250.0	浓度 125.0	浓度 62.5	浓度 31.3	浓度 15.6	浓度 7.8
中国人民解放军总医院	419.0 ± 41.0	246.0 ± 22.0	114.0 ± 17.0	54.2 ± 8.0	27.7 ± 8.2	15.6 ± 1.5	8.1 ± 1.3	3.2 ± 1.0
北京协和医院	408.0 ± 58.0	214.0 ± 11.0	122.0 ± 13.0	73.4 ± 11.9	29.3 ± 2.1	13.2 ± 2.0	7.2 ± 0.6	2.3 ± 0.3
北京天坛医院	400.0 ± 36.0	247.0 ± 13.0	102.0 ± 14.0	61.6 ± 12.8	29.5 ± 7.4	15.0 ± 1.4	8.8 ± 2.2	3.6 ± 1.8
平均值	401.0 ± 39.0	235.0 ± 21.0	106.0 ± 14.0	63.4 ± 11.8	29.7 ± 6.0	14.4 ± 1.9	8.2 ± 2.0	3.1 ± 1.6
与理论值的偏差	−59.9%	−52.9%	−57.6%	−49.3%	−52.6%	−54.0%	−47.7%	−60.7%

表 10-4 UF-100 流式尿液有形成分分析仪测定结果

医院	理论定值细胞数 /μl							
	浓度 1 000.0	浓度 500.0	浓度 250.0	浓度 125.0	浓度 62.5	浓度 31.3	浓度 15.6	浓度 7.8
中国人民解放军总医院	929.0 ± 3.1	485.5 ± 8.8	247.2 ± 7.4	126.3 ± 4.2	63.0 ± 1.8	32.1 ± 2.2	16.0 ± 1.0	8.7 ± 0.8
北京协和医院	943.0 ± 4.4	490.2 ± 10.0	250.7 ± 5.4	126.7 ± 3.6	62.5 ± 1.7	32.2 ± 2.8	15.5 ± 1.3	8.1 ± 0.7
北京天坛医院	924.5 ± 3.8	478.9 ± 7.3	246.9 ± 4.9	124.2 ± 3.2	63.0 ± 2.9	32.9 ± 2.9	16.8 ± 1.8	7.6 ± 0.7
平均值	932.2 ± 8.9	484.9 ± 9.6	248.3 ± 5.9	125.7 ± 368.0	62.8 ± 2.0	32.4 ± 2.5	15.9 ± 1.2	8.1 ± 0.8
与理论值的偏差	−6.77%	−3.03%	−0.70%	0.58%	0.50%	3.45%	1.80%	3.88%

表 10-5 AVE-763 尿液有形成分分析仪测定结果

医院	理论定值细胞数 /µl								
	浓度 1 000.0	浓度 500.0	浓度 250.0	浓度 125.0	浓度 62.5	浓度 31.3	浓度 15.6	浓度 7.8
中国人民解放军总医院	1 028.0 ± 66.0	530.0 ± 42.0	267.0 ± 19.0	134.0 ± 22.0	66.7 ± 10.0	30.2 ± 7.0	16.2 ± 6.0	7.2 ± 2.0
北京协和医院	1 012.0 ± 16.0	532.0 ± 16.0	225.0 ± 39.0	124.0 ± 20.0	50.6 ± 11.0	27.8 ± 5.0	14.3 ± 3.0	6.2 ± 2.0
北京天坛医院	1 030.0 ± 53.0	497.0 ± 16.0	261.0 ± 24.0	124.0 ± 18.0	63.8 ± 9.0	29.7 ± 4.0	12.5 ± 1.0	7.5 ± 2.0
平均值	1 023.7 ± 49.0	519.5 ± 31.0	251.1 ± 33.0	127.6 ± 19.0	60.4 ± 12.0	29.2 ± 5.0	14.3 ± 4.0	6.97 ± 2.0
与理论值的偏差	2.37%	3.90%	0.43%	2.06%	−3.43%	−6.57%	−8.12%	−10.83%

四种定量方法的结果和实际定值细胞数的百分比误差的数据表明,不离心镜检法的结果随样本浓度减低误差稍有加大。AVE-763 尿液有形成分分析仪的结果数随样本浓度减低误差加大。UF-100 流式分析仪的结果随样本浓度减低误差明显减小。离心镜检法的结果与随样本浓度减低误差明显加大,且最明显。结果证明大面积、多细胞数量样本目测计数的误差较小,接近于真值。

尿液有形成分检查主要有定性检查和定量检查两类。20 世纪 80 年代起很多专家建议采用更加科学的定量报告方式,能更加客观的表达尿液中各种细胞成分,并建议采用每微升细胞数量(×× 个细胞 /μl)的方式。

从表 10-2~ 表 10-5 可以看出,四种不同定量方法实验结果差别很大,与各浓度样本理论值最为接近的是不离心大面积计数的方式,其计数的精密度与细胞计数量有关。众所周知,每次计数的细胞在计数板内分布的不同,就会产生一定的误差,按照其计数误差精密度计算公式:$CV\% = 1/\sqrt{计数细胞量} \times 100$ 的规律,计数的细胞越多,结果的不确定度越小。

从表 10-4 和表 10-5 可以看出,AVE-763 尿液有形成分分析仪和 UF-100 流式细胞尿液有形成分分析仪的计数结果也接近于理论值。但 UF-100 流式细胞尿液有形成分分析仪在计数高浓度标本时,仍有一定误差,提示在检测含过高数量的细胞尿液时,比如肉眼血尿等,要进行标本稀释后再进行检测。AVE-763 分析仪在低浓度时,误差较大,这可能是细胞数少或分布误差所导致。图 10-1 为四种计数方法与理论值的误差图。0 为理论值,而离心镜检法的最大误差可达到 60%。

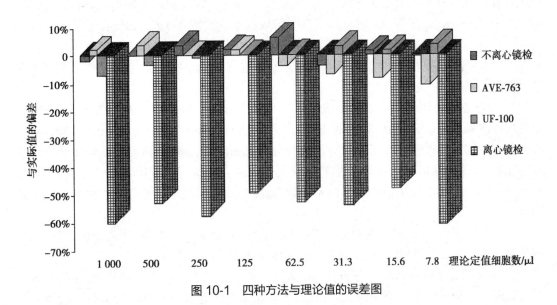

图 10-1　四种方法与理论值的误差图

离心法检测结果与理论值相差很大,产生这种误差的原因可能有以下几个方面:①虽然标本经离心,大部分有形成分离心到管底,但上清液中仍存有部分细胞,特别是肾病性尿中陈旧红细胞血红蛋白可溢出(成为影细胞);②部分细胞在离心时细胞破坏;③沉淀物未全部沉入离心管的乳头内;④离心后因取样振动或倾倒上清液时,部分细胞会重新悬浮起来;⑤离心后的沉渣是否混匀,混匀时会出现物理性破坏因素;⑥计数的悬液细胞在计数池内的分布误差;⑦试管管壁的黏附和细胞的贴壁问题,而且不同材质的试管都有不同;⑧在计算结果时需除以 50 这个浓缩系数,小的误差被放大;⑨其他未发现的可造成误差的因素。

据实验结果,就离心法和不离心法在尿液细胞计数问题上不难得出这样的结论:非离心法、多体积计数的原则,是能够更加准确计数尿中细胞真实数量的方法,其所受影响因素较少。但同样不能否认离心法的最大优点,就是能够充分浓缩标本,早期发现更多尿中排出的、具有诊断价值的且含量较少的病理成分,此法仍是尿液形态学常规检查中的重要方法。

第四节 当今尿液有形成分分析存在的问题

尿液有形成分检查具有上百年的历史,其检查方法虽然在不断进步,逐渐有新的技术和设备问世,但是作为最基础的检查方法——显微镜检查方法仍然被认为是最经典的方法。而在当今自动化迅猛发展的情况下,对尿液有形成分检查的应用频率、方法、责任、信心不容乐观,尚存大量问题,这些问题可以从技术层面、管理层面和教育层面三个方面来分析。

一、技术层面

1. 留取尿标本不标准 正确的留取新鲜尿标本并将其迅速送往实验室对尿有形成分检查的准确性有很大关系,标本留取的好坏直接影响尿液有形成分分析的最终结果。在进行尿液有形成分分析前对收集尿液容器、尿量、收集方法、时间和标本种类(晨起第一次尿、第二次尿、随机尿、定时尿、1h 尿、12h 尿等)、留取标本前的准备工作(如饮食和饮水量的控制、药物因素、中段尿或清洁外阴部等)都需要严格控制。在临床工作中很少有医生或护士在要求患者做尿检查前,能详细给患者解释正确留取尿液标本的要求,也是难于做到标准化的因素之一。

2. 检查方法不统一 尿液有形成分检查可分为离心法和非离心法、定量法和定性法、染色法与非染色法、人工操作和仪器法等几大类。各种操作要求不一,参考值不能通用,敏感性各有不同。这些都导致了尿液有形成分应用上的麻烦。虽然有《全国临床检验操作规程》的规定和《尿液沉渣检查标准化的建议》,但各地方在执行过程中和习惯用法上,仍然很难达到统一。此类由于检验方法的不一致性,将导致检验结果的差异和检验结果的不通用性。

3. 检验过程中的操作步骤和影响因素多 在实验过程中,标本量、离心速度、离心的影响因素、时间、沉渣量、玻片和显微镜等也是造成结果出现差异的影响因素。

4. 干化学和尿液有形成分分析仪器的发展 出于对仪器分析的过分依赖,使得原有的尿液有形成分分析水平不断下降,这其中有人员配备的不足、收费过低、检验科室领导不重视、检验人员本身素质问题,导致近年来显微镜检查比例逐渐降低,甚至取消。已经有许多专家看到这一严重问题,不断呼吁各医院和检验参与者提高对尿液有形成分的显微镜检查的意识,加大投入和引起重视,不要荒废临床基础检验工作中这一具有特殊意义的工作。

5. 缺乏良好的质控方法 在各种形态学检验方面,比较缺乏的就是良好的质量管理系统或模式。目前国内外也没有适当的尿液有形成分检查的室内或室间质量控制和评价方式,也是导致尿液有形成分检查的进展受到制约和影响的因素之一。

6. 缺乏科研工作　尿液有形成分检查是一项基础性实验工作,需要从生理和病理角度开展基础性研究工作。很多新的技术虽然已经介绍多年,或者在国外的科研工作中已经取得进展,但是在国内关于各种尿液检查技术、染色技术、形态鉴别技术等仍然停留在传统方法上,开展结合临床的科研项目更少,与临床联系不够,缺乏多学科或多技术角度的科学实验研究。所涉及的改进只停留在采用新型尿液有形成分分析仪的应用上,缺乏用现代化手段、新技术、新方法的科学研究工作。

二、管理层面

1. 收费价格偏低　尿液有形成分检验收费水平很低,不是医院科室收入的主要来源,因此对这个项目的检验处于不关心状态,尽管中华检验医学会及许多老专家,如顾可梁教授、陈宏础教授、金大鸣教授等不断呼吁加强对形态学检验的重视,但问题仍然没有得到很好地解决。

2. 人员安排不足　许多医院工作量很大,不能配备合理的人员,导致显微镜形态学检验人手不足。这里所指的人员应该是具有一定形态学检验经验的专业人员,特别是具有尿液有形成分检验经验的专业人员。具估算要在 30min 内发出尿常规检查报告,日工作量在 200 个尿标本的单位,要有 3 名检验工作者认真工作。

3. 人员调配问题　例如一个长期从事生化和免疫检验专业的人,遵循值班安排,或临时调动到常规室值班,当发现一个尿液需要进行有形成分分析时,他能否有很好的形态学检验经验和能力,是否能够正确操作、正确识别和正确报告所发现的内容呢?

4. 个人技术问题　形态学检验需要有经验丰富的专业技术人员,需要训练有素并能长期从事尿液有形成分的检查的技术力量。目前很多专业人员不愿意从事基础检验工作,对形态学检验缺乏深入了解和掌握。年轻的专业人员学历高、英文好,喜欢操作大型仪器和用电脑工作,喜欢参与生化或免疫方面的检验工作,尽管到临检值班,也并不深入研究和了解临检专业工作中的许多问题,特别是形态学检查问题。如 2007 年春季的"茶水尿事件",部分检验者将某些类似细胞的成分误认作尿中的白细胞,就是一个典型的事例。

三、教育层面

1. 学校教育问题　从根本上说,许多检验专业毕业的学生在校期间,尿常规检查这个课程仅有 1~2 学时,甚至在实验课中很少能见到真正阳性的标本,而多以看幻灯或图谱的方法取代。因此来到医院工作后更不能准确辨认显微镜下的异常成分,给今后从事这个专业工作造成了明显的先天不足。工作以后如果缺乏自主学习、深入研究的精神,都会导致个人在形态学检验方面能力下降。

2. 在职培训问题　刚刚毕业的学生在从事形态学检验时,不要认为他们已经具备这个能力,实际上他们仍然缺乏有经验的老师的细心指导,特别是镜下的直接辅导。在尿液有形成分检验方面,需要安排有经验的检验者带动年轻同事,遇到复杂或少见的问题时,需要及时请教有经验的老师。

3. 继续教育问题　继续教育课程方面,尿液有形成分检查的课程稍显不足。在全国或地方举办的各种专题报告、学术年会或培训班中,应该适当安排形态学检验的讲座、讨论或读片讨论会议。这其中应该包括血液学、体液学和细胞学等内容。

因此要做好的尿液有形成分分析,要克服的困难有很多。正因为有这些因素存在,才需要更加重视这一问题,采取各种方法解决这些问题。尿液有形成分检查的意义非同一般,必须引起重视,是需要检验专业人员共同参与和从事的一个重大的课题。

四、解决办法的参考意见

配备合理的工作人员,使他们能够有充足的时间完成形态学检验。对尿液有形成分分析来说,最好采用中华医学会推荐的离心沉淀法检查,有条件的单位应该配合尿液有形成分分析仪器协助筛查,出现阳性反应或可疑反应,需显微镜下核实后再发出检验报告。

检验专业毕业生毕业后应该由有经验的老师带领并指导,经过一定时间训练后,经指导老师认可才能从事形态学检验工作,才能够独立出报告。

建议从事形态学检验的技术人员,例如骨髓、血片、尿液有形成分、寄生虫、精液、体验等检验项目,在上岗前均需要得到再次培训,考核合格后上岗,也可由专业学术机构发给相关形态学检验的上岗证书。

在继续教育方面,加大形态学检验继续教育的内容,通过读片会、病例讨论会等方式给大家提供有代表性、典型性、特殊性及罕见类型的形态学图片,使得大家有机会互相学习和提高。

在形态学检验方面投入更多的力量或制定相应政策,强调形态学检验工作的重要性。有条件的话配备显微镜数码摄影系统,对异常发现进行拍摄存档,以供学习、讨论、研究、资料库建设等方面的应用。这样才能不断提高临检专业中形态学检验水平。

有能力的专家可出版优秀的图谱类书籍,实验室也应该准备相应的形态学图谱类资料,供检验人员随时参考和学习,在必要时可对比观察和用于辅助判断。也可通过专业互联网站提供学习资料,图谱类信息。

有能力的医疗单位和科研单位,可联合厂商开展尿液有形成分的科研工作,投入人力和资金支持。

各级临检中心加强形态学检验方面的考核评价,甚至是现场考核,限定时间和条件,以了解检验科在形态学检验方面的真实水平。

在临床检验工作中形态学检验是最能表达这个专业特点和个人能力的亮点。希望能引起各级专业管理人员和技术人员的重视,不断提高我国临床检验技术水平,特别是形态学检验的技术水平。

第五节 尿液和粪便有形成分自动化分析专家共识

该专家共识由中国医疗器械协会检验医学分会形态学自动化分析专业委员会多位专家经过4次会议讨论及修改而完成。

一、引言

由于临床检验自动化技术的快速发展,特别是在形态学检验领域的发展,各种原理的尿液有形成分分析设备及粪便有形成分分析设备快速发展,为广大用户在使用此类设备时带来一些问题,特别是在仪器使用、与尿干化学分析仪联合使用、复检、报告审核签发等方面带来一些困惑。由中国医疗器械协会检验医学分会形态学自动化分析专业委员会成员和相关领域专家分别于 2016 年 9 月和 12 月、2017 年 1 月和 7 月共四次对国内应用尿液及粪便有形成分分析仪的现状进行了讨论,强调此类仪器均属于过筛性仪器,必须进行复检和审核后才能发出报告。据此达成专家共识,希望用户在应用此类检验设备时更加关注这些共识要求,同时也对厂商在设备的研发、设计、宣传、生产中遵循"共识"精神,提高产品研发制造水平。

二、共识正文

1. 尿液有形成分形态学检查是尿液常规检验不可缺少的组成部分,其中红细胞、白细胞、管型、上皮细胞、肿瘤细胞、尿结晶、细菌和真菌及寄生虫等有形成分的识别对疾病的鉴别诊断、疗效观察、预后判断、科研及临床教学工作中有重要价值,应在尿常规检验工作中予以重视。

2. 研究表明,尿红细胞形态学分析对肾性血尿和非肾性血尿的鉴别有重要参考价值,而红细胞形态的变化特征和分类对不同类型肾脏疾病的鉴别诊断有不同的提示作用。以往采用普通光学显微镜或相差显微镜对尿红细胞的形态进行鉴别,随着数字图像分析技术的成熟,为不同类型肾脏疾病的鉴别诊断提供更丰富、更客观、更精确的指标,应该加强此方面的研发和推广。

3. 应重视尿液有形成分分析仪检测结果的复检及审核问题。尿液有形成分复杂且多变,规范的显微镜检查是尿液有形成分检测的"金标准"。使用数字图像法仪器检测的结果为阳性时,需要对仪器拍摄的实景图像进行人工审核并确认。使用非数字图像法仪器检测的结果为阳性时,必须用尿液有形成分检测的参考方法进行镜检。

注:尿液有形成分检验结果为阳性(如红细胞、白细胞、管型等超出各实验室设定的参考范围)。

(1) 当尿液干化学分析结果潜血(红细胞)、粒细胞酯酶(白细胞)、蛋白均为阴性时,尿液有形成分分析仪检测尿红细胞、白细胞和管型的结果在参考范围内,可免除样本图像审核或显微镜检查。

(2) 尿液有形成分分析仪检测尿红细胞、白细胞、管型等结果呈阳性,均需进行图像审核,不能提供图像审核的仪器,需显微镜镜检确认。

(3) 当尿液干化学检查的潜血(红细胞)、粒细胞酯酶(白细胞)检测结果与尿液有形成分分析仪检查结果出现不符时,需进行图像审核,不能提供图像审核的仪器,需显微镜镜检确认。

(4) 尿液干化学分析仪测得尿蛋白结果为阳性,需对尿液有形成分分析仪测得的结果进行实景图像审核,不能提供图像审核的仪器,需显微镜镜检确认。

(5) 当尿液有形成分的图像审核依然不能满足鉴别要求时,应使用标准的尿沉渣检查方法进行显微镜镜检,必要时采用染色法或特殊显微镜法进行鉴别。

(6) 临床医师特殊要求镜检的尿液样本(如免疫抑制剂使用、肾病、泌尿系统疾病、孕妇、糖尿病等),需进行样本图像审核或显微镜镜检,必要时采用特殊鉴别方法确认。

4. 粪便检验对消化系统的炎症、出血、细菌或寄生虫感染、肿瘤等疾病的筛查有一定的参考价值。近年来,结直肠癌的发病率及死亡率逐渐上升,粪便隐血试验是结直肠癌无创筛查的重要手段。随着粪便检验自动化分析技术的发展和日趋成熟,粪便检验工作效率得到提升,检出率逐步提高,生物安全性得到更好的保障。呼吁临床重视粪便检验,建议将粪便隐血试验列入高危人群或 50 岁以上年龄组人群的粪便检验必查项目。

5. 采用粪便有形成分分析仪进行粪便有形成分分析,其设备性能与人工显微镜镜检法总符合率应≥80%。用于对比评估的样本总量应不少于 200 例,其中显微镜镜检确认的阳性标本不少于 30%。

6. 无论任何原理的粪便有形成分分析仪,其阳性有形成分的发现均应对仪器拍摄的实景图像进行人工审核,确认后方可发出阳性报告。在肠道寄生虫卵和虫体检验方面,粪便有形成分分析仪在检验和识别技术方面还有待进一步提高。

7. 鉴于尿液、粪便乃至其他体液(胸腹水、脑脊液、精液、分泌物)涂片中可出现形态变异的成分、少见罕见病例中的难于辨认的细胞、甚至可能是肿瘤细胞等情况,而目前我国高水平形态学检验医师或技师匮乏,使得我国细胞形态学检验面临新的课题。与会专家一致认为研发各类形态学检验数字图像技术的设备应逐步增加使用互联网＋、云计算、大数据分析与处理、远程会诊、在线质量管理和帮助服务等功能,促进我国 IVD 事业的发展,为提高我国检验医学形态学诊断水平多做贡献。

三、专家共识制定者名单

制定者按姓氏笔画排序

丁建文　　　爱威科技股份有限公司董事长
马骏龙　　　中国人民解放军总医院副主任技师
王　谦　　　山东大学齐鲁医院教授
王云立　　　迪瑞医疗科技股份有限公司总监
王玉林　　　深圳迈瑞生物医疗电子股份有限公司苏州副总经理
王国礼　　　威海市中心医院院长
王昌富　　　华中科技大学同济医学院附属荆州医院教授
王剑飚　　　上海交通大学医学院附属瑞金医院副主任技师
王海波　　　襄阳市科瑞杰医疗器械有限公司董事长
毛远丽　　　中国人民解放军总医院第五医学中心检验科主任
丛玉隆　　　中国人民解放军总医院教授
刘广华　　　杭州龙鑫科技有限公司产品经理
李　艳　　　吉林医药学院检验学院院长
李　莉　　　上海第一人民医院主任
李　泳　　　上海市临床检验中心主任技师
李彬先　　　北华大学附属医院检验科主任
李朝阳　　　深圳迈瑞生物医疗电子股份有限公司体外诊断事业部总经理
吴凤桐　　　第一汽车制造厂职工医院
张时民　　　北京协和医院副主任技师
陈文祥　　　国家卫生健康委临检中心主任
陈宝梁　　　国家卫生健康委检验中心临检组原组长

金大鸣　　　上海电力医院教授
周道银　　　上海长海医院主任技师
姜文波　　　杭州龙鑫科技有限公司董事长
顾可梁　　　江苏大学医学院(原镇江医学院)原副院长
唐爱国　　　中南大学湘雅二医院教授
常淑芹　　　迪瑞医疗科技股份有限公司部长
续　薇　　　吉林大学第一医院检验科主任
蒋　均　　　桂林优利特电子集团有限公司部长
傅学凯　　　贝克曼库尔特公司产品经理
廖清华　　　厦门信道生物技术有限公司总经理

(执笔:张时民　马骏龙)
2017-7-23 日终稿完成于苏州

参考文献

1. FOGAZZI GB,CAMERON SJ. Urine microscopy from the seventeenth century to the present day. Kidney Int, 1996,50:1058-1068

2. P.RATHERT S ROTH,MS SOLOWAY. Urinary Cytology:Manual and Atlas. 2th ed,Heidelberg,Springer-Verlag,1991

3. JAME S.STEVEN S SIMMON S. 实验诊断学 . 翁心植,主译 . 北京:人民军医出版社,1952

4. 费利著 . 尿液分析 . 吴山,黄业钦,译 . 广州:广东科技出版社,1980

5. 胡晓波 . 尿液有形成分检查历史与进展—从手工到自动化方法 . 医学仪器与试剂,2004,2

6. 丛玉隆 . 尿液沉渣检查标准化的建议 . 中华检验医学杂志,2002,25(4):249-250

7. 丛玉隆,秦小玲 . 既要发展现代技术也要继承经典方法 . 中华检验医学杂志,2005,28(2):129-130

8. 苏健 . 尿沉渣检查在肾脏疾病诊断和治疗中的应用 . 肾脏病与透析肾移植杂志,2005,14(2):169-173

9. 岳利民 . 人体解剖生理学 . 第 5 版 . 北京:人民卫生出版社,2007

10. 丛玉隆 . 尿液沉渣检查标准化的建议 . 中华检验医学杂志,2002,25(4):249-250

11. 叶应妩,王毓三 . 全国临床检验操作规程 . 第 2 版 . 南京:东南大学出版社,1997

12. 娄永新 . 尿沉渣成分的保存法 . 临床检验杂志,1990,8(4):191

13. 朱忠勇 . 尿分析进展 . 中华医学检验杂志,1999,22(1):19-21

14. 吴凤桐,张季,冯明年,等 . 染色及单克隆标记法检测尿沉渣的临床应用研究 . 中国中西医结合肾病杂志,2001,2(3):162-163

15. 吴凤桐 . 彩色尿沉渣图谱 . 长春:吉林科技出版社,1994

16. 吴凤桐 . 阿立新蓝 - 中性红染色方法检查尿沉渣及临床应用 . 中国厂矿医学杂志,1994,7(4):52.

17. 顾晓菁,胡晓波,熊立凡,等 . 尿嗜酸性粒细胞检查的初步探讨 . 上海医学检验杂志,1998,13(3)181

18. STERNHEIMER R. A supravital cytodiagnostic stain for urinary sediments. JAMA,1975,231;8.

19. STERNHEIMER R. MALBIN,B.Clinical Recognition of Pyelonephritis with a New Stain for Urinary Sediments. Am J Med,1951,11:312

20. 熊立凡 . 临床检验基础 . 第 3 版 . 北京:人民卫生出版社,2003

21. 张云虎 . 尿液沉渣实录彩色图谱 . 济南:山东科学技术出版社,2002

22. 丛玉隆 . 当代尿液分析技术与临床 . 北京:中国科学技术出版社,1998

23. 丛玉隆 . 检验与临床诊断—质量管理和常规检验分册 . 北京:人民军医出版社,2006

24. 李影林.临床医学检验手册.长春:吉林科学技术出版社,1987

25. 沈继龙.临床寄生虫学和寄生虫检验.第2版.北京:人民卫生出版社,2004

26. 张时民.关于"茶水尿液"问题的反思和商榷.中国医学论坛报,2007年4月12日

27. 顾可梁.尿沉渣镜检.上海医学检验杂志,2000,15(2):68-70

28. 顾可梁.尿有形成分分析几个问题.临床检验杂志,2006,24(1):74-74

29. 顾可梁.尿有形成分的识别与检查方法的选择.中华检验医学杂志,2005,28(6):572-575

30. 顾可梁.尿液检查分析前质量的调查与建议.临床检验杂志,2007,25(5):386-386

31. 顾可梁.尿沉渣检查的新进展.临床检验杂志,2004,22(5):395-395

32. 顾可梁.尿液有形成分染色检查法的选择.临床检验杂志,2002,20(8):22-24

33. 顾可梁.肾脏疾病与尿颗粒分析.江苏大学学报医学版,2002,12(3):304-305

34. 张时民,芦玉珍.试纸法和镜检法测定尿中白细胞和红细胞的比较.临床检验杂志,1994,12(1):45-46

35. 董德长,金大鸣.尿液沉渣检查不可忽视.上海医学检验杂志,2000,15(2):65-66

36. 顾可梁.尿液分析前检验物流管理的思考.江西医学检验杂志,2007,25(4):289-291

37. 朱立华.临床基础检验学实验指导.北京:人民卫生出版社,1999

38. 戚其学,陈燕,李迎旭.实用尿沉渣图谱.沈阳:沈阳出版社,2001

39. 丛玉隆,马骏龙,张时民,等.尿液细胞成分定量分析方法学研究.中华医学检验杂志,2006,29(3):211-213

40. P.Lamchiagdhase.Urine sediment examination:A comparison between the manual method and the iQ200 automated urine microscopy analyzer. Clin.Chim Acta,2005,358(8):167-174

41. Wah DT,Wises PK,Butch AW. Analytic performance of the iQ200 automated urine microscopy analyzer and comparison with manual counts using Fuchs-Rosenthal cell chambers. Am J Clin Pathol. 2005,123(2):290-296

42. 张代民,王晓军,赵炜,等.正常人尿液细胞定量分析参考值调查.实用医药杂志,2002,19(9):679

43. 巫小莉,杨一言.戴西斯R/S2003尿沉渣定量分析工作站临床实验观察.现代医院杂志 2004,4(1)31-32

44. 马骏龙,张时民,乐秀玲,等.中国人群尿液显微镜检测法有形成分结果调查.临床检验杂志 2006,24(2):81-84

45. 张时民,马骏龙,乐秀玲,等.北京地区正常人尿液有形成分参考范围调查.中华检验医学杂志 2007,30(1):63-65

46. 熊立凡.临床检验基础.第3版.北京:人民卫生出版社,2003

47. 王鸿利.实验诊断学.北京:人民卫生出版社,2005

48. 吴健民,鄢盛恺.实验诊断学实习指导.北京:人民卫生出版社,2005

49. 丛玉隆.现代尿液分析技术与临床.北京:人民军医出版社,2007

50. 金大鸣.UF-100型尿沉渣全自动检测仪评价.中华检验医学杂志,1998,21(3):190-191

51. 寇丽筠.临床检验基础学.北京:人民卫生出版社,2001

52. 刘成玉.临床检验基础实验指导.第2版.北京:人民卫生出版社,2003

53. 王建中.实验诊断学.北京:北京大学医学出版社,2004

54. 覃西,钱士匀.新编临床检验图谱.海口:海南出版社,2001

55. 王友宁.超高倍显微系统应用于尿沉渣分析的探讨.中国厂矿医学,2004,17(6):492-493

56. KohlerH,Wandel E,Brunck B,et al. Acanthocyturia-A characteristic marker for glomerular bleeding. Kidney

Int, 1991, 40 (1): 115

57. Fogazzi GB, Garigali G, Pirovano B, et al. How to improve the teaching of urine microscopy. Clin Chem Lab Med. 2007, 45 (3): 407-412

58. Bubendorf L, Mihatsch MJ. Urinary cytology after renal transplantation Ther Umsch. 2006, 63 (9): 609-614

59. Ohisa N, Yoshida K, Kaku M, et al. Comparison between optical microscopic examination and phase contrast microscopic examination for diagnosing the origin of urinary bleeding Nippon Jinzo Gakkai Shi. 2006, 48 (5): 401-406

60. Chan RW, Chow KM, Tam LS, et al. Can the urine dipstick test reduce the need for microscopy for assessment of systemic lupus erythematosus disease activity? J Rheumatol. 2005, 32 (5): 828-831

61. Fogazzi GB, Garigali G. The clinical art and science of urine microscopy. Curr Opin Nephrol Hypertens. 2003, 12 (6): 625-632

62. Chien TI, Kao JT, Liu HL, et al. Urine sediment examination: a comparison of automated urinalysis systems and manual microscopy. Clin Chim Acta. 2007, 384 (1-2): 28-34

63. Nagahama D, Yoshiko K, Watanabe M, el al. A useful new classification of dysmorphic urinary erythrocytes. Clin Exp Nephrol. 2005, 9 (4): 304-309

64. 郑善銮, 钟丽辉, 杨麦贵, 等. UF-100 尿沉渣分析仪鉴别血尿来源. 检验医学, 2004, 19 (4) 285-287

65. 陈文举, 王乐见, 陈军斌, 等. LX-3000 尿沉渣分析仪诊断肾小球性血尿的临床意义. 实用医技杂志, 2006, 13 (10): 1705-1706

66. 任青, 周惠英, 李长荣, 等. 尿中红细胞形态的扫描电镜观察. 中国医科大学学报, 1985, 14 (3)

67. 董存岩, 唐爱国, 莫喜明. UF-100 尿沉渣分析仪与相差显微镜在血尿来源鉴别中的应用. 实用预防医学, 2005, 12 (4): 791-793

68. 刘东梅, 文江平. UF-100 尿沉渣分析仪与相差显微镜在血尿来源鉴别中的比较. 中国实验诊断学, 2006, 10 (9): 1042-1045

69. 王金良, 邓玲, 高树云. 白细胞酯酶与亚硝酸盐试纸快速筛查菌尿. 天津医药, 1986 年 07 期

70. Hussain R. Evaluation of dipstrips, direct gram stain and pyuria as screening tests for the detection of bacteriuria. J Pak Med Assoc. 1996, 46 (2): 38-41

71. Benito Fernández J. Gram stain and dipstick as diagnostic methods for urinary tract infection in febrile infants. An Esp Pediatr. 2000, 53 (6): 561-566

72. Kacmaz B. Evaluation of rapid urine screening tests to detect asymptomatic bacteriuria in pregnancy. Jpn J Infect Dis. 2006, 59 (4): 261-263

73. Devillé WL. The urine dipstick test useful to rule out infections. A meta-analysis of the accuracy. BMC Urol. 2004, 2 (4): 4

74. 娄峥, 胡晓波, 蒋燕群, 等. UF-100 尿液分析仪筛检尿路感染临床意义的探讨. 检验医学, 2004, 19 (1): 54-56

75. 杨锦红, 李向阳, 陈黎亚, 等. 快速筛选菌尿症 - 尿涂片镜检法探讨. 上海医学检验杂志. 2001, 16 (1): 13-14

76. 束国防, 芦慧霞, 高良. 亚硝酸盐测定和染色镜检对尿路感染的临床意义. 东南大学学报医学版, 2003, 22 (4): 270-271

77. 叶任高, 徐学清. 应用尿中红细胞容积分布曲线诊断肾小球性血尿的价值. 中华肾脏病杂志, 1992, 8 (2):

78-80

78. 李惊子,裴丽雯,王海燕.高倍油镜与相差显微镜分辨尿红细胞形态的比较.中国医刊,1987,37(11):31

79. 陈辉,伍勇.Diasys R/S 2003 尿沉渣定量分析工作站在筛检尿路感染的临床应用.临床和实验医学杂志,2006,5(3):255-255

80. 李健,丛玉隆,张晓珍.CenSlide 2000 尿沉渣分析系统与 KOVA 系统的比较分析.陕西医学检验,2001,16(1):50

81. 林津,黄伟刚,张慧萍.GenSlide2000 尿沉渣分析系统与干化学法检测尿红、白细胞的应用评价.地方病通报,2004,19(2):82-83

82. A.Hesse,刘跃飞.尿路结石的分析化学检测对策和方法.The Chinese-German Journal of Clinical Oncology,1995,1(2):35-38

83. 邓芳,欧阳健明.尿液中的纳米微晶及其与尿石形成的关系.分析测试学报,2006,25(4):16-19

84. 邓穗平,陈德志,欧阳健明.泌尿系结石组分分析方法及其研究进展.光谱学与光谱分析,2006,26(4):761-767

85. 欧阳健明.现代仪器在泌尿系结石元素分析中的运用.光谱学与光谱分析,2006,26(2):365-371

86. 尚旭明,李元堂.860 例尿路结石化学成份定性分析.临床检验杂志,2001,19(4):223-223

87. 杨晓燕,周晓艳,魏金全,等.相差显微镜与 AVE-764B 尿沉渣分析仪在血尿鉴别中的比较研究.国际检验医学杂志,2015,36(2):252-253

88. 王国有,王慧芳,张世坤,等.AVE-763B 尿液沉渣分析仪联合检测在肾病诊断中的应用.中国现代医生,2016,54(10):122-124

89. 樊云蓉,甘超,漆涌,等.UF-1000i 全自动尿有形成分分析仪对尿路感染的诊断价值.中华检验医学杂志,2009,32(6):635-638

90. 杨同怀,李倩,章静,等.UF-500i 型尿流式分析仪在筛查妊娠期无症状泌尿道感染中的应用.蚌埠医学院学报,2013,38(2):208-209

91. 齐杰,潘健,韩江,等.尿流式有形成分及干化学分析在尿路感染诊断中的应用评价.中华检验医学杂志,2009,32(6):630-634

92. 侯天文,陈兴,冉向阳,等.Sysmex UF-1000i 尿流式分析仪检测住院患者尿标本类酵母菌的临床评价.中国实验诊断学,2012,16(4):609-613

93. 丁振若,于文彬,苏明权,等.尿液沉渣临检检验图谱.郑州:河南科学技术出版社.2017.

94. 李惊子,李晓玫.尿液有形成分分析应用进展.北京:北京大学医学出版社.2018

95. 丛玉隆,马骏龙,张时民.实用尿液分析技术与临床.北京:人民卫生出版社,2013

96. Susan King Strasinger,Marjorie Schaub Di Lorenzo.Urinalysis and Body Fluids. 5th ed. Philadelphia:F.A.Davis Company.

97. Lillian A.Mundt,Kristy Shanahan.Textbook of Urinalysis and Body Fluids(2nd ed). Philadelphia:Wolters Kluwer/Lippincott williams & Wilkins

98. Nancy A.Brunzel,Fundamentals of Urine & body Fluid Analysis. 2nd ed. Philadelphia:Saunders elsevier,2004

99. 日本临床检查标准协议会.尿沉渣检查法 2010(尿沉渣检查法 GP1-P4).东京:日本临床卫生检查技师会.2011

100. 朱苏煜.临床镜检学图谱.第 2 版.台湾:朱苏煜/大力图书有限公司,2011

101. 王建中.临床检验诊断学图谱.北京:人民卫生出版社,2012

102. Giovanni B.Fogazzi,Giuseppe Garigali.The Urinary Sediment by Urised Technology. Milano:Elsevier Sil,2012

103. Enno Stürenburg,Jan Kramer,Detection of Significant Bacteriuria by Use of the iQ200 Automated Urine Microscope,J. Clin. Microbiol. 2014.52(8):2855-2860

104. David T. Wah,Porntip K. Wises Analytic Performance of the iQ200 Automated Urine Microscopy Analyzer and Comparison with Manual Counts Using Fuchs-Rosenthal Cell Chambers.Am J Clin Pathol. 2005,123:290-296

105. 翟菊萍,彭群新,严洁尘,等. 迪瑞 FUS-200 全自动尿沉渣分析仪的应用评价. 中国血液流变学杂志. 2011. 21(4):714-716

106. 金大鸣. 请重视尿液镜检. 临床实验室. 2017.12(2):19-19

24 小时尿	24 hour urine
β - 羟丁酸	β -hydroxybutyrate
阿莫西林结晶	amoxicillin crystal
阿莫西林克拉维酸钾	amoxicillin and clavulanate potassium
艾迪斯计数	Addis count
氨基酸尿	aminoaciduria
白细胞管型	leukocyte cast,white blood cell cast
白细胞尿	leukocyturia
半乳糖尿	galactosuria
本周蛋白（凝溶蛋白）	Bence-Jones protein,BJP
苯丙酮酸尿	phenylketonuria
丙酮	acetone
不定形尿酸盐	amorphous urate
餐后尿	postprandial urine
草酸钙结晶	calcium oxalate crystal
晨尿	morning urine
粗大棕色管型	muddy-brown cast
胆固醇结晶	cholesterol crystal
胆红素结晶	bilirubin crystal
胆红素尿	bilirubinuria
蛋白尿	proteinuria
等渗尿（等张尿）	isosthenuria
低比重尿（低张尿）	hyposthenuria
多核巨细胞	multinuclear gaint cell
多尿	polyuria
非结晶型尿酸盐	non-crystal urate
非晶型磷酸盐	non-crystal phosphate,amorphous phosphate
非均一性红细胞	dysmorphic erythrocyte
非选择性蛋白尿	non-selective proteinuria

酚红排泄试验	phenolsulfonphthalein excretion test，PSP
高比重尿（高张尿）	hypersthenuria
功能性蛋白尿	functional proteinuria
管型	cast，cylinder
管型尿	cylinderuria
胱氨酸结晶	cystine crystal
胱氨酸尿	cystinuria
果糖尿	fructosuria
红细胞管型	red blood cell cast
磺胺嘧啶结晶	sulfadiazine crystal
磺基水杨酸法	sulfosalicylic acid method，SSA
混合管型	mixed cast
混合性蛋白尿	mixed proteinuria
混浊度	turbidity
肌红蛋白尿	myoglobinuria
计时尿	timed urine
加热乙酸法（加热醋酸法）	head and acetic acid method
假性血尿	psudo-hemoglobinuria
结晶	crystal
结晶管型	crystal cast
结晶尿	crystalluria
镜下血尿	microscopic hematuria
均一性红细胞	isomorphic erythrocyte
菌尿	bacteriuria
颗粒管型	granular cast
宽大管型	broad cast
蜡样管型	waxy cast
酪氨酸结晶	tyrosine crystal
酪氨酸尿	tyrosinuria
类管型	cylindroids cast
亮氨酸结晶	leucine crystal
磷酸铵镁结晶	magnesium ammonium phosphate crystal
磷酸钙结晶	calcium phosphate crystal
磷酸盐结晶	phosphatic crystal
鳞状上皮细胞	squamous epithelial cell
马尿酸结晶	hippuric acid crystal
黏蛋白	mucoprotein
黏液丝	mucous strands
尿半乳糖	urine galactose
尿苯丙酮酸	urine phenylpyruvic acid
尿比重测量法	urinometry
尿比重计	urinometer

尿卟啉	uroporphyrin
尿常规检查	urine routine test, routine urinalysis
尿沉渣	urinary sediment, urine sediment
尿胆红素	urine bilirubin
尿胆素	urobilin
尿胆原	urobilinogen
尿蛋白定量试验	quantitative test for urine protein
尿蛋白定性试验	qualitative test for urine protein
尿钙	urine calcium
尿果糖	urine fructose
尿含铁血黄素试验	urine hemosiderin test, Rous test
尿红细胞相差显微镜分析	urine RBC phasecontrast microscopic analysis
尿量	urine volume
尿浓缩试验	urine concentration test
尿葡萄糖	urine glucose
尿妊娠试验	urine pregnancy test
尿溶菌酶	urine lysozyme
尿乳糖	urine lactose
尿色	urine color
尿色素	urochrome
尿渗透压测定	urine osmolality
尿试带	urine reagent strip
尿酸铵结晶	uric acid ammonium crystal
尿酸碱度	urine pH
尿酸结晶	urine acid crystal
尿酮体	urine ketone body
尿戊糖	urine pentose
尿细胞学	urine cytology
尿亚硝酸盐	urine nitrite
尿液	urine
尿液分析	urinalysis
尿液分析仪	urine analyzer
尿液结石	urinary calculus
尿液有形成分	urine formed element
尿隐血试验	urine occult blood
尿蔗糖	urine sucrose
脓尿	pyuria
脓细胞	pus cell
偶然性蛋白尿	accidental proteinuria
泡沫细胞	foam cell
清蛋白尿	albuminuria
肉眼血尿	macroscopic hematuria

乳糜尿	chyluria
乳糜微粒	chylomicron
乳糜血尿	hematochyluria
乳糖尿	lactosuria
闪光细胞	glitter cell
上皮细胞管型	epithelial cell cast
少尿	oliguria
肾上皮细胞管型	renal epithelial cast
肾衰管型	renal failure cast
肾小管上皮细胞	renal tubular epithelium
肾小管性蛋白尿	renel tubular proteinuria
肾小球性蛋白尿	renel glomerular protienuria
生理性蛋白尿	physiological proteinuria
首次晨尿	first voided morning urine
随机尿	random urine
塔霍蛋白(TH 蛋白)	Tamm-Horsfall protein, THP
碳酸钙结晶	carbonate calcium crystal
体位性蛋白尿	postural proteinuria
透明管型	hyaline cast
吞噬细胞	phagocyte
椭圆形管型	oval cast
微量清蛋白尿	microalbuminuria
无尿	anuria
细胞管型	cellular cast
细菌管型	bacterial cast
选择性蛋白尿	selective proteinuria
血红蛋白管型	hemoglobin cast
血红蛋白尿	hemoglobinuria
血尿	hematuria
药物结晶	drug crystal
移行上皮细胞	transitional epithelium
乙酰乙酸	acetoacitic acid
溢出性蛋白尿	overflow proteinuria
圆柱体	cylinder
脂肪管型	fatty cast
脂肪尿	lipiduria
中段尿	midvoid urine
柱状上皮细胞	columnar epithelial cell
组织性蛋白尿	histic proteinuria

第一部分　细　　胞

一、红细胞

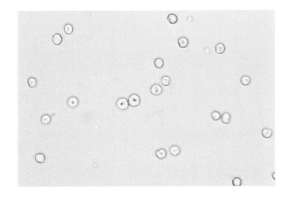

附图2-1　正常红细胞

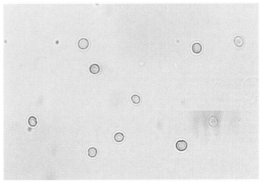

附图2-2　正常红细胞

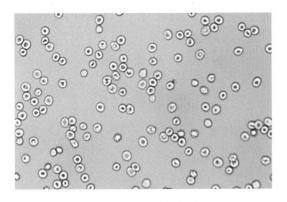

附图2-3　正常红细胞

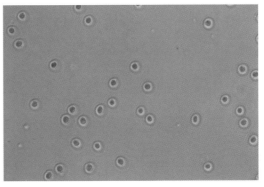

附图2-4　正常红细胞（相差显微镜）

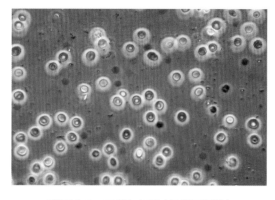

附图2-5　正常红细胞(相差显微镜)

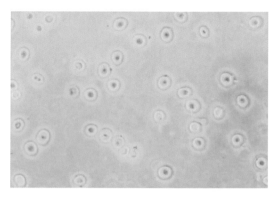

附图2-6　正常红细胞(相差显微镜)

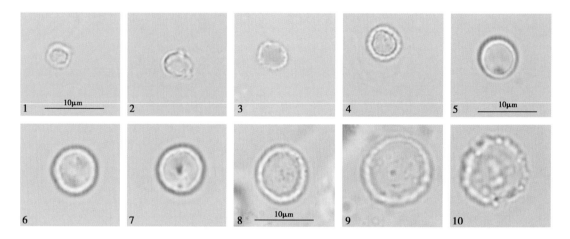

附图2-7　尿中红细胞直径大小不同(×1 000)

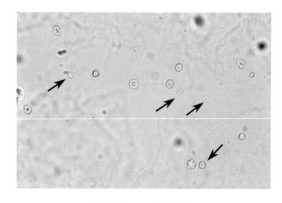

附图2-8　小红细胞

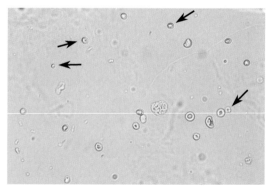

附图2-9　小红细胞

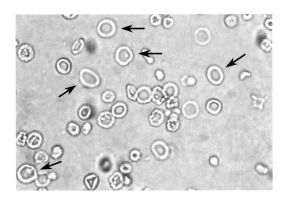

附图 2-10 大红细胞

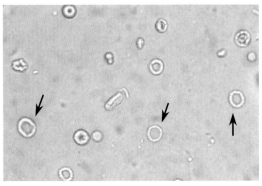

附图 2-11 大红细胞

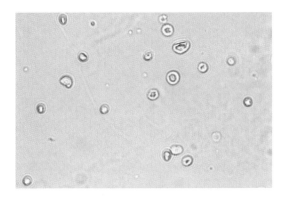

附图 2-12 红细胞大小不等

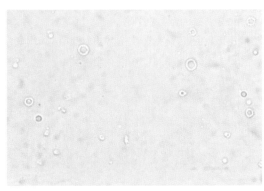

附图 2-13 红细胞大小不等

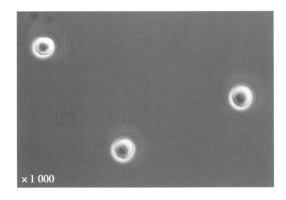

附图 2-14 正常红细胞

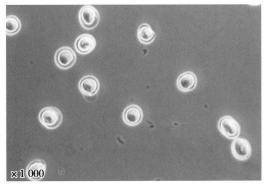

附图 2-15 正常红细胞

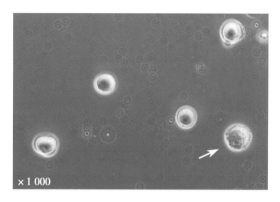

附图 2-16　正常红细胞和白细胞(↑)

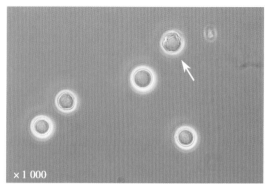

附图 2-17　正常红细胞和异形红细胞(↑)

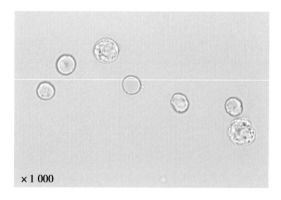

附图 2-18　正常红细胞和白细胞

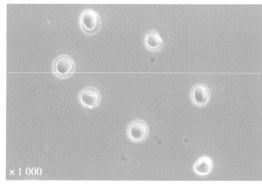

附图 2-19　正常红细胞

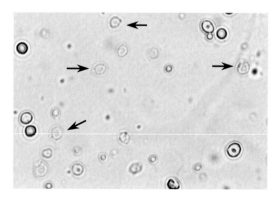

附图 2-20　低色素性红细胞

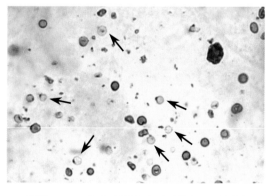

附图 2-21　低色素性红细胞(↑)(SM 染色)

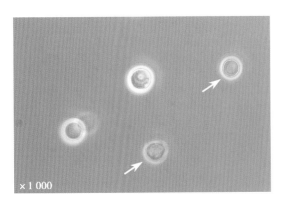

附图 2-22 正常红细胞与低色素性红细胞

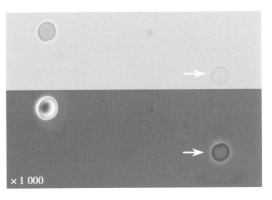

附图 2-23 光学显微镜与相差显微镜正常及低色素
红细胞(↑)对照

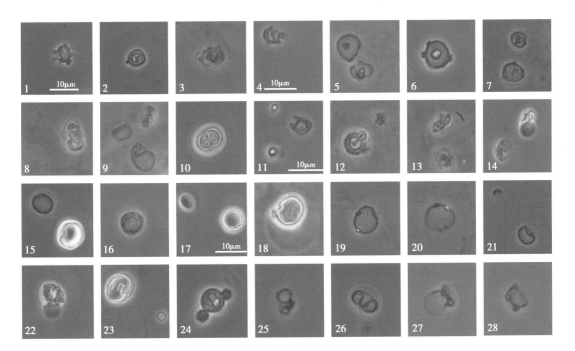

附图 2-24 油镜下各种畸形红细胞

1~4:棘形,5~7、12:靶形,8、9、11、13:小形及不规则形,10:"8"字形,14、22:出泡,15:淡影形和破损,16:环形,17:大小不等,18:边缘不整,19、20:戒指形,21:小红细胞和半月形,23:古币形,24:棘形,25、26 双环形,27:耳机形,28:几何形

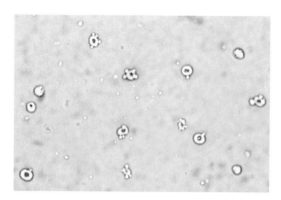

附图 2-25　棘形红细胞

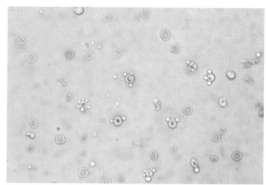

附图 2-26　棘形红细胞（SM 染色）

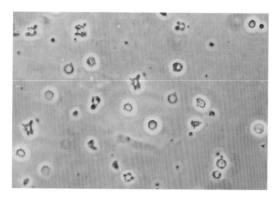

附图 2-27　棘形红细胞（相差显微镜）

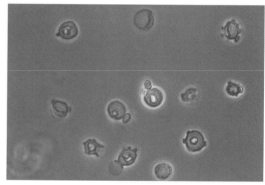

附图 2-28　棘形红细胞（相差镜，×1 000）

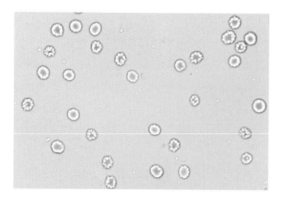

附图 2-29　轮状皱缩红细胞

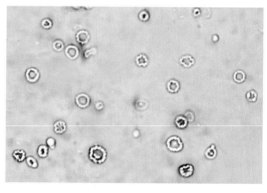

附图 2-30　轮状皱缩红细胞

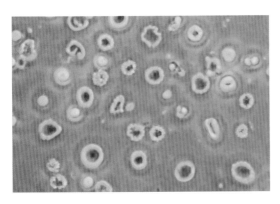

附图 2-31 轮状皱缩红细胞（相差显微镜）

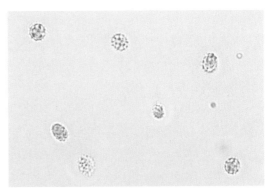

附图 2-32 草莓样皱缩红细胞

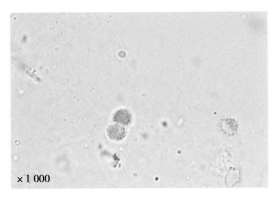

附图 2-33 棘球状皱缩红细胞

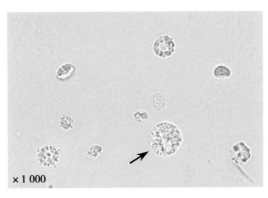

附图 2-34 皱缩红细胞和白细胞（↑）

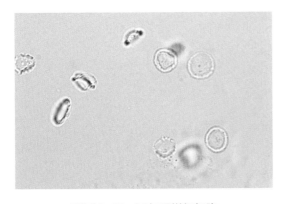

附图 2-35 面包圈样红细胞

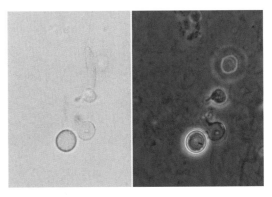

附图 2-36 影红细胞光学显微镜与相差显微镜对照图

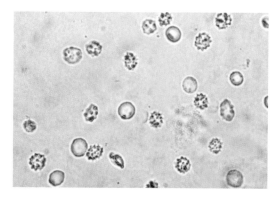

附图 2-37 颗粒状红细胞

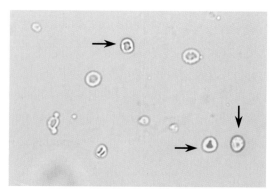

附图 2-38 古币形红细胞

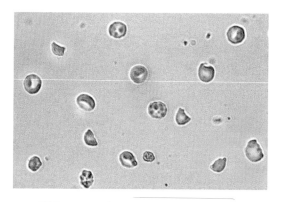

附图 2-39 半月形红细胞及破碎红细胞

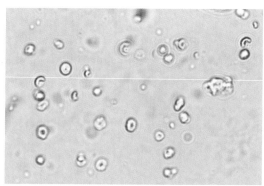

附图 2-40 半月形红细胞及破碎红细胞

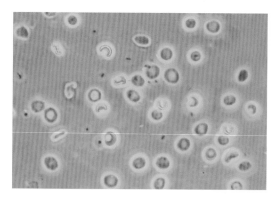

附图 2-41 半月形红细胞及椭圆红细胞

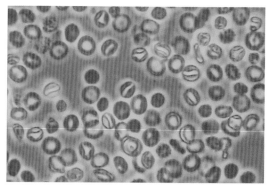

附图 2-42 口形红细胞

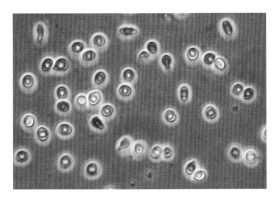

附图 2-43　泪滴形红细胞

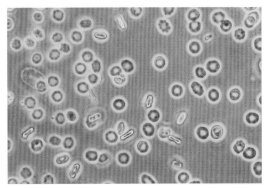

附图 2-44　椭圆形红细胞

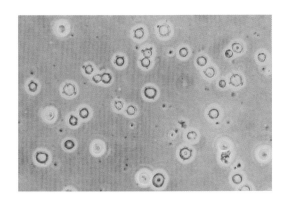

附图 2-45　异常形态红细胞

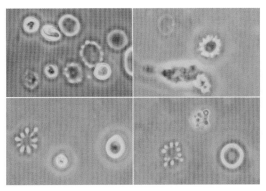

附图 2-46　红细胞破坏过程

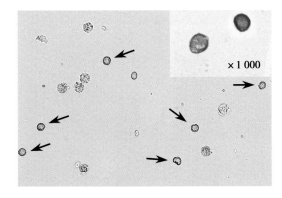

附图 2-47　难溶性红细胞(↑,小图为瑞姬染色)

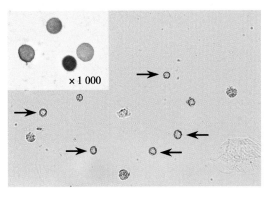

附图 2-48　难溶性红细胞(↑,小图为瑞姬染色)

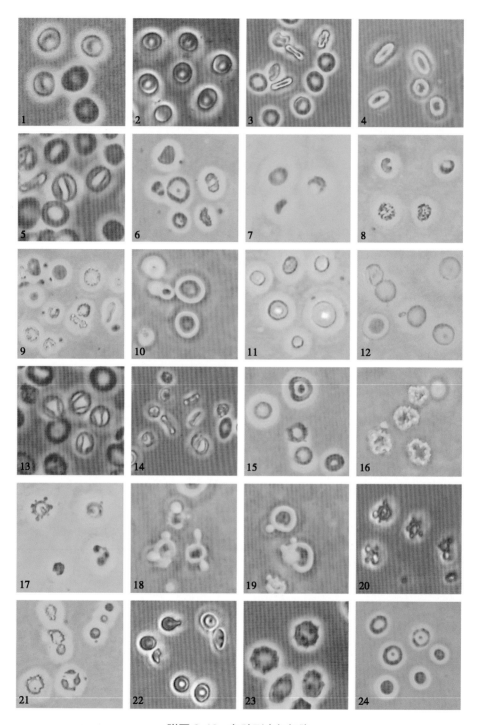

附图 2-49　各种形态红细胞

1、2. 正常红细胞；3. 棒状红细胞；4. 椭圆形红细胞；5. 口形红细胞；6. 靶形和破碎形红细胞；7. 半月形红细胞；8. 半月形和草莓形红细胞；9. 多种异形红细胞；10. 面包圈样红细胞；11. 大小不等红细胞；12. 面包圈样和淡影红细胞；13. 中心异形的红细胞；14. 立起状红细胞；15. 靶形红细胞；16. 边缘皱褶改变的红细胞；17~20. 肾小球性红细胞；21. 将破碎的红细胞；22. 泪滴样红细胞和红细胞碎片；23. 颗粒样皱缩红细胞；24. 靶形和小球形红细胞

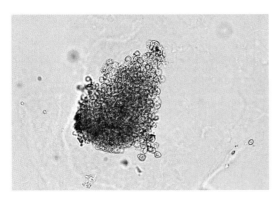

附图 2-50　红细胞团块

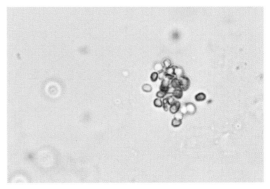

附图 2-51　红细胞黏附在一起

二、白细胞

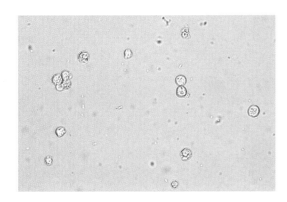

附图 2-52　白细胞

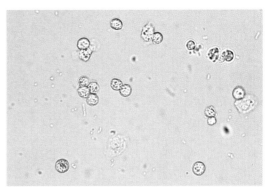

附图 2-53　白细胞

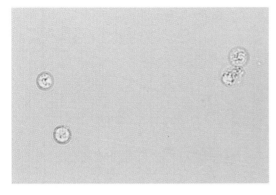

附图 2-54　白细胞

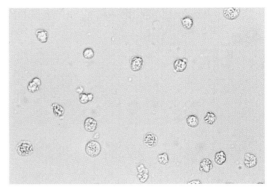

附图 2-55　白细胞

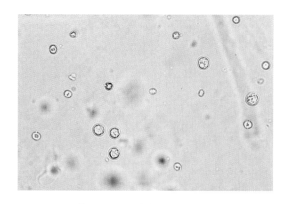

附图 2-56 白细胞和红细胞

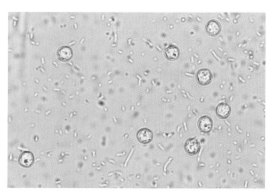

附图 2-57 白细胞和细菌

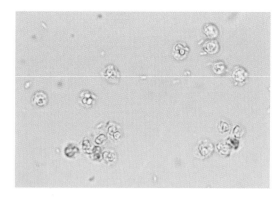

附图 2-58 白细胞（加冰醋酸后显示各种核型）

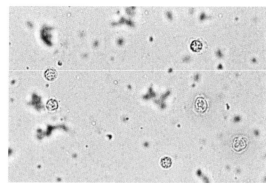

附图 2-59 白细胞（加冰醋酸后显示为单个核细胞）

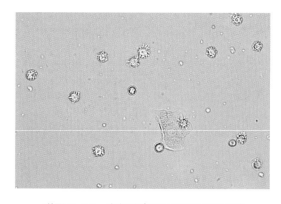

附图 2-60 白细胞（胞质有颗粒样渗出）

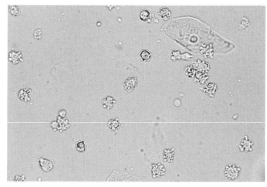

附图 2-61 白细胞（胞质有颗粒样渗出）

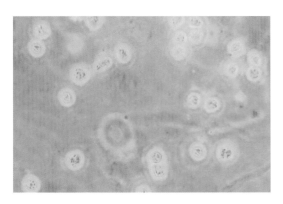

附图 2-62 白细胞（相差显微镜）

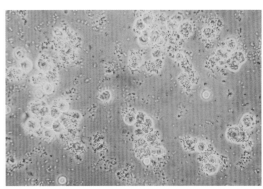

附图 2-63 白细胞和红细胞、细菌（相差显微镜）

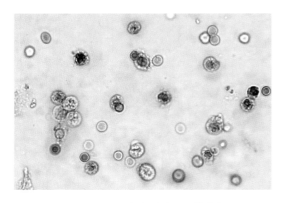

附图 2-64 白细胞（SM 染色）

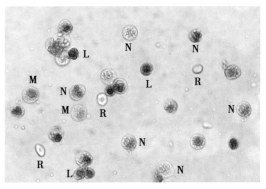

附图 2-65 白细胞（SM 染色）

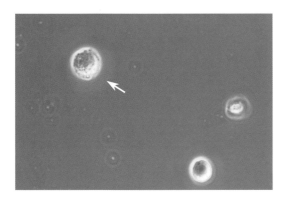

附图 2-66 白细胞（↑，相差显微镜，×1 000）

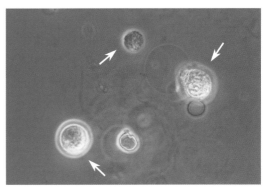

附图 2-67 白细胞（↑，相差显微镜，×1 000）

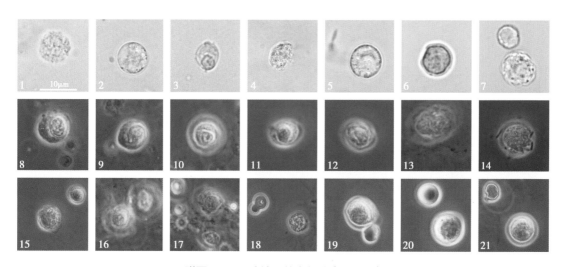

附图 2-68　油镜下的白细胞(×1000)

1:脓细胞;2~6:白细胞;7:白细胞和红细胞;8~12:相差显微镜下白细胞;13:白细胞结构模糊;14:吞噬细菌的白细胞;15:体积大小不同的白细胞;16:正常与退化的白细胞;17:管型内的白细胞;18:白细胞与棘形红细胞;19~21:白细胞与红细胞对比

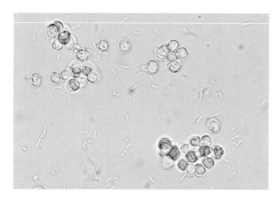

附图 2-69　白细胞团和细菌

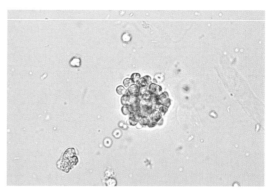

附图 2-70　白细胞团

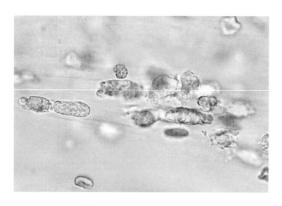

附图 2-71　梭形白细胞

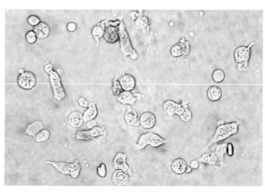

附图 2-72　变形白细胞

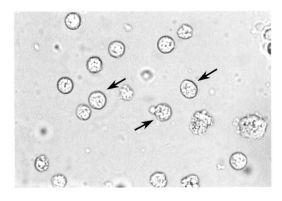

附图 2-73　闪光细胞(↑)

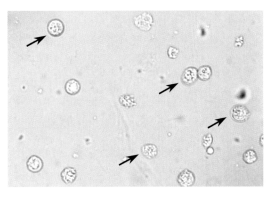

附图 2-74　闪光细胞(↑)

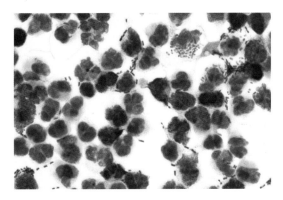

附图 2-75　白细胞吞噬细菌

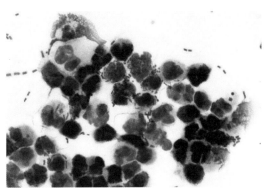

附图 2-76　白细胞吞噬细菌

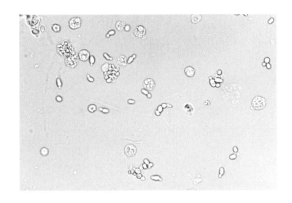

附图 2-77　白细胞吞噬真菌

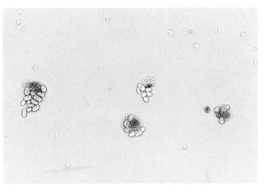

附图 2-78　白细胞吞噬真菌(SM 染色)

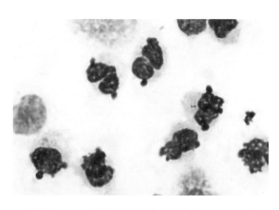

附图 2-79 中性粒细胞(瑞姬染色,×1 000)

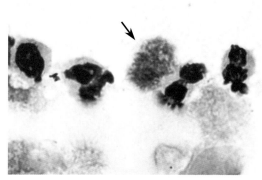

附图 2-80 中性粒细胞及退化细胞(↑,瑞姬染色, ×1 000)

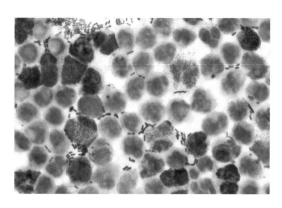

附图 2-81 嗜酸性粒细胞(瑞姬染色,×1 000)

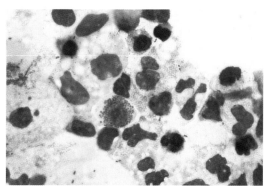

附图 2-82 嗜酸性粒细胞(瑞姬染色,×1 000)

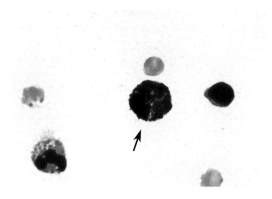

附图 2-83 嗜碱性粒细胞(瑞姬染色,×1 000)

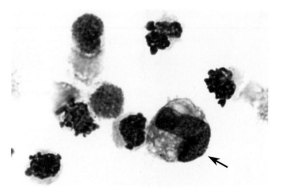

附图 2-84 单核细胞(瑞姬染色,×1 000)

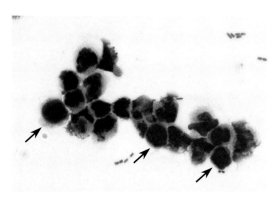

附图 2-85　淋巴细胞（瑞姬染色，×1 000）

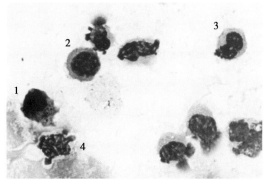

附图 2-86　白细胞（瑞姬染色，×1 000）
1：嗜酸性粒细胞；2：淋巴细胞；3：中性粒细胞；4：退化中性粒细胞

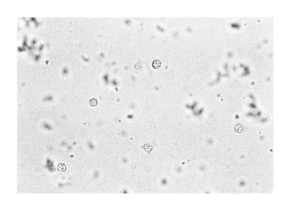

附图 2-87　乳糜尿中单个核白细胞（加冰醋酸后）

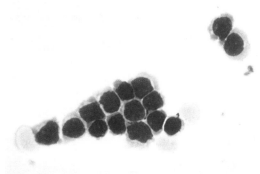

附图 2-88　乳糜尿中淋巴细胞（瑞姬染色，×1 000）

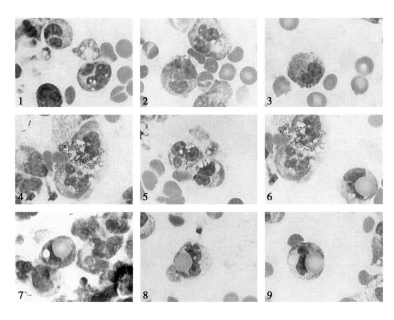

附图 2-89　嗜酸性粒细胞（瑞姬染色，×1 000）
1~3：嗜酸性粒细胞增多；4、5：嗜酸性粒细胞吞噬细菌；6：嗜酸性粒细胞吞噬细菌和红细胞；7~9：嗜酸性粒细胞吞噬红细胞

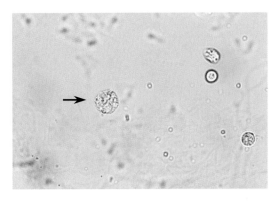

附图 2-90 吞噬细胞(↑)与白细胞

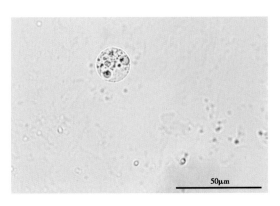

附图 2-91 吞噬细胞

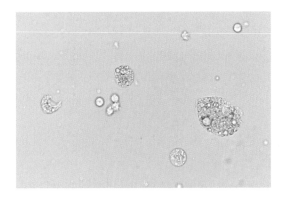

附图 2-92 大吞噬细胞

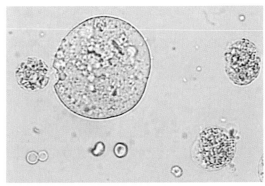

附图 2-93 大吞噬细胞

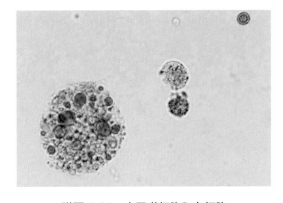

附图 2-94 大吞噬细胞和白细胞

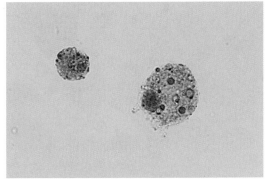

附图 2-95 大小吞噬细胞

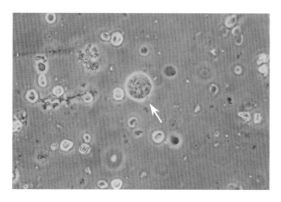

附图2-96　吞噬细胞（相差显微镜）

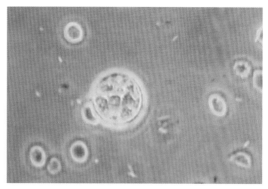

附图2-97　吞噬细胞（相差显微镜）

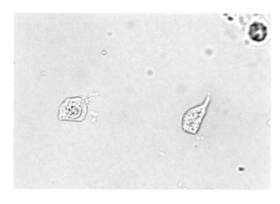

附图2-98　肾小管上皮细胞

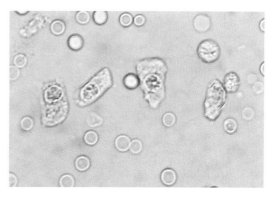

附图2-99　肾小管上皮细胞

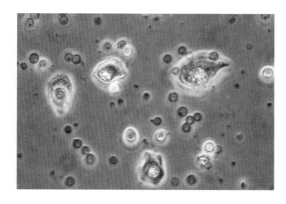

附图2-100　肾小管上皮细胞（相差显微镜）

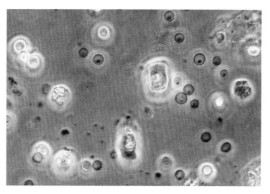

附图2-101　肾小管上皮细胞（相差显微镜）

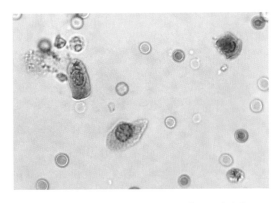

附图 2-102 肾小管上皮细胞（SM 染色）

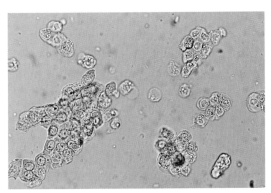

附图 2-103 成片脱落的肾小管上皮细胞

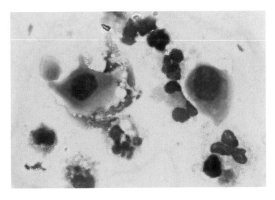

附图 2-104 肾小管上皮细胞（瑞姬染色，×1 000）

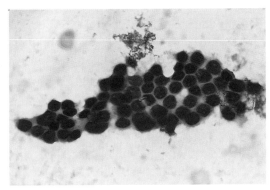

附图 2-105 成片脱落的肾小管上皮细胞（瑞姬染色）

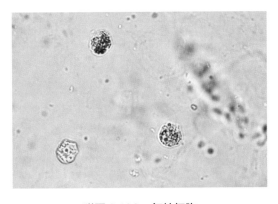

附图 2-106 复粒细胞

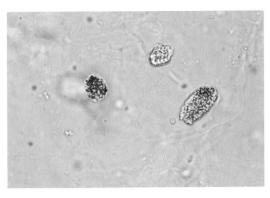

附图 2-107 复粒细胞

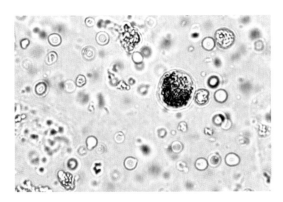

附图 2-108　复粒细胞

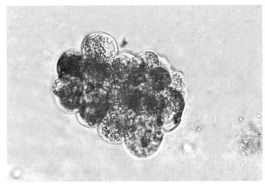

附图 2-109　复粒细胞团（SM 染色）

上皮细胞（肾小管上皮细胞，复粒细胞、含铁血黄素、decoy）

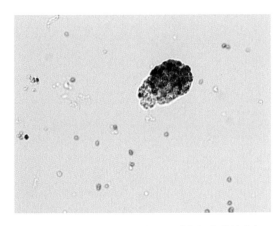

附图 2-110　含铁血黄素细胞（普鲁士蓝染色）

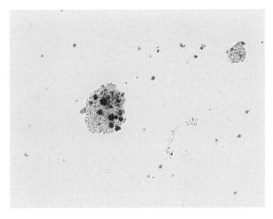

附图 2-111　含铁血黄素细胞（普鲁士蓝染色）

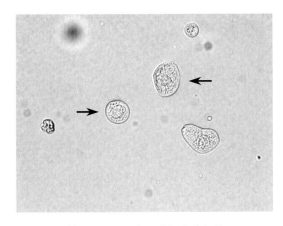

附图 2-112　底层移行上皮细胞

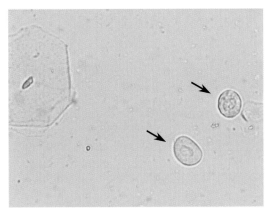

附图 2-113　底层移行上皮细胞

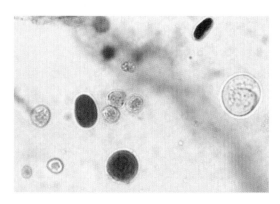

附图 2-114 底层移行上皮细胞（SM 染色）

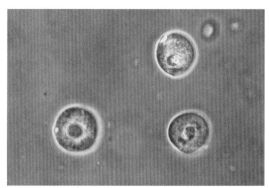

附图 2-115 底层移行上皮细胞（相差显微镜）

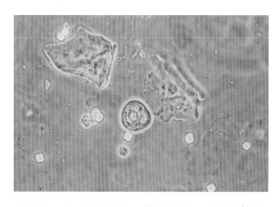

附图 2-116 底层移行上皮和鳞状上皮细胞（相差显微镜）

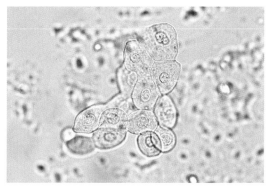

附图 2-117 底层移行上皮细胞团

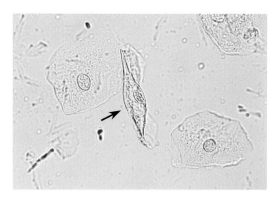

附图 2-118 中层移行上皮细胞（↑）

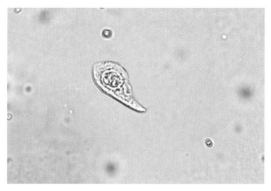

附图 2-119 中层移行上皮细胞

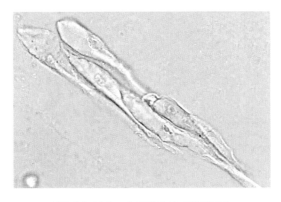

附图 2-120 中层移行上皮细胞团

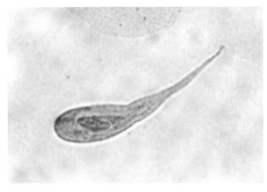

附图 2-121 中层移行上皮细胞（SM 染色）

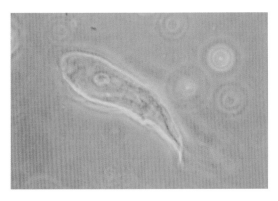

附图 2-122 中层移行上皮细胞（相差显微镜）

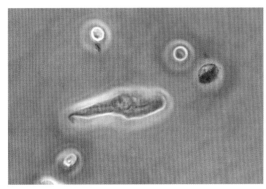

附图 2-123 中层移行上皮细胞（相差显微镜）

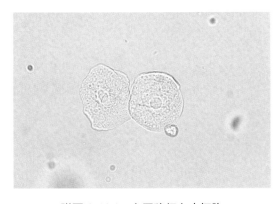

附图 2-124 表层移行上皮细胞

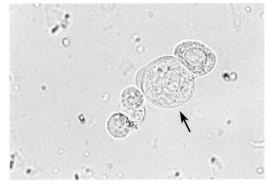

附图 2-125 表层移行上皮细胞（↑）和深层移行上皮细胞

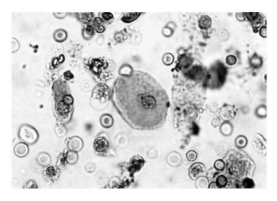

附图 2-126　表层移行上皮细胞(SM 染色)

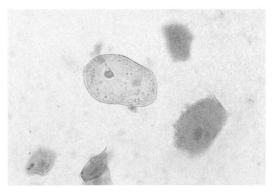

附图 2-127　表层移行上皮细胞(SM 染色)

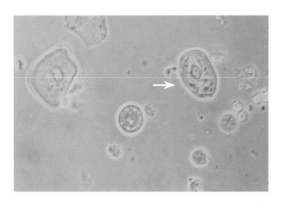

附图 2-128　表层移行上皮细胞(↑,相差显微镜)

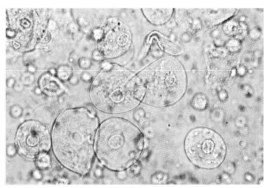

附图 2-129　表层移行上皮细胞群

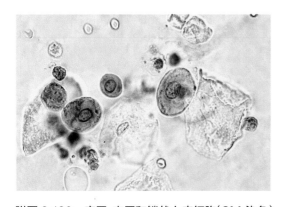

附图 2-130　底层、表层和鳞状上皮细胞(SM 染色)

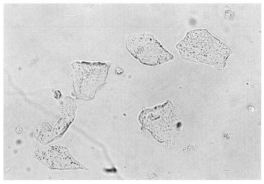

附图 2-131　鳞状上皮细胞

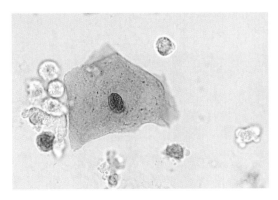

附图 2-132　鳞状上皮细胞(SM 染色, ×1 000)

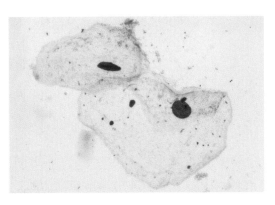

附图 2-133　鳞状上皮细胞(瑞姬染色, ×1 000)

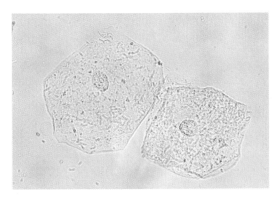

附图 2-134　鳞状上皮细胞(×1 000)

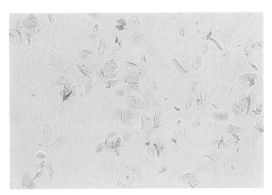

附图 2-135　女性尿中大量鳞状上皮细胞(×100)

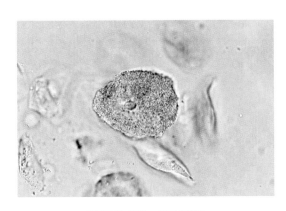

附图 2-136　线索细胞

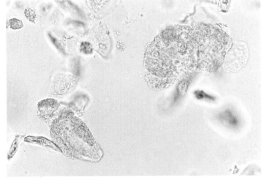

附图 2-137　线索细胞

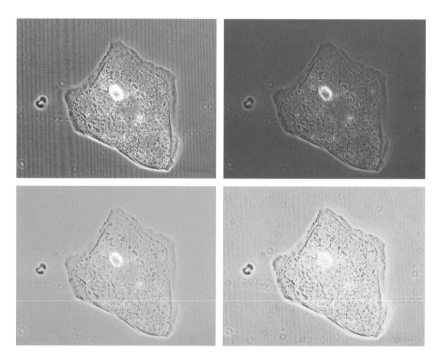

附图 2-138 鳞状上皮细胞（不同背景色，相差显微镜，×1 000）

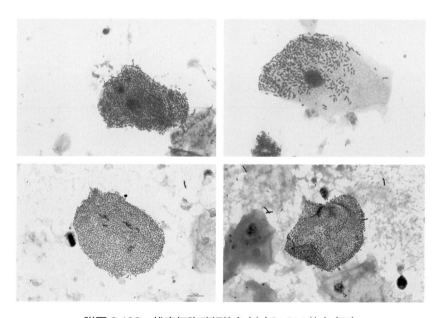

附图 2-139 线索细胞瑞姬染色（上）和 SM 染色（下）

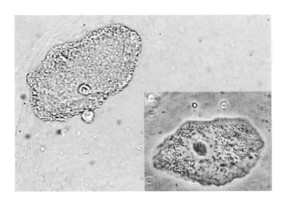

附图 2-140 线索细胞光镜和相差镜

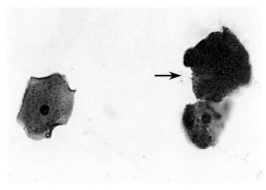

附图 2-141 鳞状上皮细胞和线索细胞(↑,瑞姬染色)

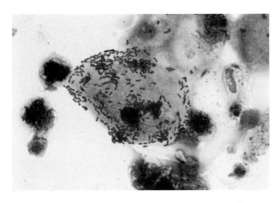

附图 2-142 线索细胞(瑞姬染色,油镜)

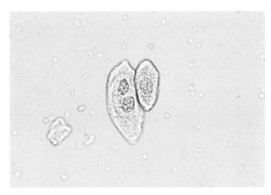

附图 2-143 双核移行上皮细胞

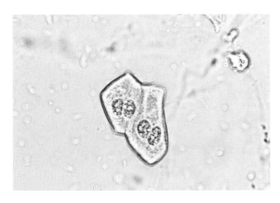

附图 2-144 双核移行上皮细胞

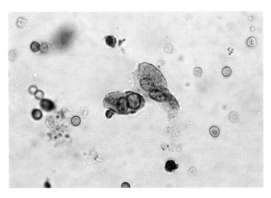

附图 2-145 双核移行上皮细胞(SM 染色)

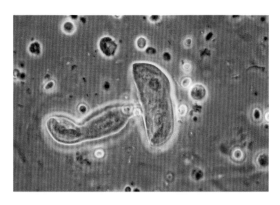

附图 2-146　双核移行上皮细胞（相差显微镜）

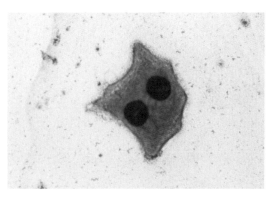

附图 2-147　双核移行上皮细胞（瑞姬染色，×1 000）

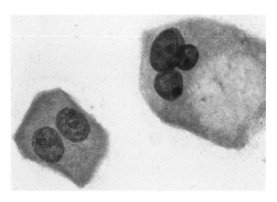

附图 2-148　双核及三核移行上皮细胞（瑞姬染色，×1 000）

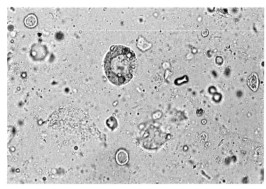

附图 2-149　包涵体

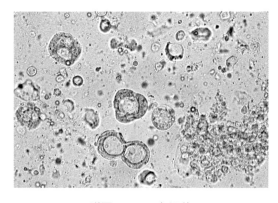

附图 2-150　包涵体

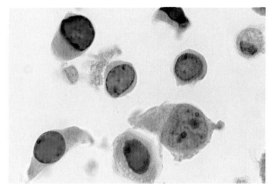

附图 2-151　Decoy 细胞

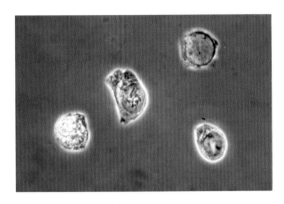

附图 2-152　Decoy 细胞

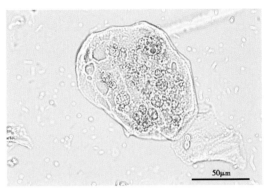

附图 2-153　多核巨细胞

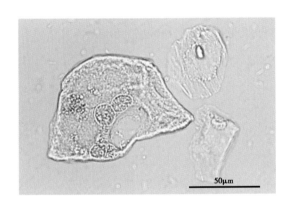

附图 2-154　多核巨细胞

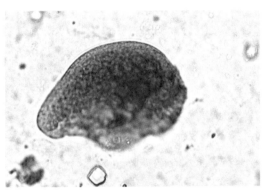

附图 2-155　多核巨细胞（SM 染色）

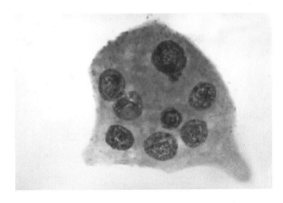

附图 2-156　多核巨细胞（瑞姬染色）

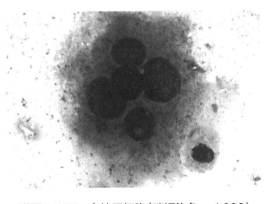

附图 2-157　多核巨细胞（瑞姬染色，×1 000）

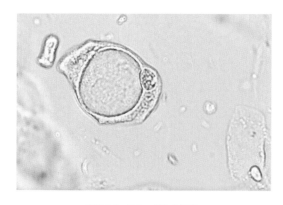 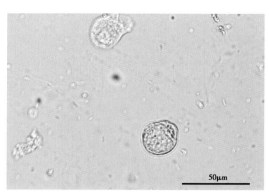

附图 2-158 印戒细胞 附图 2-159 印戒细胞

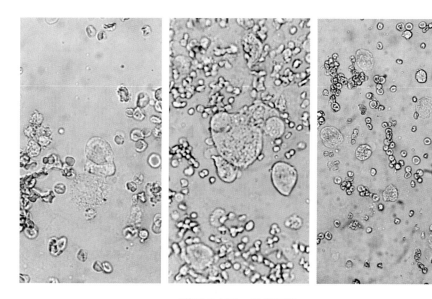

附图 2-160 肿瘤细胞

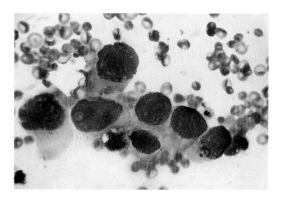 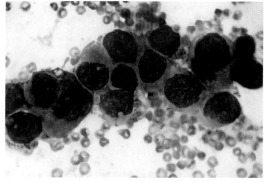

附图 2-161 肿瘤细胞（瑞姬染色，油镜） 附图 2-162 肿瘤细胞（瑞姬染色，油镜）

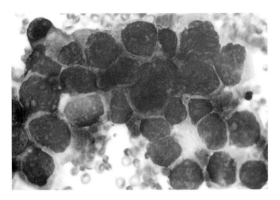

附图 2-163　肿瘤细胞（瑞姬染色，油镜）

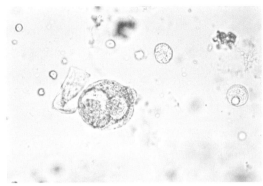

附图 2-164　肿瘤细胞

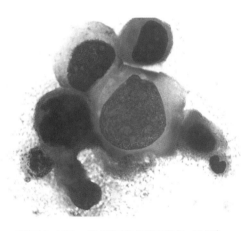

附图 2-165　肿瘤细胞（瑞姬染色，油镜）

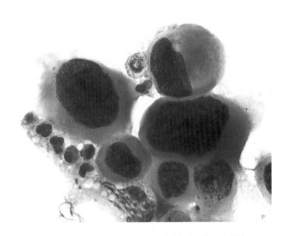

附图 2-166　肿瘤细胞（瑞姬染色，油镜）

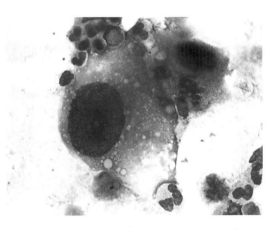

附图 2-167　肿瘤细胞（瑞姬染色，油镜）

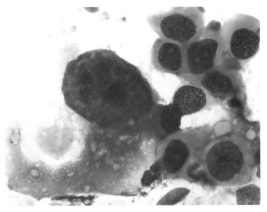

附图 2-168　肿瘤细胞（瑞姬染色，油镜）

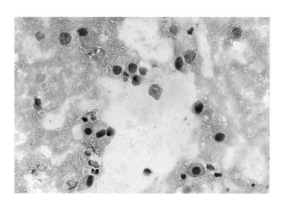

附图 2-169 泌尿道上皮细胞癌（HE 染色）

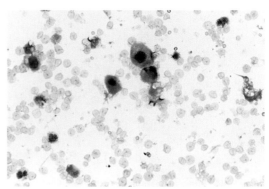

附图 2-170 泌尿道上皮细胞癌（HE 染色）

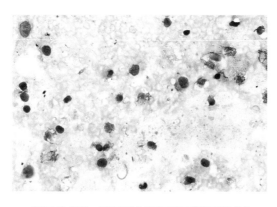

附图 2-171 泌尿道上皮细胞癌（瑞氏染色）

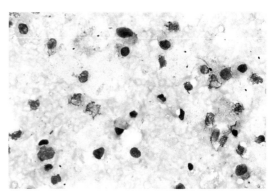

附图 2-172 泌尿道上皮细胞癌（瑞氏染色）

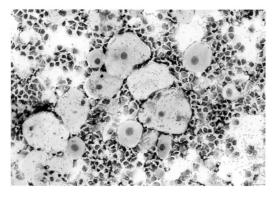

附图 2-173 膀胱炎表层移行上皮细胞和大量白细胞

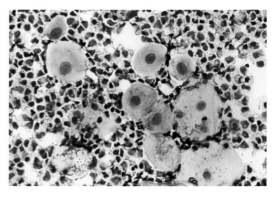

附图 2-174 膀胱炎表层移行上皮细胞和大量白细胞

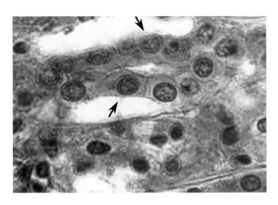

附图 2-175　肾组织切片肾小管上皮细胞(HE 染色)

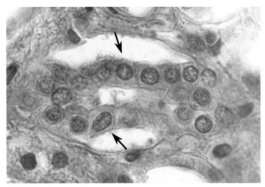

附图 2-176　肾组织切片肾小管上皮细胞(HE 染色)

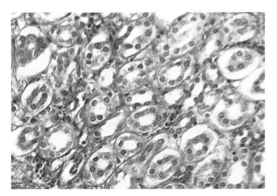

附图 2-177　肾组织切片中的肾小管(HE 染色)

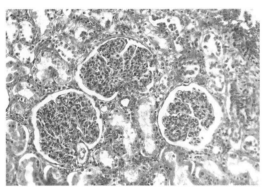

附图 2-178　肾组织切片肾小球与肾小管(HE 染色)

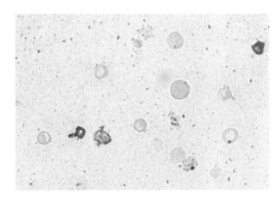

附图 2-179　G1 细胞(瑞姬染色,油镜)

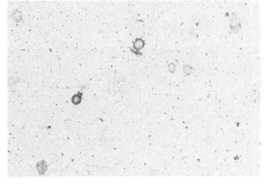

附图 2-180　G1 细胞(瑞姬染色,油镜)

第二部分 管 型

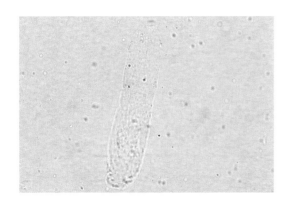

附图 2-181 透明管型

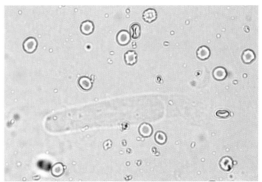

附图 2-182 透明管型与红细胞

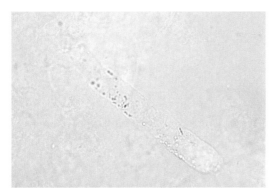

附图 2-183 透明管型

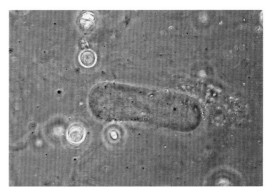

附图 2-184 透明管型和红细胞（相差显微镜）

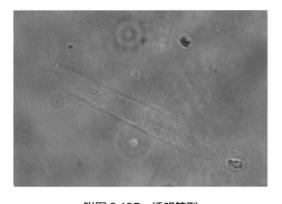

附图 2-185 透明管型

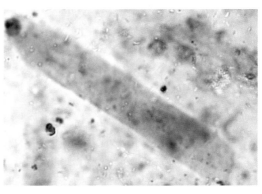

附图 2-186 透明管型（SM 染色）

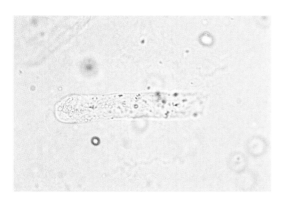

附图 2-187　颗粒管型

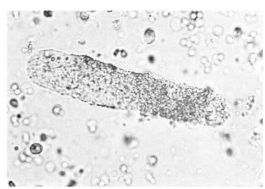

附图 2-188　颗粒管型

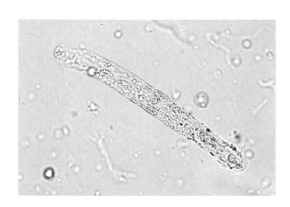

附图 2-189　颗粒管型

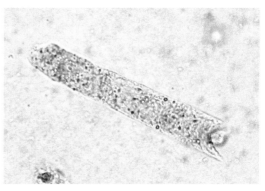

附图 2-190　颗粒管型（SM 染色）

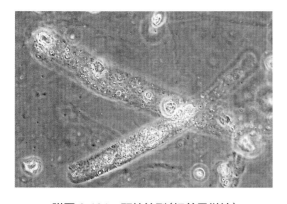

附图 2-191　颗粒管型（相差显微镜）

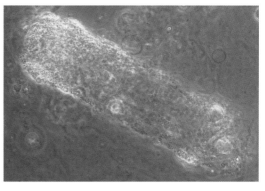

附图 2-192　颗粒管型（相差显微镜，×1 000）

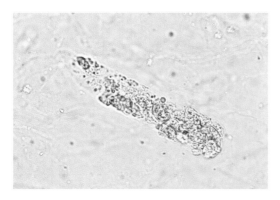

附图 2-193 颗粒管型(白细胞破坏)

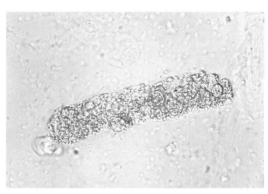

附图 2-194 颗粒管型(白细胞破坏)

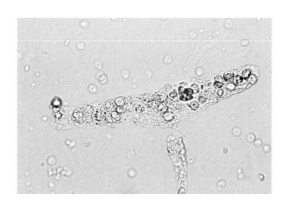

附图 2-195 白细胞管型

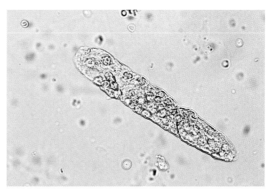

附图 2-196 白细胞管型

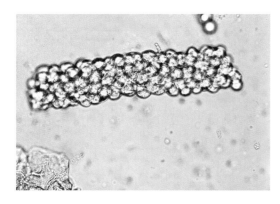

附图 2-197 白细胞管型

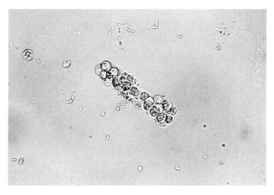

附图 2-198 白细胞管型

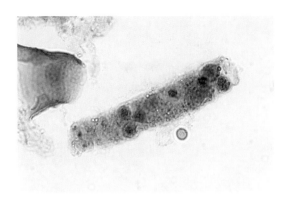

附图 2-199　白细胞管型（SM 染色）

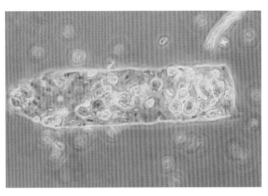

附图 2-200　白细胞管型（相差显微镜）

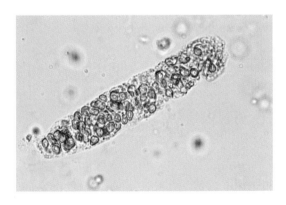

附图 2-201　红细胞管型

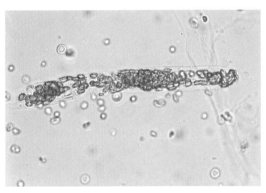

附图 2-202　红细胞管型

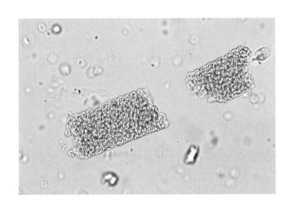

附图 2-203　红细胞管型断裂

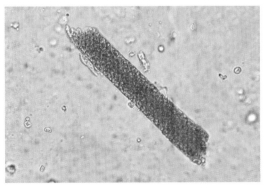

附图 2-204　红细胞管型

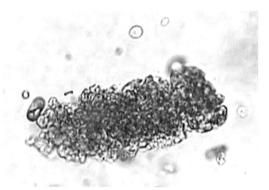

附图 2-205 红细胞管型

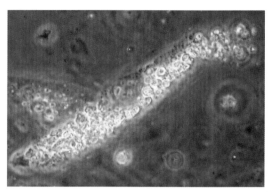

附图 2-206 红细胞管型(相差显微镜)

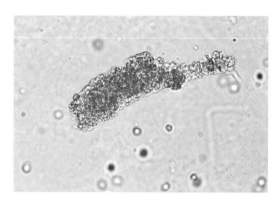

附图 2-207 红细胞管型(不完整形)

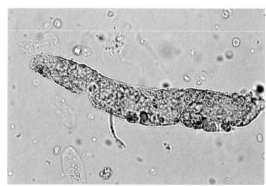

附图 2-208 红细胞白细胞混合管型

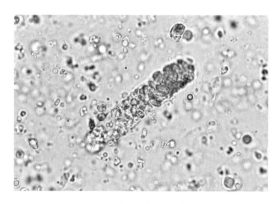

附图 2-209 红细胞白细胞混合管型

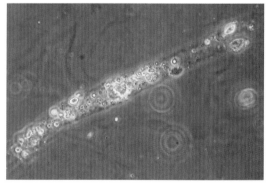

附图 2-210 红白细胞管型(相差显微镜)

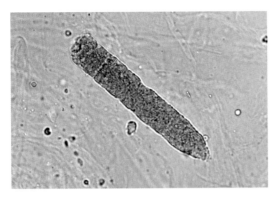

附图 2-211　血液管型

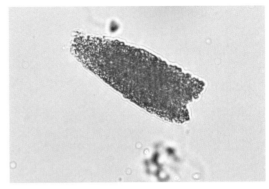

附图 2-212　血液管型（部分断裂）

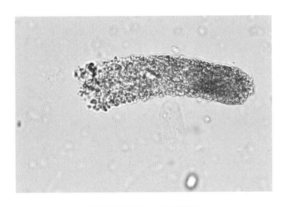

附图 2-213　血液管型

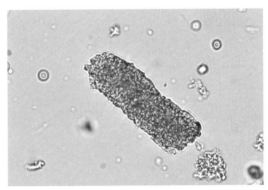

附图 2-214　血液管型

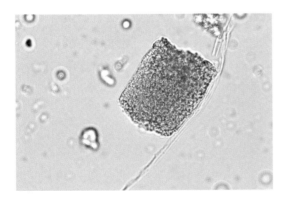

附图 2-215　宽大断裂的血液管型局部

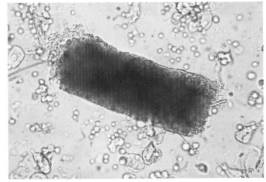

附图 2-216　血液管型

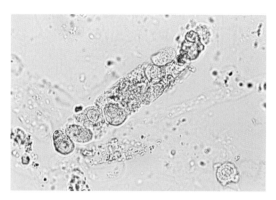

附图 2-217　肾小管上皮细胞管型

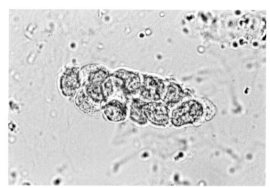

附图 2-218　肾小管上皮细胞管型

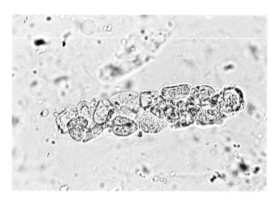

附图 2-219　肾小管上皮细胞管型

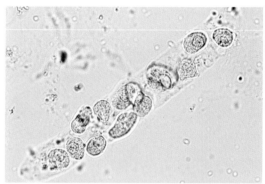

附图 2-220　肾小管上皮细胞管型

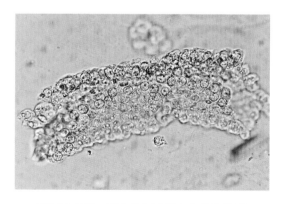

附图 2-221　宽大的肾小管上皮细胞管型

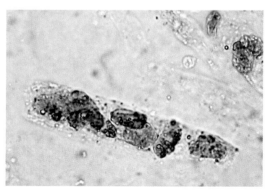

附图 2-222　肾小管上皮细胞管型（SM 染色）

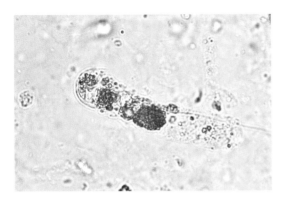

附图 2-223　复粒细胞管型

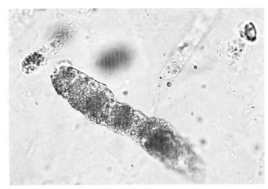

附图 2-224　复粒细胞管型

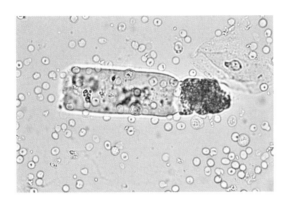

附图 2-225　蜡样管型

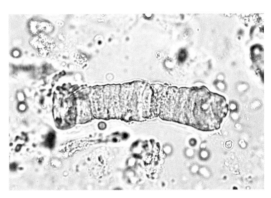

附图 2-226　蜡样管型

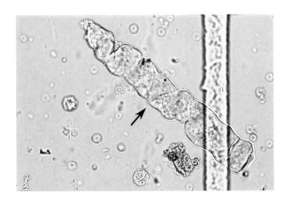

附图 2-227　蜡样管型

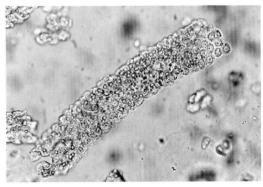

附图 2-228　肾小管上皮细胞和红细胞复合管型

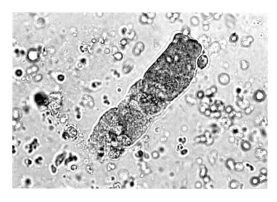

附图 2-229　蜡样管型

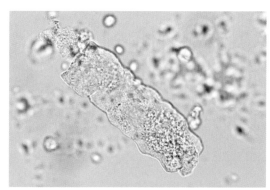

附图 2-230　蜡样管型

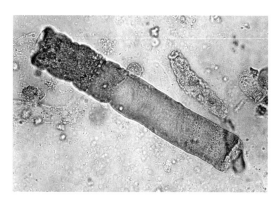

附图 2-231　巨大颗粒 - 蜡样管型（×200）

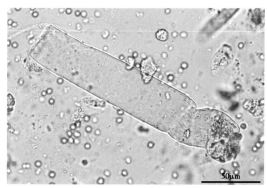

附图 2-232　巨大透明蜡样管型（×200）

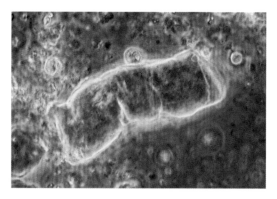

附图 2-233　蜡样管型（相差显微镜）

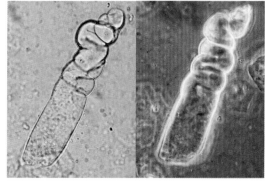

附图 2-234　蜡样管型光学显微镜与相差显微镜对比图

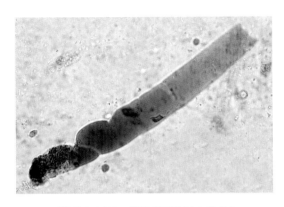

附图 2-235 蜡样管型（SM 染色）

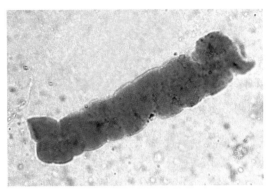

附图 2-236 蜡样管型（SM 染色）

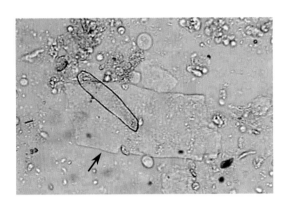

附图 2-237 宽幅透明管型

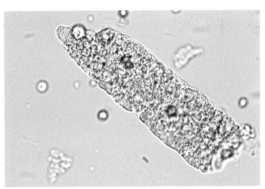

附图 2-238 宽大颗粒管型

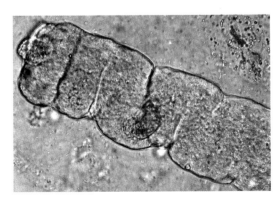

附图 2-239 宽大蜡样管型局部

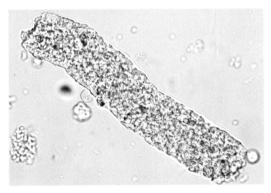

附图 2-240 宽大白细胞管型

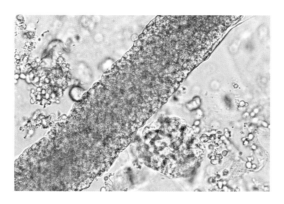

附图 2-241 宽大细胞管型局部

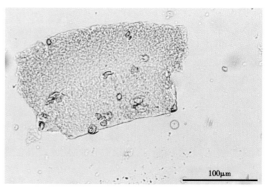

附图 2-242 宽大管型局部

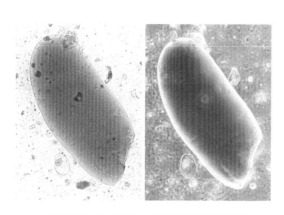

附图 2-243 宽大血红蛋白管型（断裂）

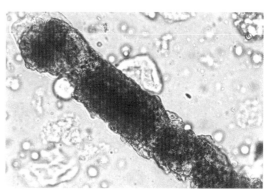

附图 2-244 宽大血液管型局部

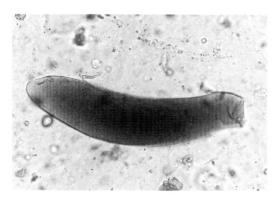

附图 2-245 血红蛋白管型

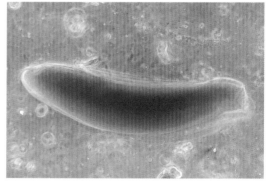

附图 2-246 血红蛋白管型（相差显微镜）

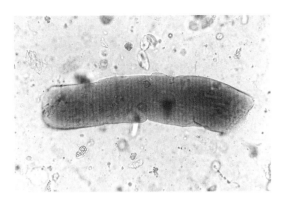

附图 2-247　血红蛋白管型

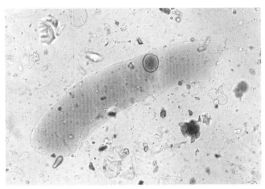

附图 2-248　血红蛋白管型

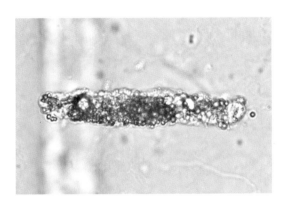

附图 2-249　脂肪管型

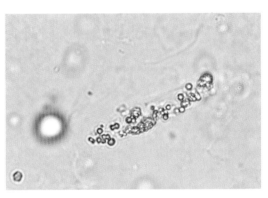

附图 2-250　脂肪管型

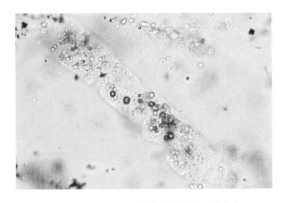

附图 2-251　脂肪管型（苏丹Ⅲ染色）

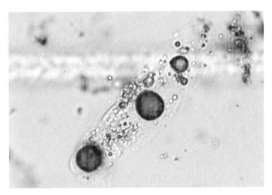

附图 2-252　脂肪管型（苏丹Ⅲ染色）

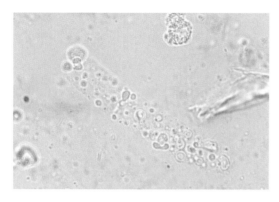

附图 2-253 脂肪管型（未染色）

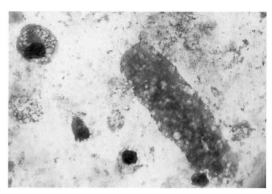

附图 2-254 脂肪管型（瑞姬染色）

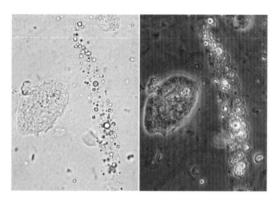

附图 2-255 脂肪管型光学显微镜与相差显微镜

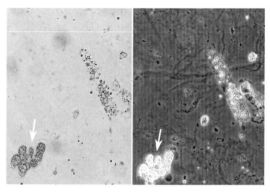

附图 2-256 脂肪管型和复粒细胞(↑)的光学显微镜与相差显微镜

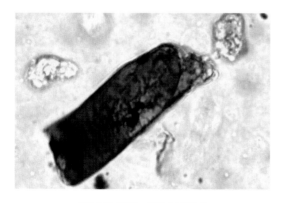

附图 2-257 胆红素管型

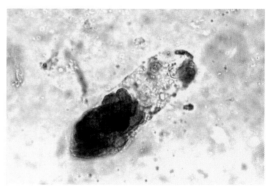

附图 2-258 胆红素管型

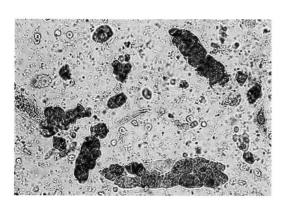

附图 2-259 黄疸尿，黄染的细胞管型

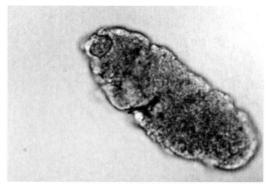

附图 2-260 粗大棕色蜡样管型

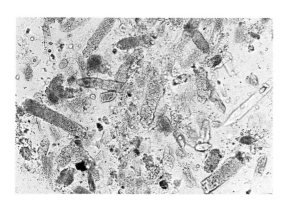

附图 2-261 粗大棕色管型（×200）

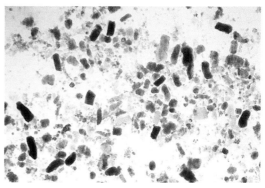

附图 2-262 粗大棕色管型（×100）

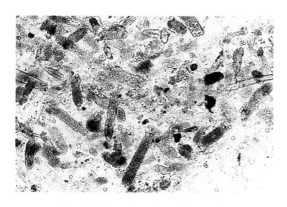

附图 2-263 粗大棕色管型（×100）

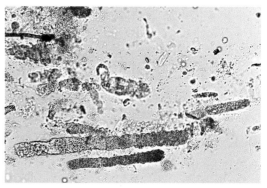

附图 2-264 粗大棕色管型（×200）

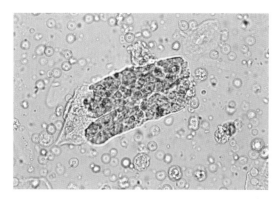

附图 2-265 上下并列两细胞管型

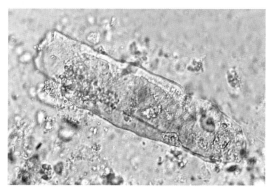

附图 2-266 上下重叠两颗粒管型

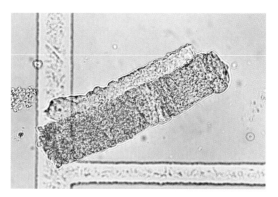

附图 2-267 计算板中上下重叠两颗粒管型

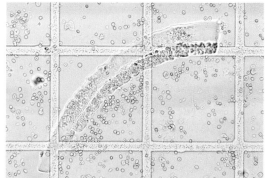

附图 2-268 上下重叠的颗粒管型和蜡样管型

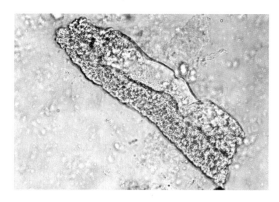

附图 2-269 铰接在一起的颗粒管型和蜡样管型

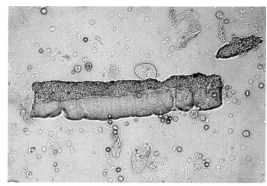

附图 2-270 同一管型中两种不同形态,颗粒与蜡样

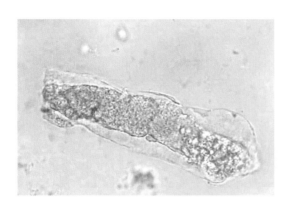

附图 2-271　镶嵌管型

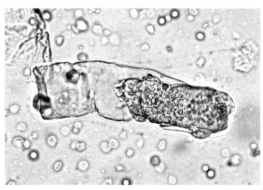

附图 2-272　镶嵌管型

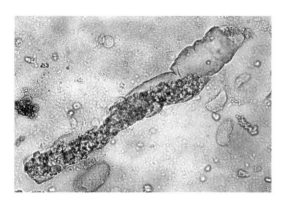

附图 2-273　巨大镶嵌管型

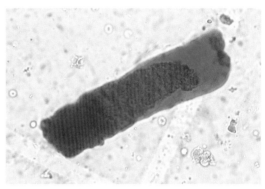

附图 2-274　镶嵌管型（SM 染色）

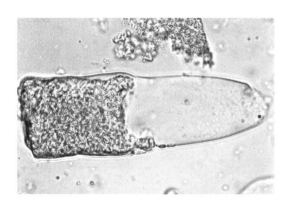

附图 2-275　混合管型

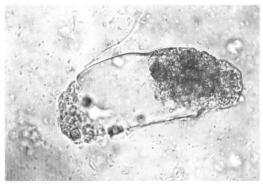

附图 2-276　混合细胞管型

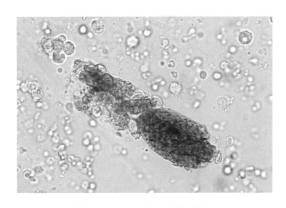

附图 2-277 混合细胞管型

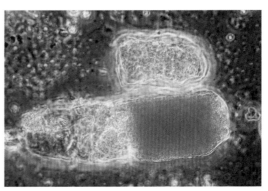

附图 2-278 混合细胞管型（相差显微镜）

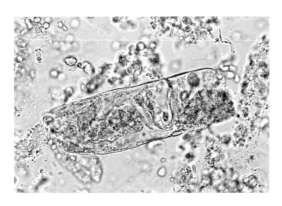

附图 2-279 细胞 - 蜡样管型

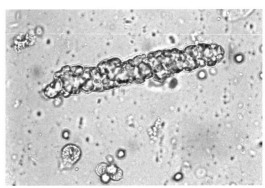

附图 2-280 蛋白质管型

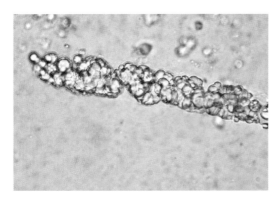

附图 2-281 蛋白质管型（局部）

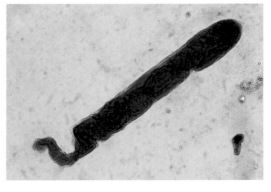

附图 2-282 蛋白质管型（SM 染色）

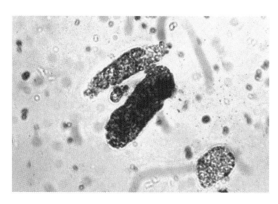

附图 2-283　含铁血黄素管型（铁染色）

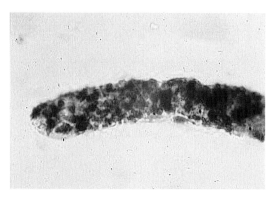

附图 2-284　含铁血黄素管型局部（铁染色）

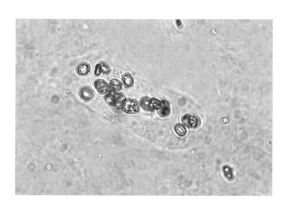

附图 2-285　草酸钙结晶管型

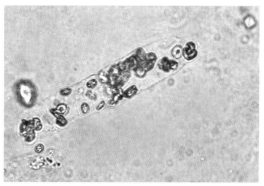

附图 2-286　草酸钙结晶管型

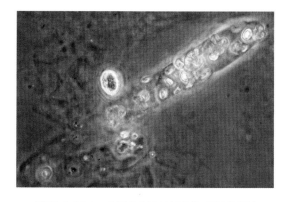

附图 2-287　草酸钙结晶管型（相差显微镜）

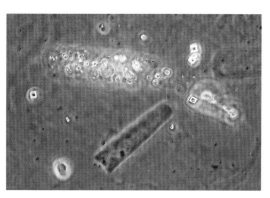

附图 2-288　草酸钙结晶管型（相差显微镜）

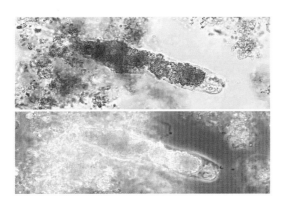

附图 2-289 磷酸盐结晶管型光学显微镜和相差显微镜对比

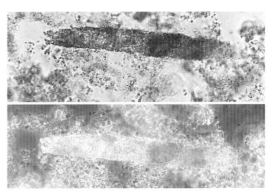

附图 2-290 磷酸盐结晶管型光学显微镜和相差显微镜对比

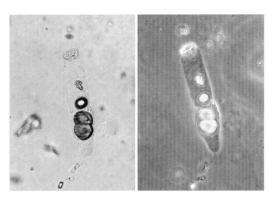

附图 2-291 结晶管型光学显微镜与相差显微镜对比

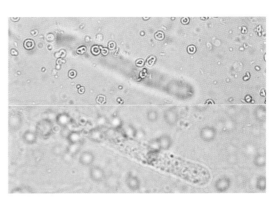

附图 2-292 红细胞与颗粒管型虚实视野对比

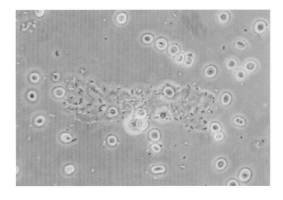

附图 2-293 细菌管型与红细胞（相差显微镜）

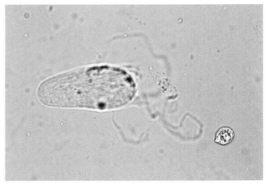

附图 2-294 椭圆形透明管型

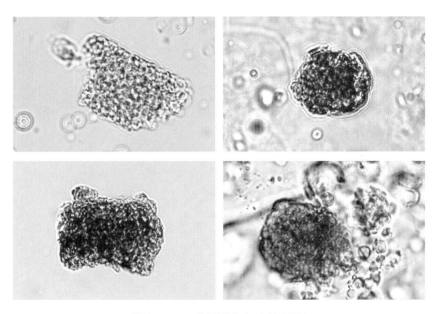

附图 2-295　断裂的红细胞管型局部

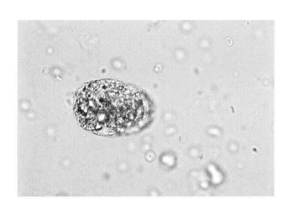

附图 2-296　椭圆形颗粒管型

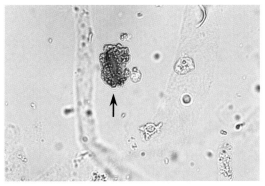

附图 2-297　血色质

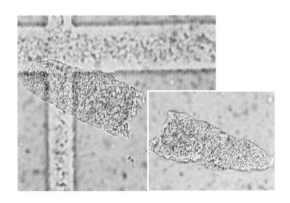

附图 2-298　断裂的颗粒管型

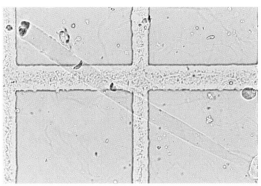

附图 2-299　长透明管型

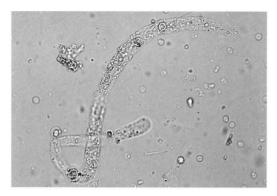

附图 2-300　弯曲折叠的长颗粒管型

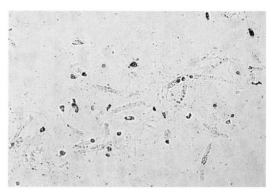

附图 2-301　低倍视野下的大量管型

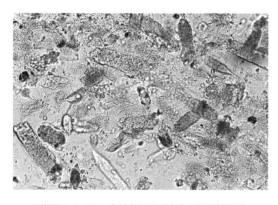

附图 2-302　高倍视野下的大量颗粒管型

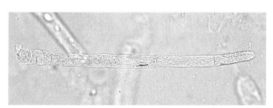

附图 2-303　细长透明管型

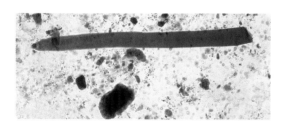

附图 2-304　细长透明管型（SM 染色）

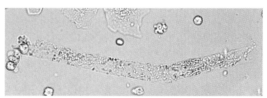

附图 2-305　细长颗粒管型

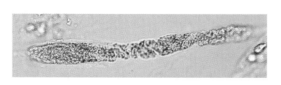

附图 2-306　细长颗粒管型

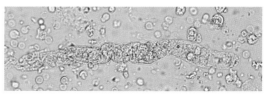

附图 2-307　细长弯曲的细胞管型

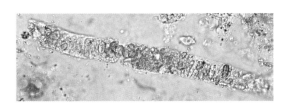

附图 2-308 细长细胞管型（左上有断裂）

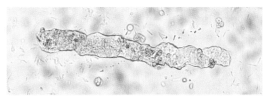

附图 2-309 细长蜡样管型

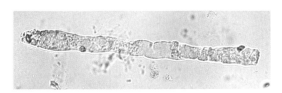

附图 2-310 细长蜡样管型

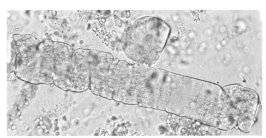

附图 2-311 宽大蜡样管型

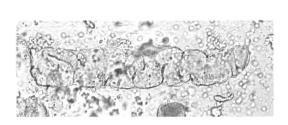

附图 2-312 宽大蜡样管型

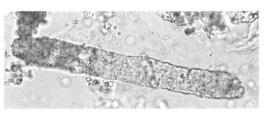

附图 2-313 宽大颗粒管型

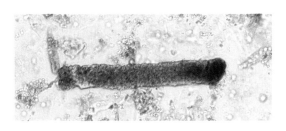

附图 2-314 宽大颗粒管型（×100）

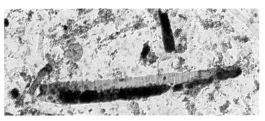

附图 2-315 宽大颗粒 - 蜡样复合管型

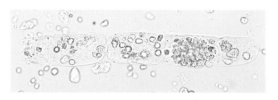

附图 2-316 内含白细胞的藕节样蜡样管型

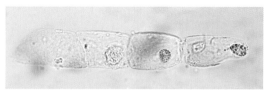

附图 2-317 内含复粒细胞和肾小管上皮细胞的藕节样蜡样管型

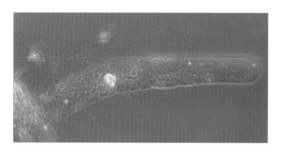

附图 2-318 长颗粒管型表面附着一个白细胞（相差显微镜）

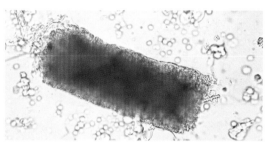

附图 2-319 宽大血液管型

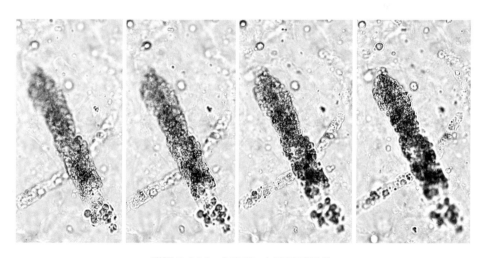

附图 2-320 红细胞、血液管型转化

　　管型是在肾小管内形成的,因此可以在肾脏组织切片中发现管型。图321~ 图328 分别来自确诊的急性和慢性肾小球肾炎病例,肾脏组织切片,HE 染色。

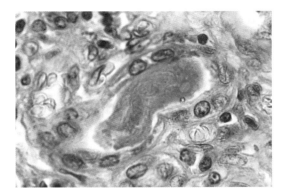

附图 2-321　肾小管内的颗粒管型

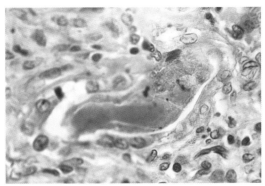

附图 2-322　肾小管内的蜡样管型

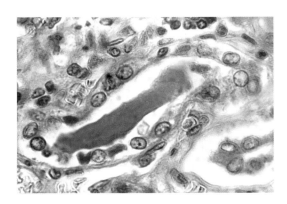

附图 2-323　肾小管内的透明管型

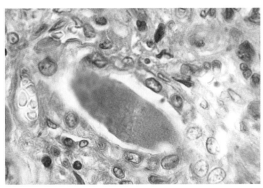

附图 2-324　肾小管内的颗粒管型

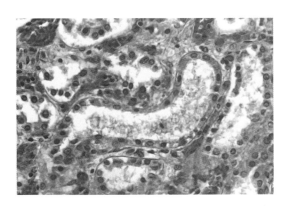

附图 2-325　肾小管内的颗粒管型

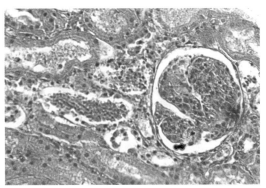

附图 2-326　肾小管内的红细胞管型(×20)

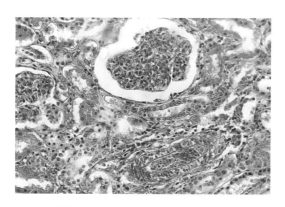

附图 2-327 肾小管内的细胞管型

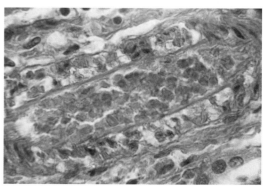

附图 2-328 肾小管内的细胞管型(附图 2-327 的油镜)

附图 2-329~ 附图 2-336 来自肾盂肾炎病例,肾脏组织切片中肾小管内出现多种类型的管型,HE 染色。

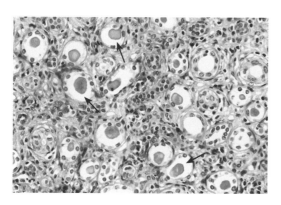

附图 2-329 肾脏内大量管型(↑,横断面)

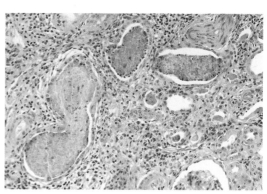

附图 2-330 肾脏内三个粗大的管型

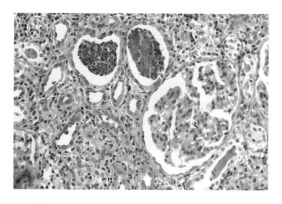

附图 2-331 肾脏内两个细胞管型(横断面)

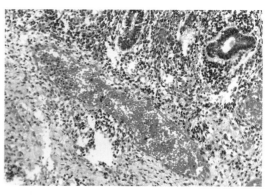

附图 2-332 肾脏内巨大的红细胞管型

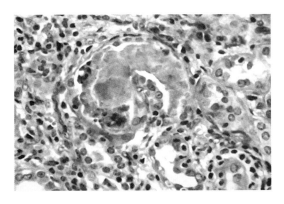

附图 2-333　肾脏内一个弯曲的蜡样管型

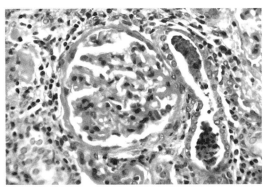

附图2-334　肾脏内肾小球旁的一个白细胞管型

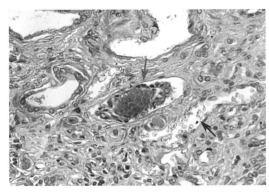

附图 2-335　肾脏肾小管内的管型（蓝箭）和红细胞（红箭）

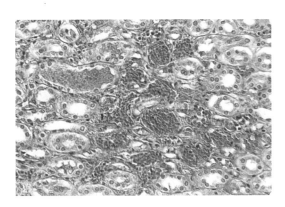

附图 2-336　肾小管内的红细胞管型（横断面）

第三部分　尿液结晶

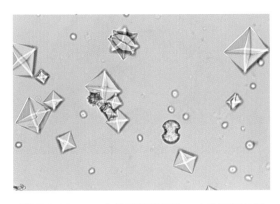

附图 2-337　二水草酸钙结晶和一水草酸钙结晶

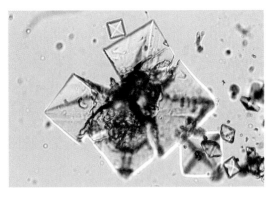

附图 2-338　巨大碎裂的二水草酸钙结晶

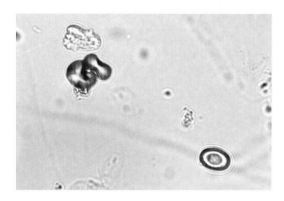

附图 2-339　一水草酸钙结晶（椭圆型）

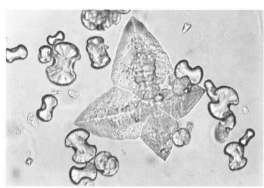

附图 2-340　一水草酸钙结晶和巨大二水草酸钙结晶

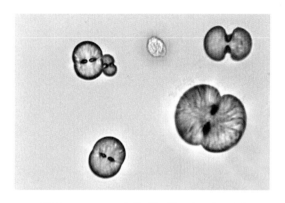

附图 2-341　一水草酸钙结晶（双孔现象）

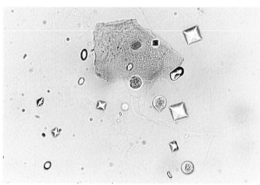

附图 2-342　二水草酸钙结晶（SM 染色结晶不着色）

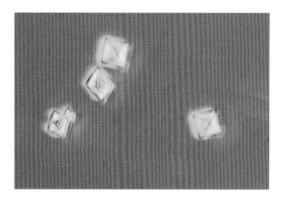

附图 2-343　二水草酸钙结晶（相差显微镜）

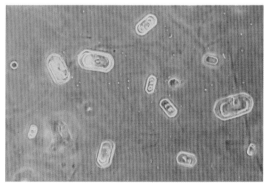

附图 2-344　一水草酸钙结晶（相差显微镜）

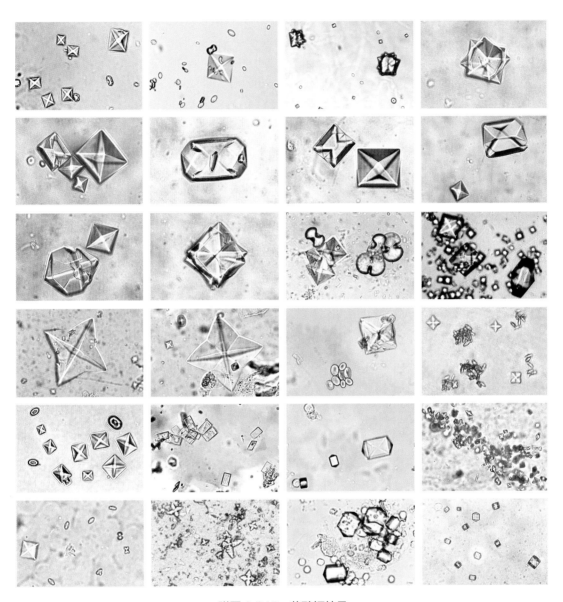

附图 2-345　草酸钙结晶

第 1~3 行:八面体形(信封状);第 4 行:二水草酸钙结晶和一水草酸钙结晶;第 5 行:方板形、六边形和草酸钙结晶聚集体;第 6 行:X 形、六边形及方块形

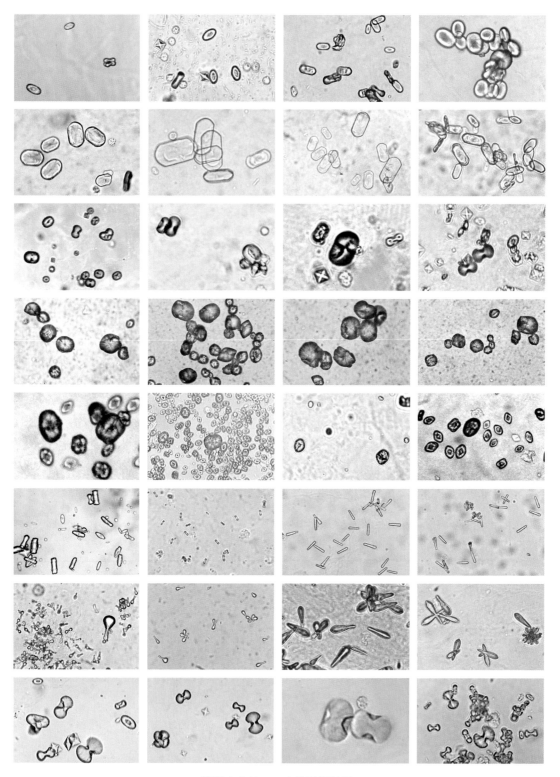

附图 2-346 一水草酸钙结晶

第 1 行:椭圆形;第 2 行:平行边椭圆形;第 3 行:哑铃形;第 4 行:球形;第 5 行:中央凹陷的椭圆形;第 6 行:短杆形;第 7 行:棒球棒形或大头形;第 8 行:哑铃形及圆形

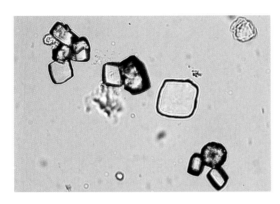

附图 2-347　尿酸结晶

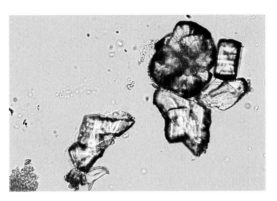

附图 2-348　尿酸结晶

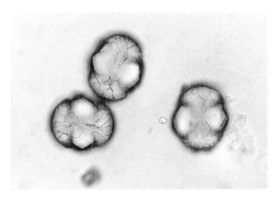

附图 2-349　尿酸结晶

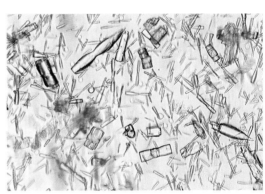

附图 2-350　尿酸结晶

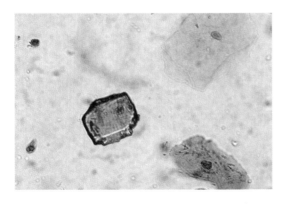

附图 2-351　尿酸结晶（SM 染色不着色）

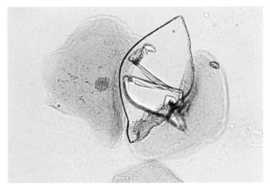

附图 2-352　尿酸结晶（SM 染色不着色）

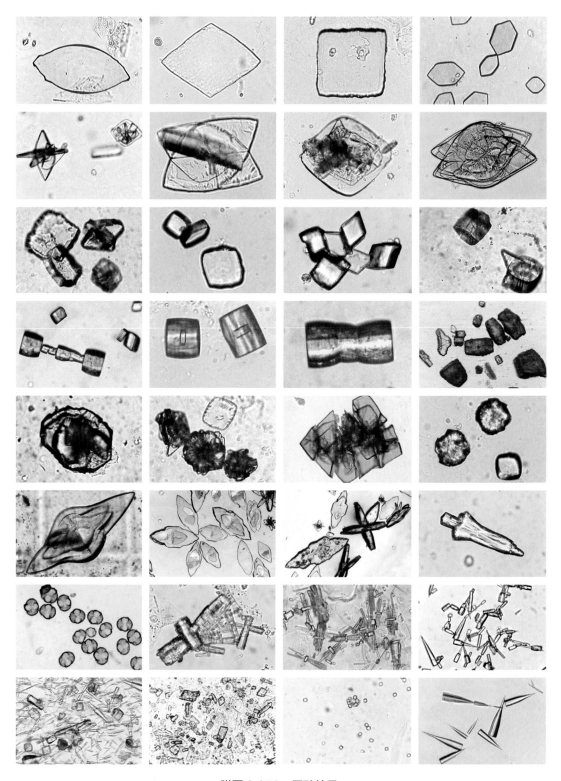

附图 2-353 尿酸结晶

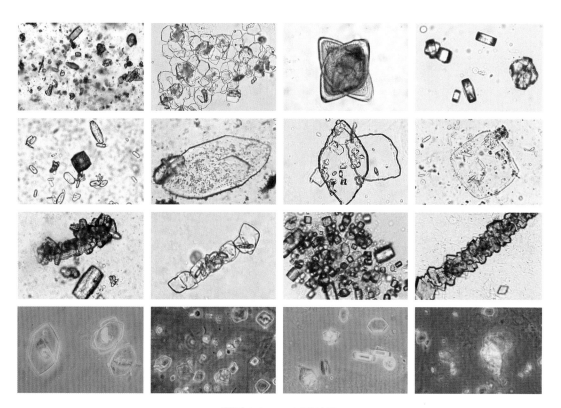

附图 2-354 尿酸结晶

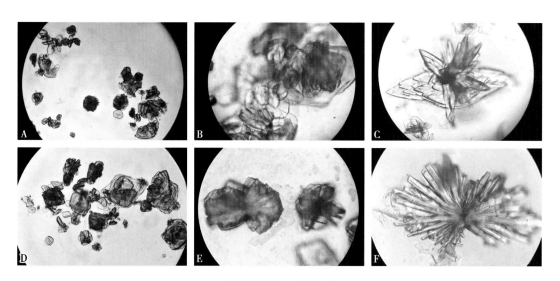

附图 2-355 尿酸结晶

A、D. 低倍视野可见的大量尿酸结晶;B、E. 高倍视野大块尿酸结晶;C、F. 高倍视野花瓣形尿酸结晶(组图来自新浪网友)

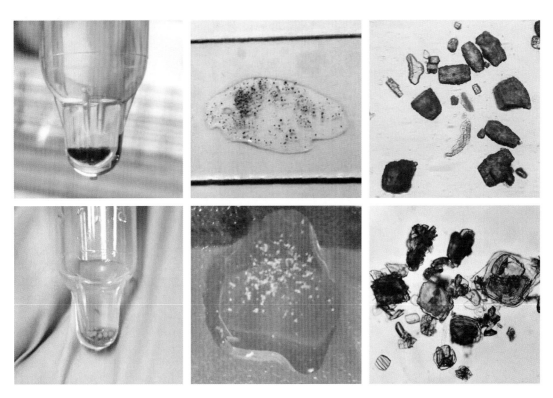

附图 2-356　尿酸结晶颗粒（上下两组图片分别来自两个标本）
左：试管内，中：玻片上，右：显微镜下的尿酸结晶

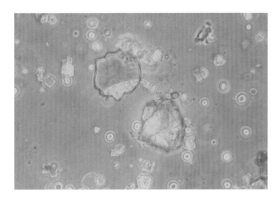

附图 2-357　尿酸结晶（相差显微镜）

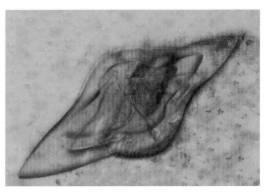

附图 2-358　尿酸结晶（相差显微镜）

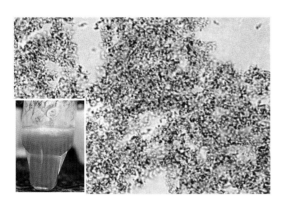

附图 2-359　无定形尿酸盐结晶

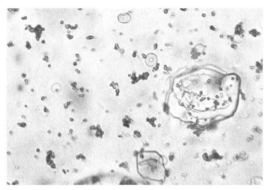

附图 2-360　无定形尿酸盐结晶与尿酸结晶

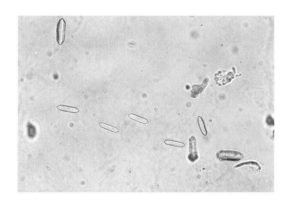

附图 2-361　马尿酸结晶

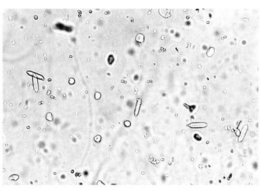

附图 2-362　马尿酸结晶

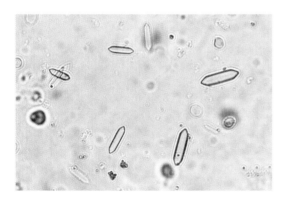

附图 2-363　马尿酸结晶

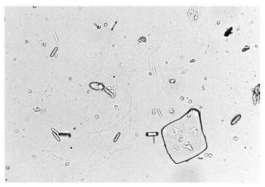

附图 2-364　马尿酸结晶和尿酸结晶

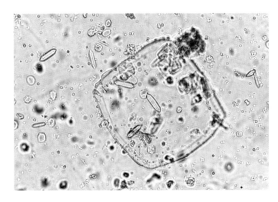

附图 2-365 马尿酸结晶和尿酸结晶

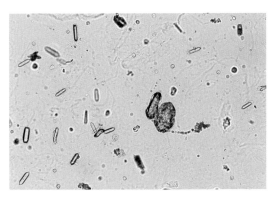

附图 2-366 马尿酸结晶和尿酸结晶

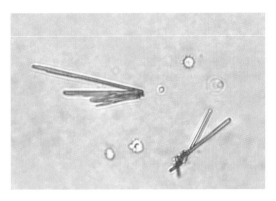

附图 2-367 尿酸钠结晶

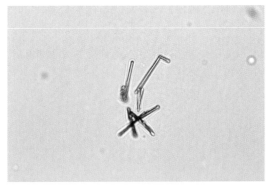

附图 2-368 尿酸钠结晶

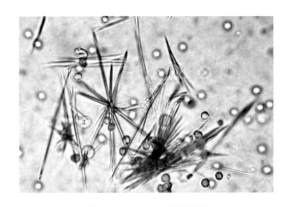

附图 2-369 尿酸钠结晶

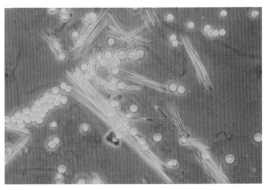

附图 2-370 尿酸钠结晶（相差显微镜）

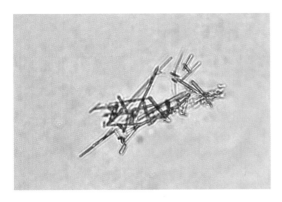

附图 2-371　尿酸钠结晶

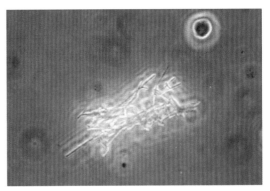

附图 2-372　尿酸钠结晶（相差显微镜）

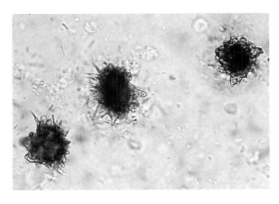

附图 2-373　尿酸铵结晶

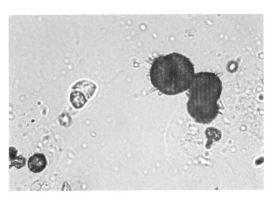

附图 2-374　尿酸铵结晶

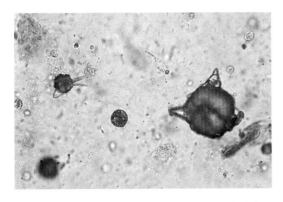

附图 2-375　尿酸铵结晶（SM 染色，未着色）

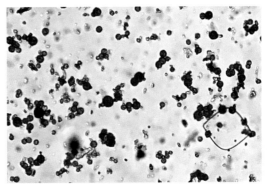

附图 2-376　尿酸铵结晶和尿酸结晶

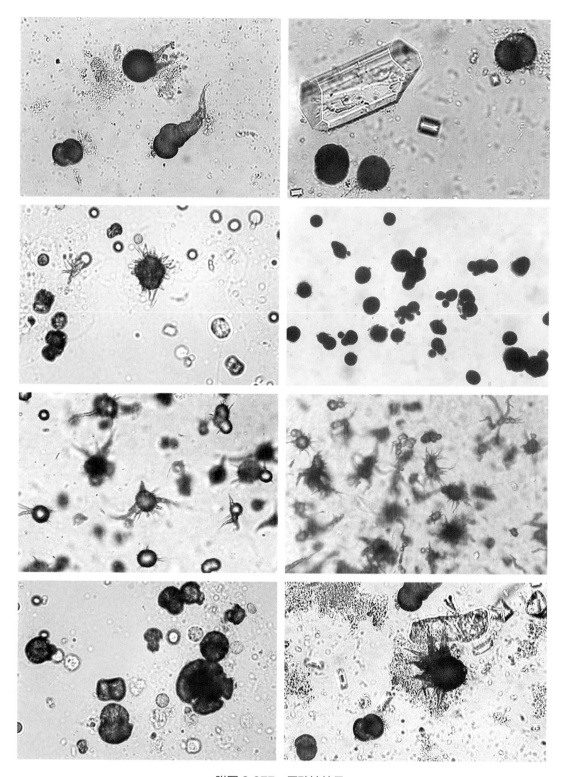

附图 2-377 尿酸铵结晶

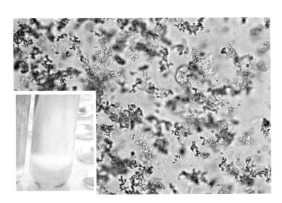

附图 2-378　无定形磷酸盐结晶

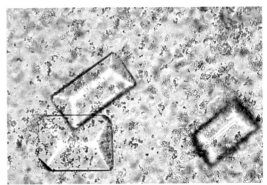

附图 2-379　无定形磷酸盐结晶和磷酸铵镁结晶

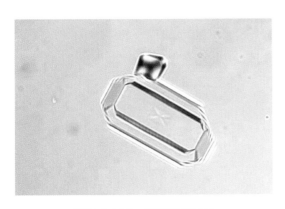

附图 2-380　磷酸铵镁结晶

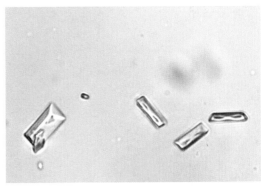

附图 2-381　磷酸铵镁结晶

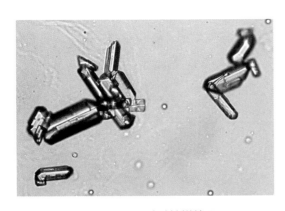

附图 2-382　磷酸铵镁结晶

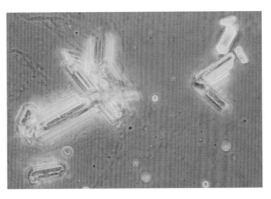

附图 2-383　磷酸铵镁结晶（相差显微镜）

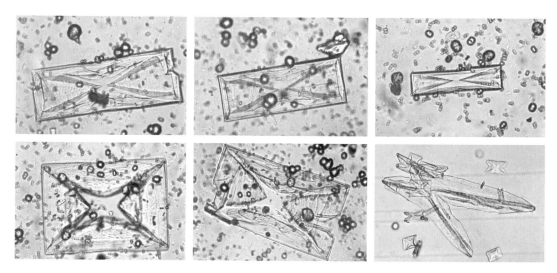

附图 2-384　巨大磷酸铵镁伴球形碳酸钙结晶

上:长方形,中心沙漏形;下:巨大长方形,中心 X 形空缺,巨大剪刀形结晶

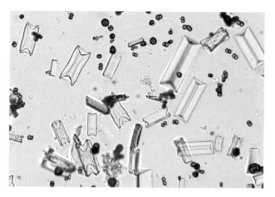

附图 2-385　磷酸铵镁结晶及碳酸钙结晶

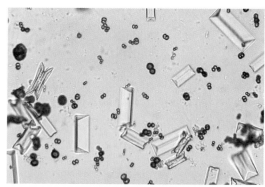

附图 2-386　磷酸铵镁结晶及碳酸钙结晶

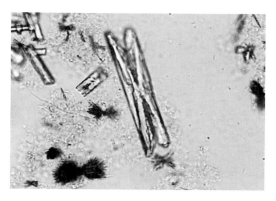

附图 2-387　磷酸铵镁结晶及磺胺药物结晶

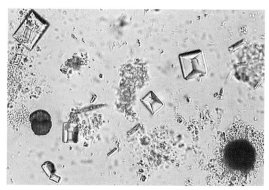

附图 2-388　磷酸铵镁结晶和尿酸铵结晶

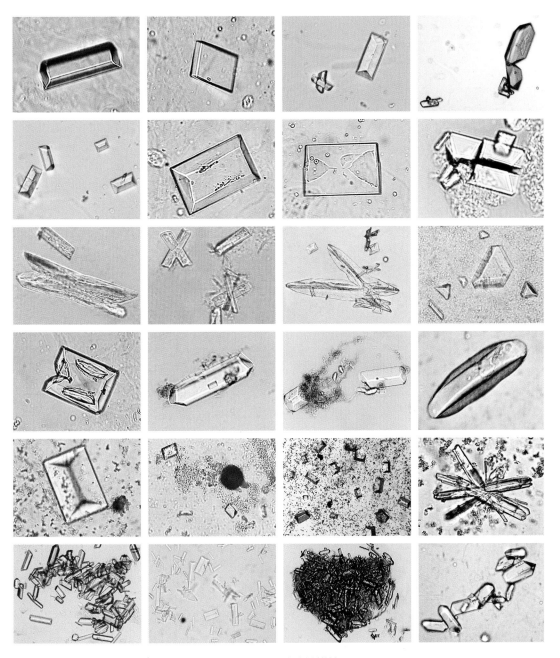

附图 2-389　磷酸铵镁结晶

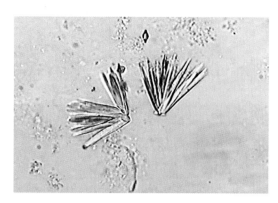

附图 2-390 磷酸钙结晶

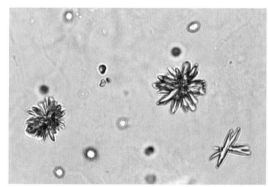

附图 2-391 磷酸钙结晶

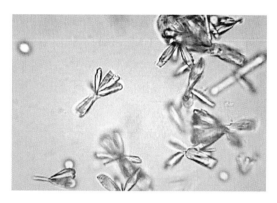

附图 2-392 磷酸钙结晶

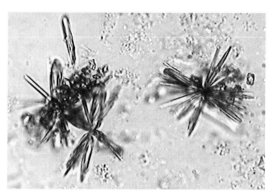

附图 2-393 磷酸钙结晶

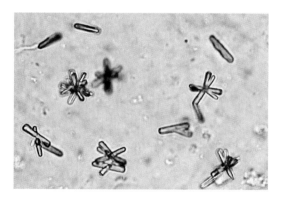

附图 2-394 磷酸钙结晶

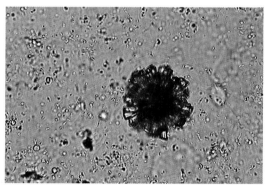

附图 2-395 磷酸钙结晶

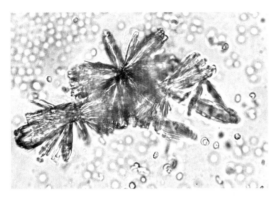

附图 2-396 磷酸钙结晶和红细胞

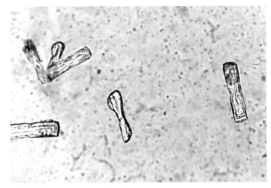

附图 2-397 磷酸钙结晶

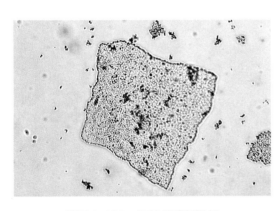

附图 2-398 板状磷酸钙结晶

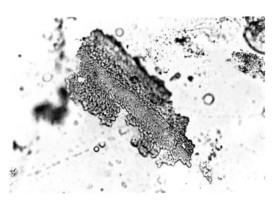

附图 2-399 板状磷酸钙结晶

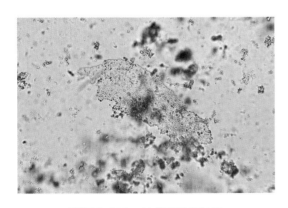

附图 2-400 片状磷酸钙结晶

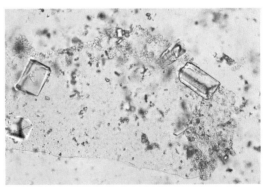

附图 2-401 板状磷酸钙结晶和磷酸铵镁结晶

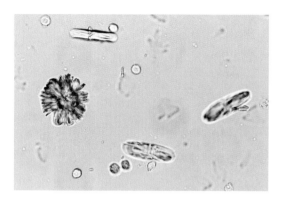

附图 2-402 硫酸钙结晶

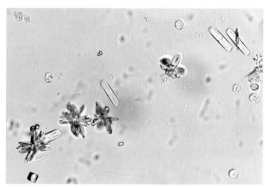

附图 2-403 硫酸钙结晶

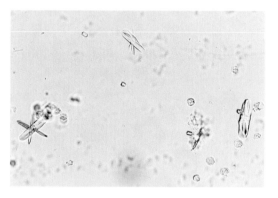

附图 2-404 硫酸钙结晶

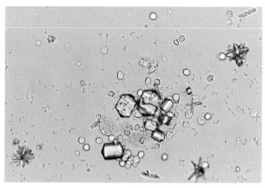

附图 2-405 硫酸钙结晶和草酸钙结晶

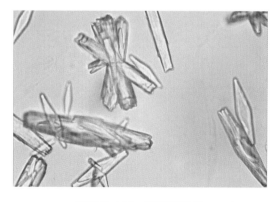

附图 2-406 硫酸钙结晶

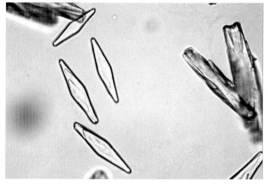

附图 2-407 硫酸钙结晶

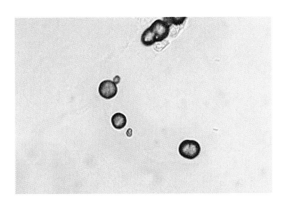

附图 2-408　碳酸钙结晶

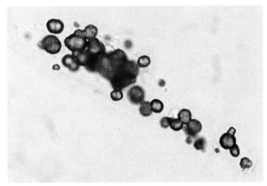

附图 2-409　碳酸钙结晶

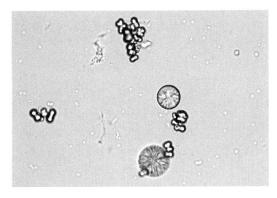

附图 2-410　碳酸钙结晶

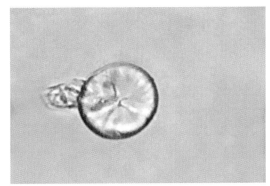

附图 2-411　碳酸钙结晶

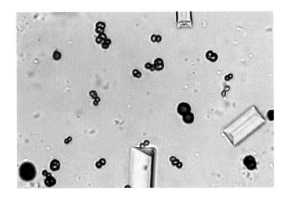

附图 2-412　碳酸钙结晶和磷酸氨镁结晶

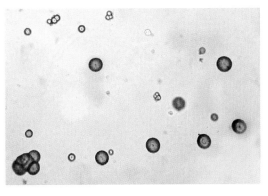

附图 2-413　碳酸钙结晶

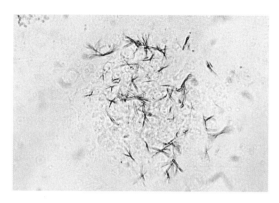

附图 2-414 胆红素结晶

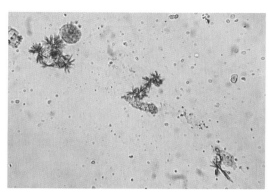

附图 2-415 胆红素结晶

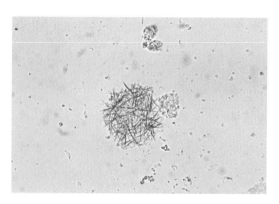

附图 2-416 胆红素结晶

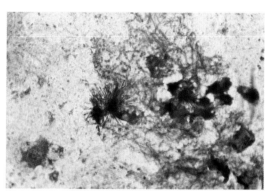

附图 2-417 胆红素结晶(瑞姬染色)

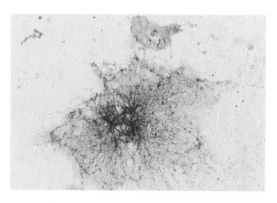

附图 2-418 胆红素结晶(瑞姬染色)

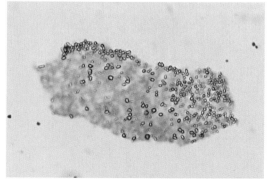

附图 2-419 颗粒状胆红素结晶

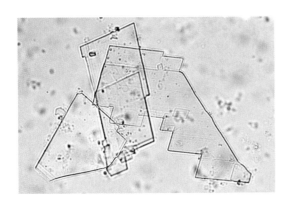

附图 2-420　胆固醇结晶

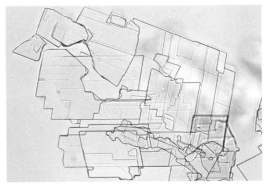

附图 2-421　胆固醇结晶

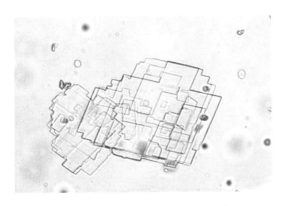

附图 2-422　胆固醇结晶和红细胞

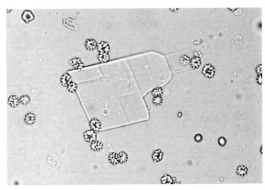

附图 2-423　胆固醇结晶和红细胞

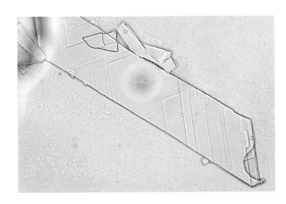

附图 2-424　胆固醇结晶

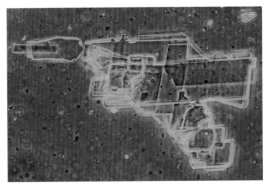

附图 2-425　胆固醇结晶（相差显微镜）

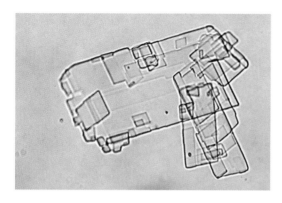

附图 2-426　胆固醇结晶

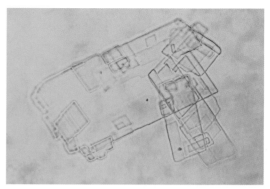

附图 2-427　胆固醇结晶（相差显微镜）

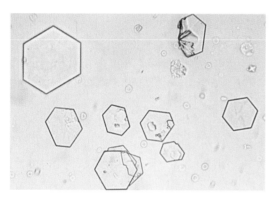

附图 2-428　胱氨酸结晶

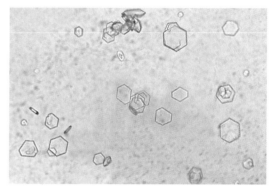

附图 2-429　胱氨酸结晶

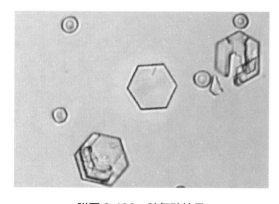

附图 2-430　胱氨酸结晶

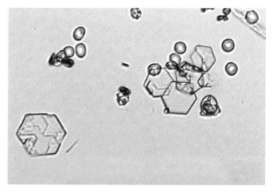

附图 2-431　胱氨酸结晶

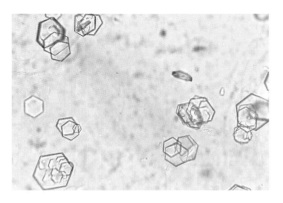

附图 2-432　胱氨酸结晶

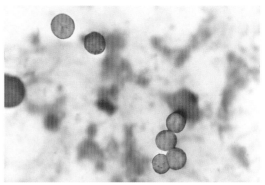

附图 2-433　亮氨酸结晶

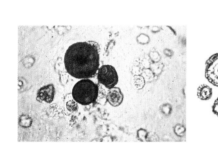

附图 2-434　亮氨酸结晶及示意图

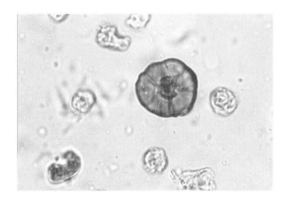

附图 2-435　亮氨酸结晶

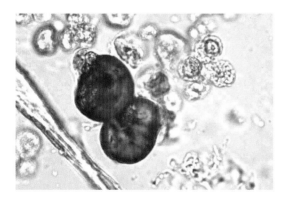

附图 2-436　亮氨酸结晶

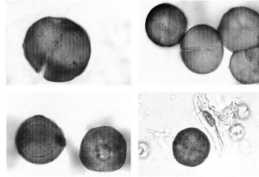

附图 2-437　亮氨酸结晶

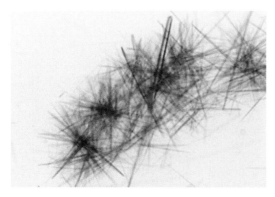

附图 2-438　酪氨酸结晶

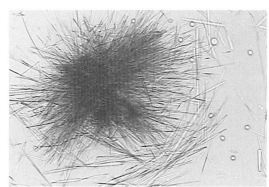

附图 2-439　酪氨酸结晶

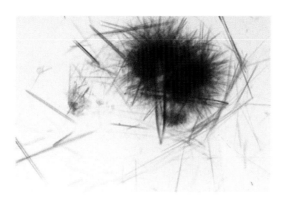

附图 2-440　酪氨酸结晶

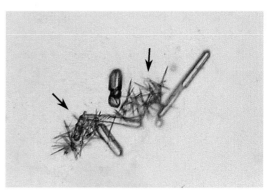

附图 2-441　酪氨酸结晶(↑)和磷酸铵镁结晶

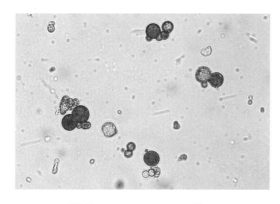

附图 2-442　2,8-DHA 结晶

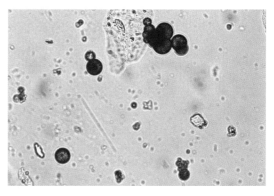

附图 2-443　2,8-DHA 结晶

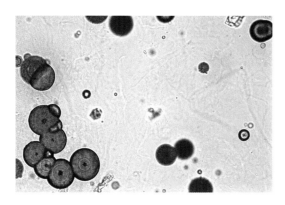

附图 2-444　2,8-DHA 结晶

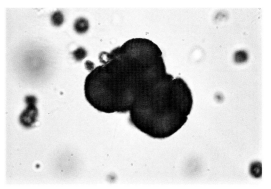

附图 2-445　2,8-DHA 结晶

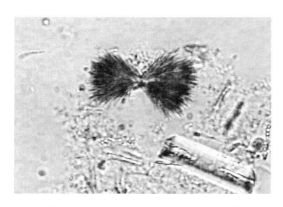

附图 2-446　磺胺药物结晶和磷酸铵镁

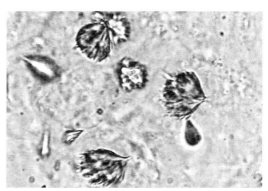

附图 2-447　磺胺药物结晶

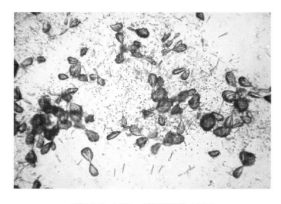

附图 2-448　磺胺药物结晶

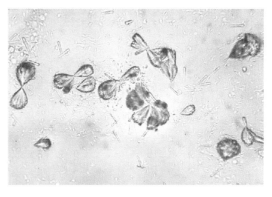

附图 2-449　磺胺药物结晶

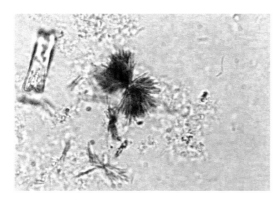

附图 2-450　磺胺药物结晶

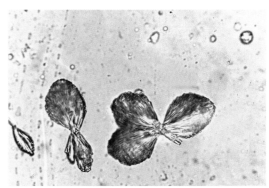

附图 2-451　磺胺药物结晶

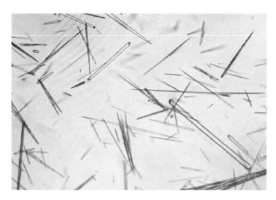

附图 2-452　青霉素结晶

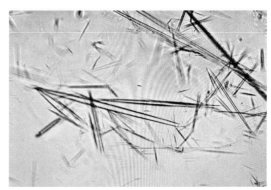

附图 2-453　氨苄西林结晶

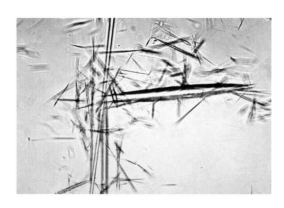

附图 2-454　氨苄西林结晶

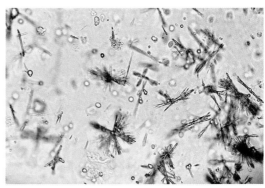

附图 2-455　氨苄西林结晶

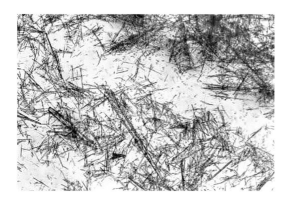

附图 2-456　阿莫西林结晶

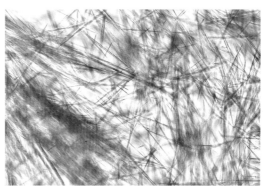

附图 2-457　阿莫西林结晶

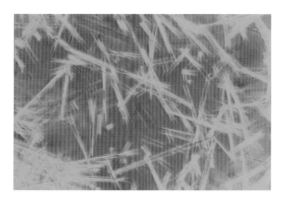

附图 2-458　阿莫西林结晶（相差显微镜）

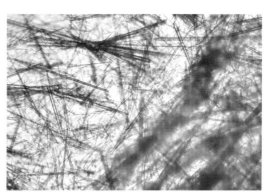

附图 2-459　阿莫西林结晶

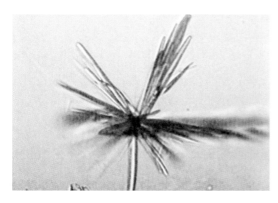

附图 2-460　茚地那韦结晶

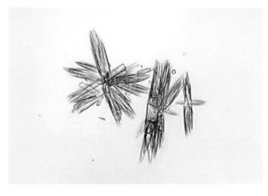

附图 2-461　茚地那韦结晶

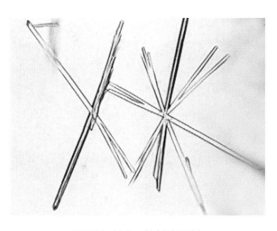

附图 2-462 放射造影剂

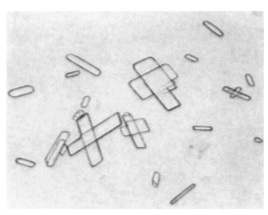

附图 2-463 放射造影剂

药物	结晶	临床表现	示意图
磺胺嘧啶	双折射的小麦束状或带条纹的"贝壳"状	单纯性结晶尿 血尿 急性肾衰 结石	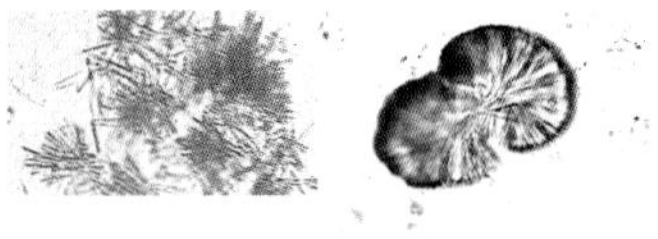
阿昔洛韦	双折射细针状	单纯结晶尿 急性肾衰	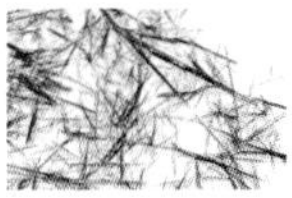
茚地那韦	板状矩形,星形,不规则板状 强双折射式	单纯性结晶尿 结石 急性肾衰	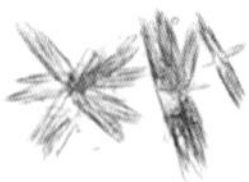
吡啶氧基化物	具有圆形末端矩形的非对称六边形	结石	
普鲁米酮	双折射六边形	单纯结晶尿 暂时性蛋白尿 血尿	
草酸萘呋胺	双折射单面草酸钙	急性肾衰	
维生素 C	双折射单面草酸钙	急性肾衰	
阿莫西林/羟氨苄青霉素	针状,成束小麦状	单纯性结晶尿 血尿 急性肾衰	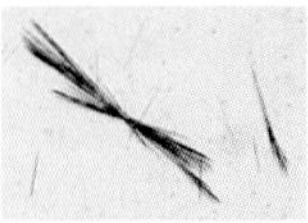

附图 2-464 部分药物结晶形态特点及可造成的损伤列表

药物	结晶	临床表现
环丙沙星	双折射针状、轮状、星形、扇形、蝴蝶形等	单纯结晶尿 急性肾损伤
非氨酯	细针状,双折射六边形	急性肾损伤
磺胺甲噁唑	双折射"棺材盖形,切口边缘提示尿酸晶体,花环形"	急性肾损伤
奥利斯特	一水或二水草酸钙晶体	急性肾损伤

附图 2-465　部分药物结晶形态特点

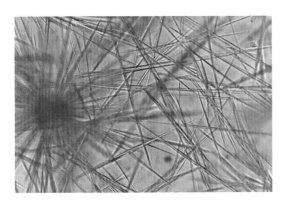

附图 2-466　不明药物结晶

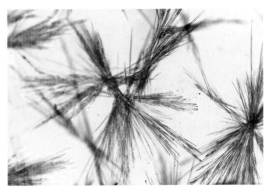

附图 2-467　不明药物结晶

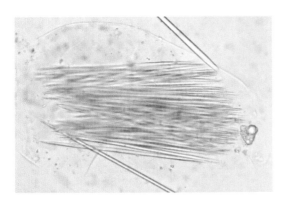

附图 2-468　不明药物结晶

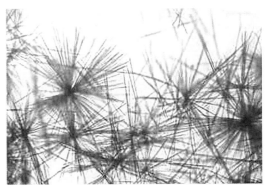

附图 2-469　不明药物结晶

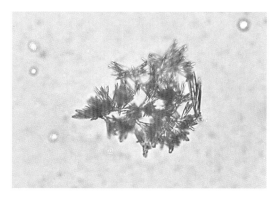

附图 2-470 不明药物结晶

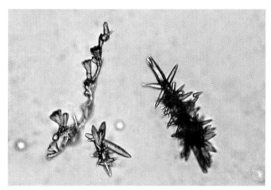

附图 2-471 不明药物结晶

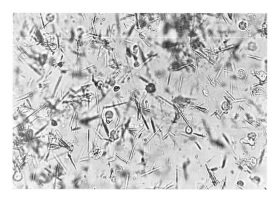

附图 2-472 小针状不明药物结晶

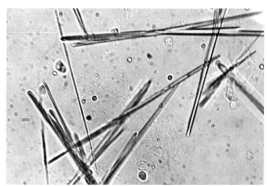

附图 2-473 不明药物结晶

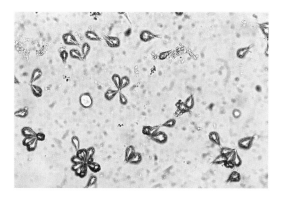

附图 2-474 不明结晶

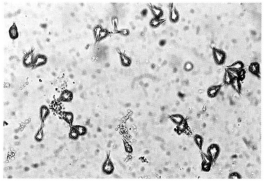

附图 2-475 不明结晶

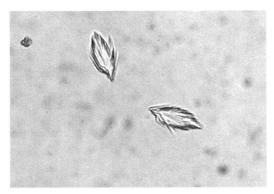

附图 2-476　不明羽状结晶

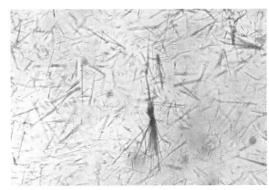

附图 2-477　不明针状结晶

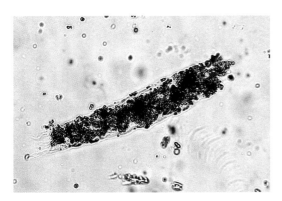

附图 2-478　结晶假管形

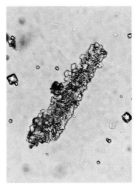

附图 2-479　草酸钙结晶假管形(左光学显微镜,右相差显微镜)

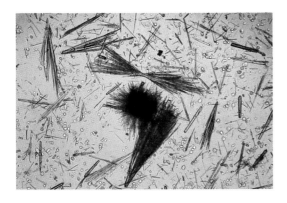

附图 2-480　阿莫西林克拉维酸钾药物结晶

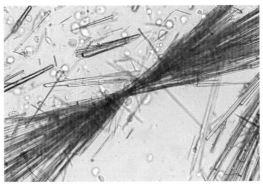

附图 2-481　阿莫西林克拉维酸钾药物结晶

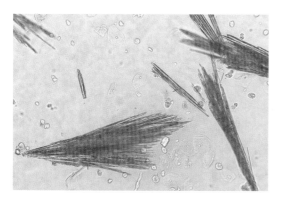

附图 2-482 阿莫西林克拉维酸钾药物结晶（光学显微镜）

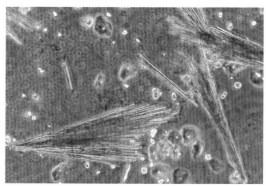

附图 2-483 阿莫西林克拉维酸钾药物结晶（相差显微镜）

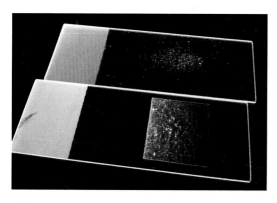

附图 2-484 阿莫西林克拉维酸钾药物结晶（玻片上）

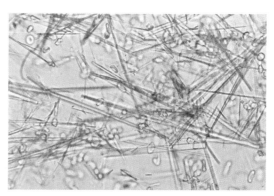

附图 2-485 阿昔洛韦结晶

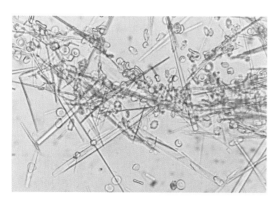

附图 2-486 阿昔洛韦结晶

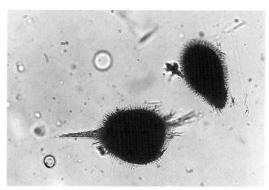

附图 2-487 不明药物结晶

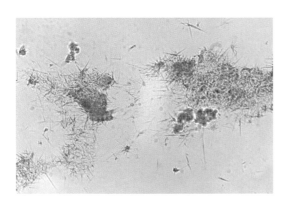

附图 2-488 不明药物结晶(应用头孢曲松治疗后)

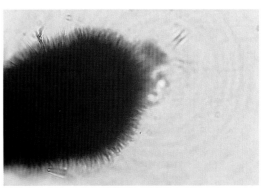

附图 2-489 不明药物结晶(应用头孢曲松治疗后)

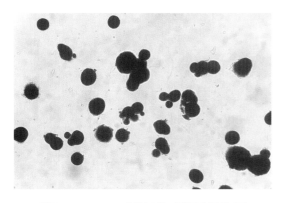

附图 2-490 不明结晶(疑似尿酸铵结晶)

药物引起结晶尿的一般规律

- 当遇到不寻常的尿晶体时,考虑药物因素
- 询问医师或者患者是否服用过哪种药物
- 必要时检查患者的肾功能
- 患者需要大量饮水,以及减少/停止药物的使用,以防止出现急性肾损伤或肾衰

草酸萘替福酯、维生素C和奥利司他可导致产生草酸钙结晶

附图 2-491 不明药物结晶一般规律

第四部分 其他有形成分

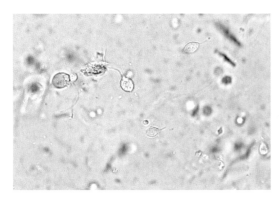

附图 2-492 阴道滴虫

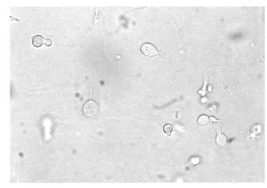

附图 2-493 阴道滴虫

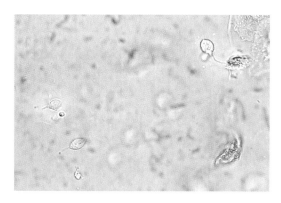

附图 2-494 阴道滴虫

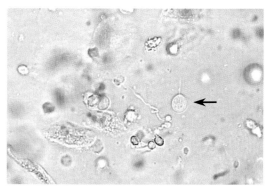

附图 2-495 阴道滴虫

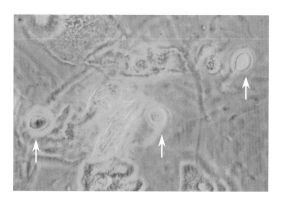

附图 2-496 阴道滴虫（相差显微镜）

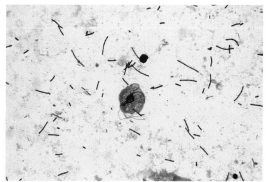

附图 2-497 阴道滴虫（革兰氏染色，油镜）

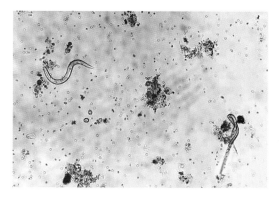

附图 2-498 侵入尿道的粪类圆线虫（低倍镜）

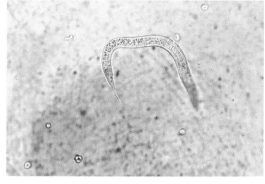

附图 2-499 侵入尿道的粪类圆线虫（高倍镜）

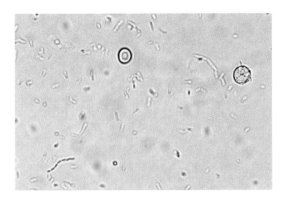

附图 2-500　细菌和红细胞、白细胞

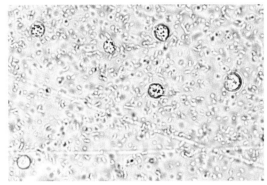

附图 2-501　大量细菌与白细胞

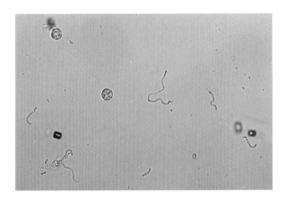

附图 2-502　细菌和白细胞

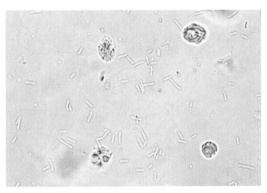

附图 2-503　杆菌和白细胞

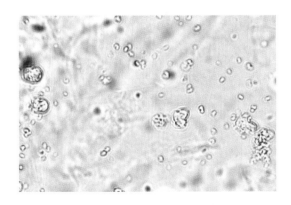

附图 2-504　球菌和白细胞

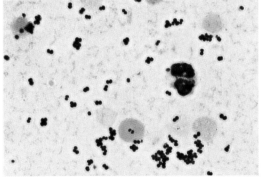

附图 2-505　球菌和白细胞

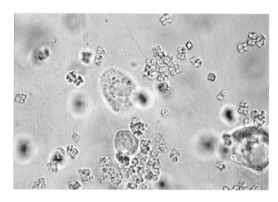

附图 2-506 八叠球菌

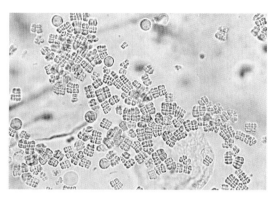

附图 2-507 八叠球菌

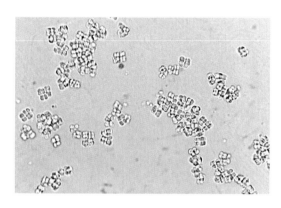

附图 2-508 八叠球菌

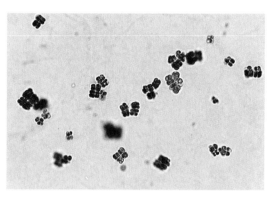

附图 2-509 八叠球菌(革兰氏染色)

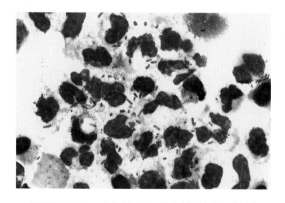

附图 2-510 白细胞和细菌(瑞姬染色,油镜)

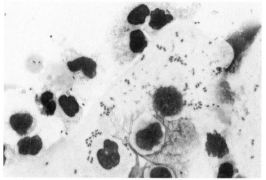

附图 2-511 白细胞和细菌(瑞姬染色,油镜)

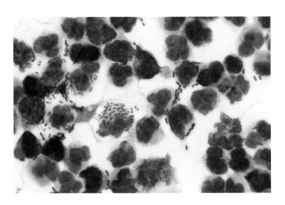

附图 2-512　白细胞吞噬细菌（瑞姬染色，油镜）

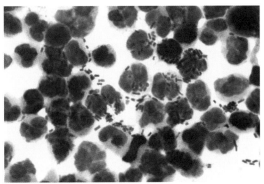

附图 2-513　白细胞吞噬细菌（瑞姬染色，油镜）

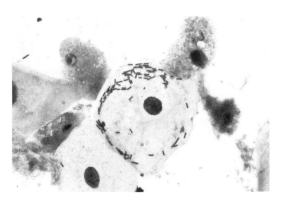

附图 2-514　上皮细胞和细菌

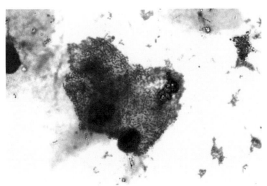

附图 2-515　细菌附着在上皮细胞上（线索细胞）

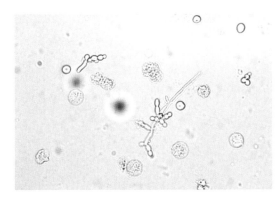

附图 2-516　真菌与红细胞

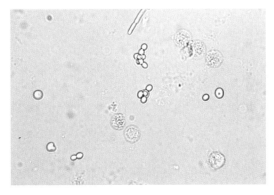

附图 2-517　真菌与白细胞

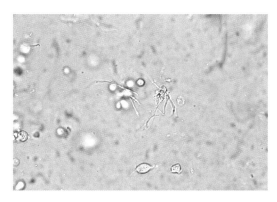

附图 2-518　真菌、滴虫和白细胞

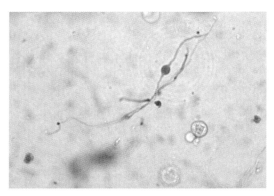

附图 2-519　真菌和白细胞（SM 染色）

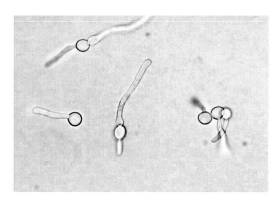

附图 2-520　真菌

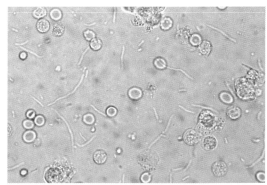

附图 2-521　红细胞、白细胞和细菌

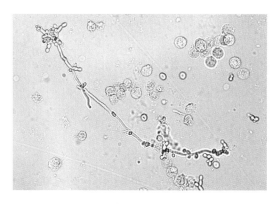

附图 2-522　真菌与红细胞、白细胞

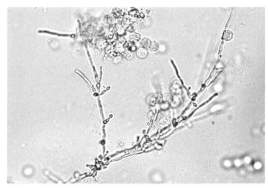

附图 2-523　真菌与白细胞

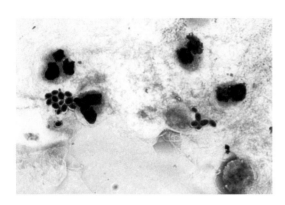

附图 2-524　白细胞与真菌(瑞姬染色,×1 000)

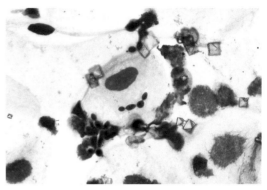

附图 2-525　上皮细胞、白细胞、真菌与草酸钙结晶
(瑞姬染色,×1 000)

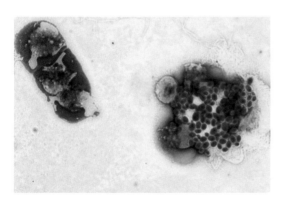

附图 2-526　白细胞及真菌(瑞姬染色,×1 000)

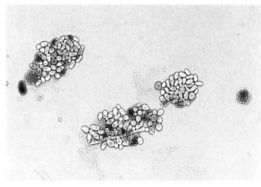

附图 2-527　真菌孢子包围白细胞(SM 染色)

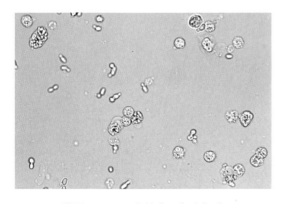

附图 2-528　真菌孢子与白细胞

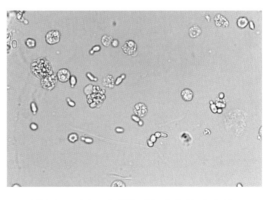

附图 2-529　真菌孢子与白细胞、红细胞

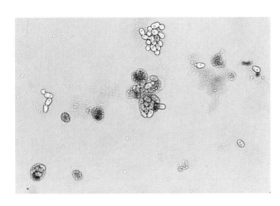

附图 2-530 真菌孢子与白细胞（SM 染色）

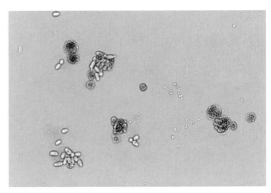

附图 2-531 真菌孢子与白细胞（SM 染色）

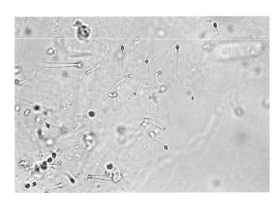

附图 2-532 精子

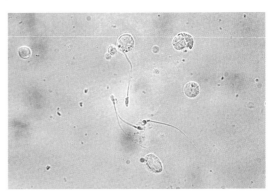

附图 2-533 精子

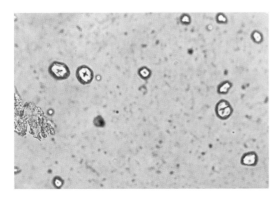

附图 2-534 淀粉颗粒

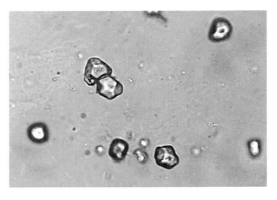

附图 2-535 淀粉颗粒

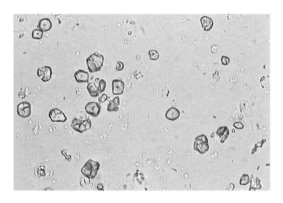

附图 2-536 淀粉颗粒

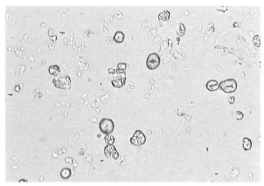

附图 2-537 淀粉颗粒

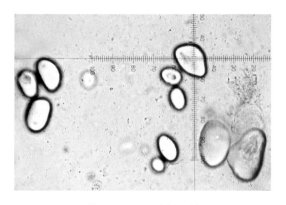

附图 2-538 淀粉颗粒

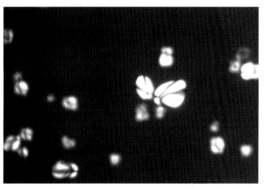

附图 2-539 淀粉颗粒(偏振光显微镜)

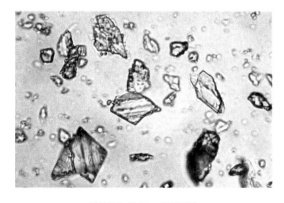

附图 2-540 滑石粉

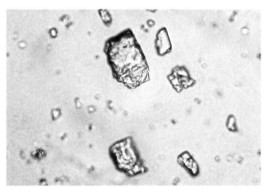

附图 2-541 滑石粉

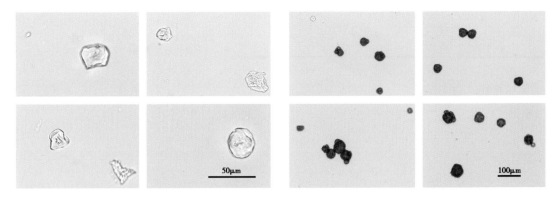

附图 2-542 滑石粉颗粒　　　　　　　附图 2-543 滑石粉颗粒

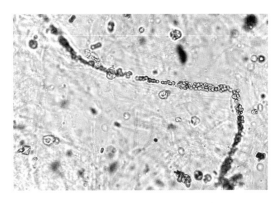

附图 2-544 黏液丝及黏附的红细胞

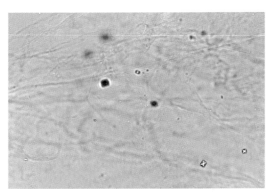

附图 2-545 黏液丝和草酸钙结晶

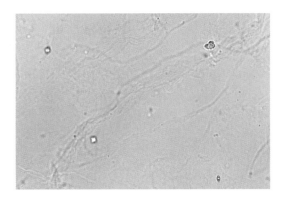

附图 2-546 黏液丝

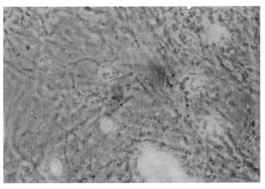

附图2-547 黏液丝(相差显微镜)

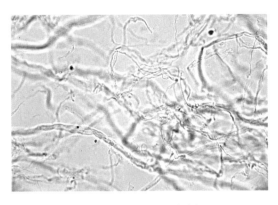

附图 2-548 大量黏液丝

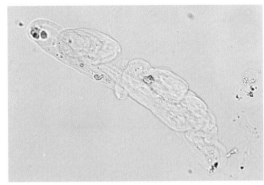

附图 2-549 宽幅黏液丝

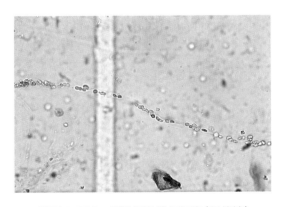

附图 2-550 黏液丝黏附红细胞(低倍镜)

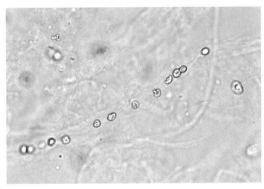

附图 2-551 黏液丝黏附红细胞(高倍镜)

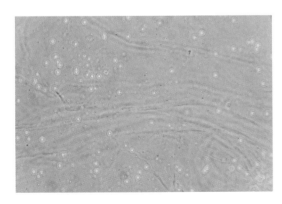

附图 2-552 黏液丝和细胞(相差显微镜,低倍镜)

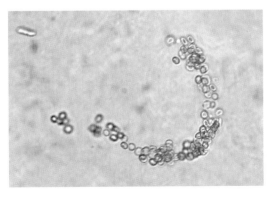

附图 2-553 黏液丝黏附红细胞(高倍镜)

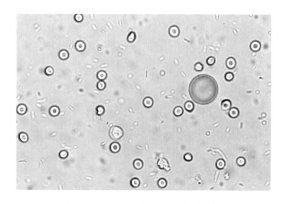

附图 2-554 脂肠滴和红细胞

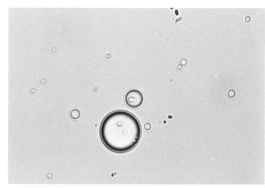

附图 2-555 脂肠滴

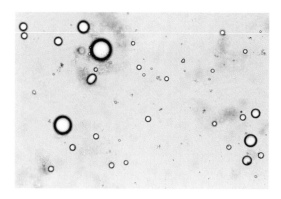

附图 2-556 脂肪滴

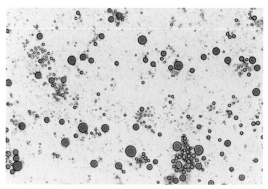

附图 2-557 脂肪滴（苏丹Ⅲ染色，低倍镜）

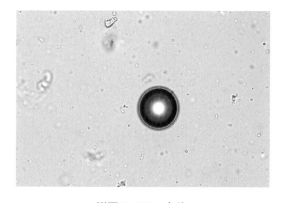

附图 2-558 气泡

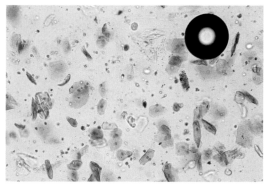

附图 2-559 气泡（低倍镜）

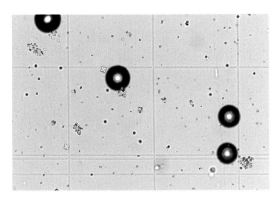

附图 2-560 气泡（低倍镜）

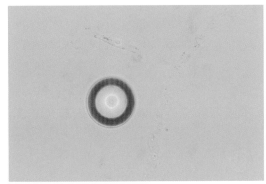

附图 2-561 气泡（相差显微镜）

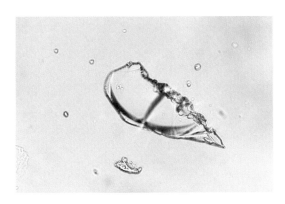

附图 2-562 玻璃划痕

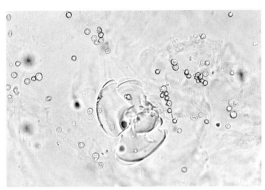

附图 2-563 玻璃划痕和红细胞

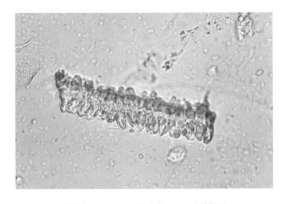

附图 2-564 外来物——假管型

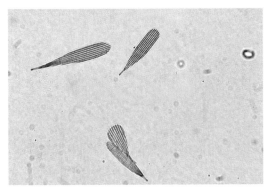

附图 2-565 外来物——昆虫羽翅

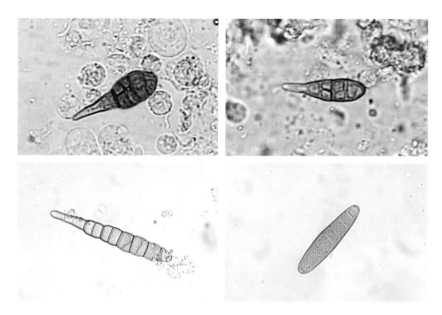

附图 2-566 外来物——分生孢子

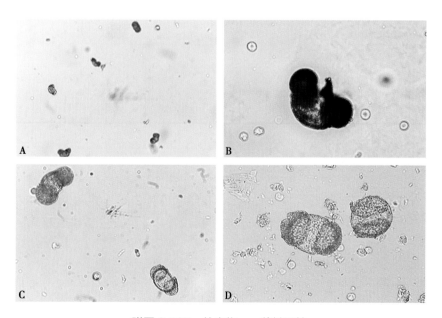

附图 2-567 外来物——花粉颗粒

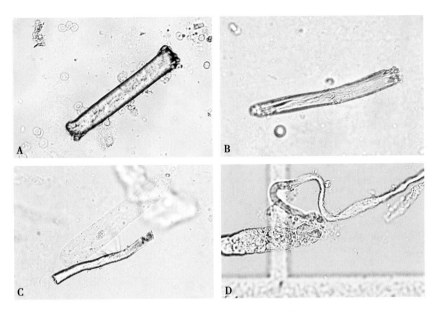

附图 2-568 外来物——纤维

A、B. 纤维;C、D. 纤维和管型

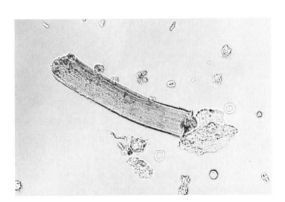

附图 2-569 纤维(SM 染色)

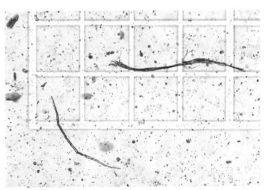

附图 2-570 纤维(低倍镜)

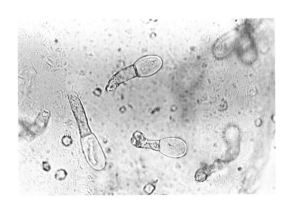

附图 2-571 真菌

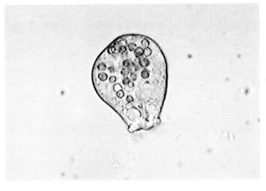

附图 2-572 外来物——钟形虫

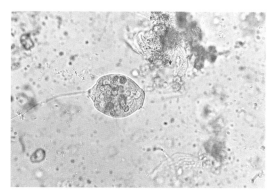

附图 2-573　外来物——钟形虫

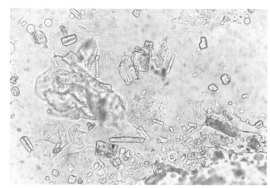

附图 2-574　粪尿（粪便污染的尿液）

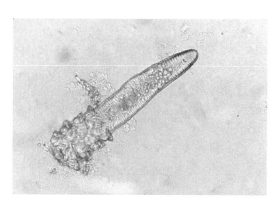

附图 2-575　蠕形螨（混入物）

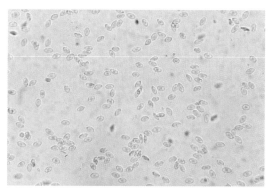

附图 2-576　外来细胞混入（疑为家禽红细胞）

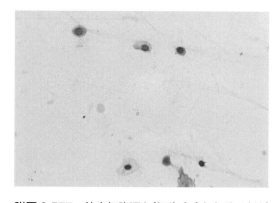

附图 2-577　外来细胞混入（疑为家禽红细胞，油镜）

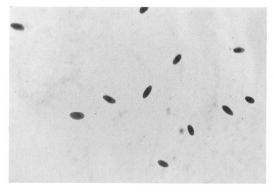

附图 2-578　外来混入的动物细胞

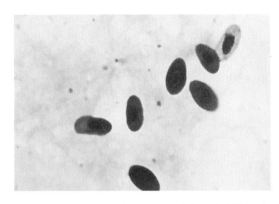

附图 2-579　外来混入的动物细胞（油镜）

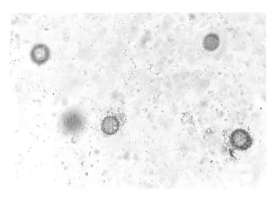

附图 2-580　外界混入物（花粉）

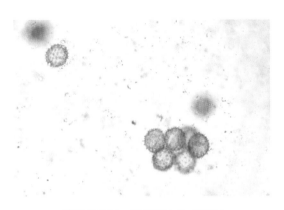

附图 2-581　外界混入物（花粉）

第五部分　尿液有形成分中的艺术

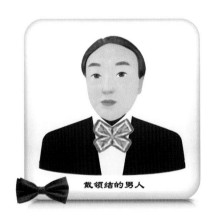

附图 2-582　戴领结的男人

领结为一个独特形状磷酸铵镁结晶

序:尿液形态学检验看似是一种专业的、枯燥的检验项目。其实这其中会有许多意想不到的发现,艺术的发现。笔者在大量的医疗实践中积累了许多素材,经过创作,形成艺术作品,呈现给大家欣赏。也希望大家在工作之余利用显微镜下的形态,创作出更好更佳的作品。

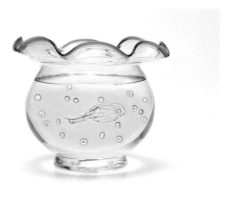

附图 2-583　鱼缸内的鱼
一个上皮细胞和大量红细胞,其中一个红细胞落在
鱼眼睛部位而形成

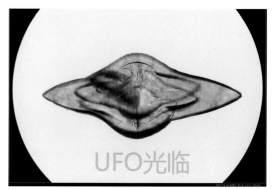

附图 2-584　UFO 光临
巨大的尿酸结晶,形似 UFO

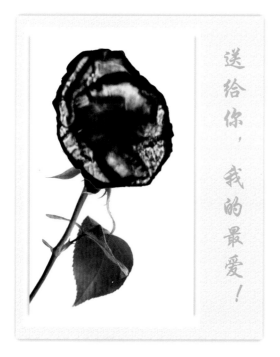

附图 2-586　黄玫瑰
一个尿酸结晶,形似玫瑰,配合玫瑰叶子组合而成

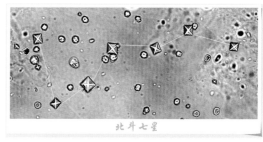

附图 2-585　北斗七星
草酸钙结晶,排列成北斗七星的阵列

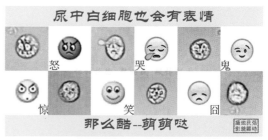

附图 2-587　尿中白细胞
各种形态的白细胞,恰似表情包,表达你的心情

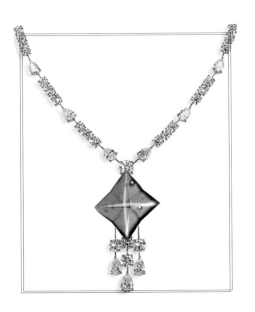

附图 2-588　海洋之星
一个精致的草酸钙结晶,镶嵌在项链之上,你只能看到,不能得到

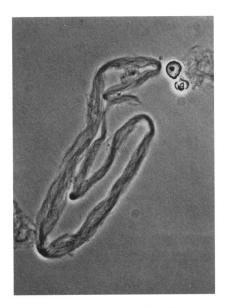

附图 2-589　贪吃的小蛇
一条盘旋弯曲的黏液丝形成小蛇的形状,前面的两个红细胞似果果

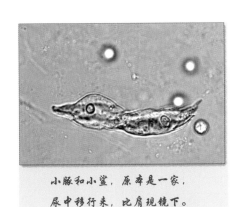

附图 2-590　海豚和鲨鱼
两个黏附在一起的移行上皮细胞,左边像小海豚,右边的像小鲨鱼

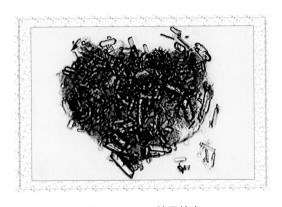

附图 2-591　结晶的心
离心后大量的磷酸铵镁结晶聚集在一起,结晶自然显现出心形造型

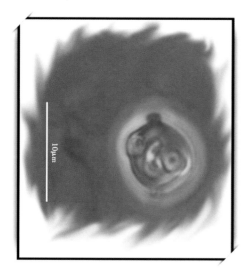

附图 2-592 小鬼当家

一个棘形红细胞,表面带有各种突起,在相差显微镜下
形似小鬼,如果尿中出现这种细胞,当然不是好事情

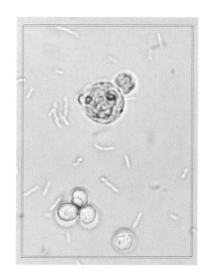

附图 2-593 小熊猫

尿中的吞噬细胞,形似小熊猫形态,可爱宜人

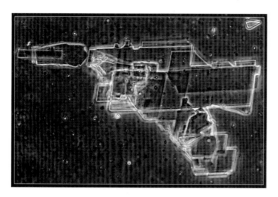

附图 2-594 自动枪

胆固醇结晶,自然组合形成的造型

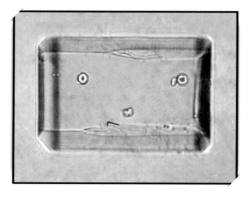

附图 2-595 卡通人(尿中巨大磷酸铵镁结晶与红
细胞)

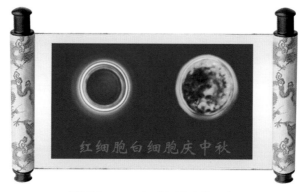

附图 2-596 月球与地球的画卷

相差显微镜下的红细胞与白细胞

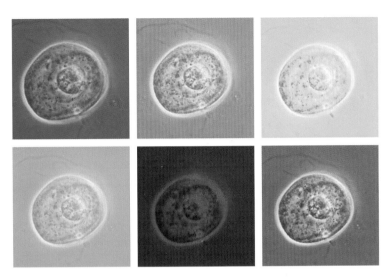

附图 2-597　多彩的细胞

尿中小圆上皮细胞,相差显微镜下采用多种滤色镜效果

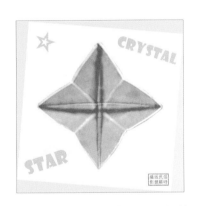

附图 2-598　星星闪烁(尿中草酸钙结晶)

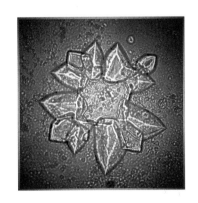

附图 2-599　花环(尿中磷酸氨镁结晶聚集体)

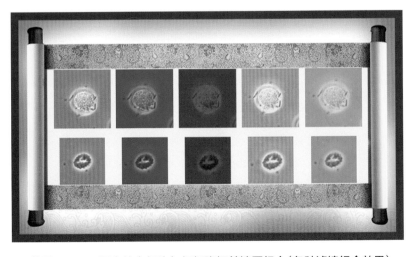

附图 2-600　尿中的白细胞与红细胞相差镜图组合(各种滤镜组合效果)

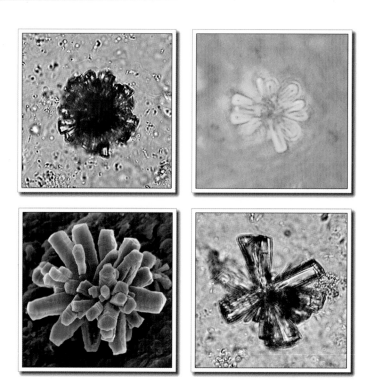

附图 2-601 盛开的花（尿中磷酸钙结晶）

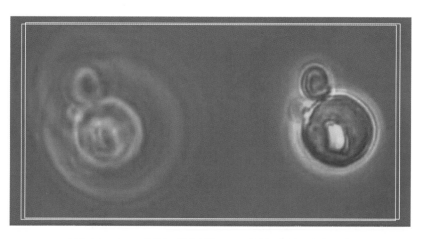

附图 2-602 葫芦兄弟（油镜下看到的尿中棘形红细胞）

29